뇌졸중 후의 운동과 체력 훈련

근거 중심의 실기를 위한 핸드북

뇌졸중 후의 운동과 체력 훈련

근거 중심의 실기를 위한 핸드북

우영근 외 옮김

EXERCISE AND FITNESS TRAINING AFTER STROKE

A HANDBOOK FOR EVIDENCE-BASED PRACTICE

Edited by

Gillian Mead MB BChir MA MD FRCP
Professor of Stroke and Elderly Care Medicine
University of Edinburgh
Edinburgh

Frederike van Wijck PhD MSc BSc MCSP FHEA
Reader in Neurological Rehabilitation
Institute for Applied Health Research and
School of Health and Life Sciences
Glasgow Caledonian University
Glasgow

Foreword by

Peter Langhorne
Professor of Stroke Care, Academic Section of Geriatric Medicine,
Glasgow Royal Infirmary, Glasgow, United Kingdom

CHURCHILL LIVINGSTONE
ELSEVIER

영 문 출 판 사

■ **역자** (가나다 순)

김명준 경동대학교 물리치료학과 교수
양대중 세한대학교 물리치료학과 교수
엄기매 여주대학교 물리치료과 교수
우영근 전주대학교 물리치료학과 교수
이원휘 전주비전대학교 물리치료학과 교수
정형국 안산대학교 물리치료과 교수
채정병 마산대학교 물리치료과 교수
황수진 백석대학교 물리치료학과 교수

Exercise and Fitness Training After Stroke, ISBN 978-0-7020-4338-3
by Gillian E Mead & Frederike van Wijck

주의(notice)
이 분야의 지식과 최고의 실기 내용은 지속적으로 변화하고 있다. 연구방법, 전문적인 실기, 또는 의학적 치료 변화가 필요하고 있으며, 새로운 연구와 경험은 독자의 이해를 넓히게 해준다.

임상가와 연구자는 평가를 하는데 있어 자신의 경험과 지식에 의존하게 되며, 필요한 정보, 방법, 여러 복합적 지식 또는 여기서 설명한 실험 등을 사용한다. 이러한 정보 또는 방법은 자신들만의 안전한 방법으로 사용하게 하며, 전문적인 책임감을 가지도록 하고 있다.

어떠한 약물 또는 약물학적 물품을 주의 깊게 살펴보기를 권하며, 독자에게 대부분의 필요한 정보 (1) 진행절차의 특성 (2) 각 생산품의 제조 정보를 제공하여 사용 용량 또는 사용 방식을 추천하게 되며, 사용기간과 금기증을 제공한다. 이러한 것은 임상가의 책임감이며 환자를 위한 자신의 경험과 지식에 의존하여 진단을 하고 각각의 환자를 위한 최고의 치료 용량을 결정하게 하며 안전한 주의사항을 제공하게 된다.

법의 모든 부분에서 출판사나 저자, 공헌자 또는 편집자는 어떠한 손상 그리고/또는 생산품에 대한 어떠한 법적 책임도 없으며, 어떠한 방법, 생산, 지시 또는 여기서 사용한 어떠한 아이디어를 사용하는데 있어서도 법적 책임은 없다.

뇌졸중 후의 운동과 체력 훈련
-근거 중심의 실기를 위한 핸드북-

2015년 9월 3일 초판인쇄
2015년 9월 10일 초판발행

지은이 : Gillian E Mead & Frederike van Wijck
옮긴이 : 우 영 근 외
발행인 : 박 병 조
발행처 : 도서출판 영문출판사
등 록 : 1987년 12월 21일 제2-419호
주 소 : 서울시 강남구 삼성동 69-1
전 화 : (02) 514-5590, 776-5590
팩 스 : (02) 756-8943
홈페이지 : www.ymsbook.net
E-mail : yeongmunsa@empal.com
정 가 : 25,000원
ISBN 978-89-7224-370-0 93510

※ 파본은 교환해 드립니다.

목차 / Contents

제 3 부 뇌졸중 이후 운동과 체력 훈련의 실제 적용

제 4 부 뇌졸중 이후 운동 : 서비스 설계 및 지침

서문 / Foreword

Peter Langhorne
Glasgow 대학교 뇌졸중 센터 교수

지난 20년간 그 이전의 뇌졸중 관리와 관련된 허무한 내용들은 좀 더 현실적이며 진보적인 접근방법으로 변화하기 시작하였다. 뇌졸중은 의학적 응급상황에서 더 많이 볼 수 있게 되었으며, 많은 수의 약을 사용하는 것이 급속도록 증가하고 있으며 특히, 뇌졸중 예방에서 많이 사용하고 있다. 다학문적 뇌졸중 관리 센터에서는 서비스 개발과 국가적 질 관리 기준에 부합하려 하고 있다. 이러한 관리 변화는 재활 철학의 변화를 반영하고 있으며, 회복과정에서 손상의 보상을 촉진하는 관점에서 능동적인 학습과 훈련으로 변화를 주고 있다. 우리는 회복에서 환자의 능동적인 참여가 중요한 요소임을 인지하고 있으며; 회복 과정에서 수동적인 관리에서 능동적인 참여로 변화를 주어야 한다. 마지막으로 뇌졸중은 만성 실환으로 삶의 장기간 동안 관리가 중요한 요소이다.

이 책은, *뇌졸중 후의 운동과 체력 훈련: 근거 중심의 실기를 위한 핸드북*, 이러한 변화를 분명하게 반영하고 있다. 이는 뇌졸중 후의 운동과 체력 훈련을 반영하는 최초의 책이다. 근거(무작위 시도와 체계직 검토)를 검토한 후 뇌졸중 후의 체력을 개선하는 운동, 그리고 이러한 근거를 운동에 적용할 수 있는 구성에 초점을 두고 있다. 추천 대상자는 다학문적인 전문가, 물리치료사, 작업치료사, 운동전문가와 학생에 초점을 두고 있다. 또한, 전문가 경험에 의한 조언뿐만 아니라 임상적 근거에 기본을 두고 있다. 뇌졸중 환자가 운동과 체력 훈련을 통해 그들의 정상적 삶의 환경에 도움이 줄 수 있게 하는 것이 가장 큰 목적이다. 이 책은 뇌졸중 환자의 서비스 개발의 이정표가 될 것이며 뇌졸중 후 오랜 기간의 회복시간을 촉진할 것이다.

머리말 / Preface

뇌졸중은 미국과 유럽에서 성인 장애의 대표적 질환으로 전 세계적으로 사망의 2번째 원인이 된다. 최근 급성 뇌졸중 관리의 발전으로 뇌졸중의 발생 시 살아나는 사람들이 증가하고 있으며, 최근 많은 연구는 장기간 필요로 하는 내용에 초점을 두고 있다. 신체를 근거에 입각하여 운동하고 체력훈련을 하는 것은 뇌졸중 환자의 신체 기능을 개선시켜 주고 재발성 뇌졸중 위험성, 심장 발작뿐만 아니라 피로 감소와 감정 개선의 장점을 가지고 있다.

이 책은 미국의 스포츠 의학 대학의 운동 정의를 사용하였으며, 운동은 계획되고, 구조화되고, 반복성의 움직임으로 신체 체력의 구성요소를 개선하는 움직임을 말한다. 뇌졸중 재활동안 특정 운동은 치료적 존재의 일부로 제공되야 하며, 수동적 그리고 능동적 움직임 개선, 긴장도의 정상화, 그리고 균형, 걸음, 이동과 팔 기능과 같은 기능 회복을 촉진을 포함한다. 이 책에서 말하는 뇌졸중 후의 운동의 차이점은 치료적 중재 환경에서 운동의 초점을 신체 체력의 개선으로 초점을 두고 있는 것이다.

이 책의 목적은?

이 책은 뇌졸중 환자에게 최신 근거에 맞고 국가 임상 지침과 틀에 근거한 안전하고 효과적인 운동 프로그램을 구성하고 평가하는데 필요한 정보를 운동 전문가나 다른 전문가에게 제공하는 목적을 가지고 있다. 이 책은 뇌졸중 재활을 넘어 규칙적인 신체 활동을 통한 건강을 강조하여 건강한 삶을 격려하는 목적이다.

이 책이 필요한 사람은 누구인가?

이 책은 일차적으로 운동 전문가를 위해 디자인 했다. 또한 뇌졸중 환자의 관리에 포함되는 건강 전문가도 포함하고 있으며, 뇌졸중 환자가 지역사회 운동을 개발하려는 운동 전문가와 협력하는 것도 포함하고 있다. 이 분야의 모든 학생은 이 책을 통하여 향후 실전에서 많이 사용할 수 있는 것을 찾을 수 있다. 스포츠 과학자는 현 상태의 지식을 검토함으로서 이 분야에서 새로운 연구 개발을 이 책을 유용하게 사용할 수 있다. 우리는 뇌졸중 환자와 보호자들에게 자신의 상황에 대한 관련된 정보와 운동 훈련의 기회를 제공하는 것을 이 책을 통해 가능하게 하고자 하였다.

운동 전문가와 다른 전문가들은 뇌졸중 후의 운동과 관련된 지식이 왜 필요한 가?

뇌졸중 환자를 위한 운동과 체력 훈련은 장기간의 신체와 심리학적 변화 그리고 뇌졸중 후의 운동 효과에 과한 최신 지식을 가진 운동 전문가에 의해 이루어져야 한다. 이들은 뇌졸중 환자에 맞는 운동 프로그램을 어떻게 적용하고 구성을 해야 하는지를 알아야 하며, 운동과 건강 전문가들은 이런 책임감과 역할에 익숙해야 한다. 이 책은 실전 훈련을 포함하지는 않으며 뇌졸중 환자의 실전에 적용에 필요한 지식을 제공한다. 건강 전문가는 어떻게 운동이 뇌졸중 회복에 도움이 되는지 이해해야 하며, 공식적인 재활이 끝난 후에 뇌졸중 후 운동 개발을 제공해야 한다. 건강 전문가는 뇌졸중 환자의 초기 재활로 운동 훈련을 어떻게 포함해야 하는가와 뇌졸중 후의 초기 발생하는 신체 탈조건화를 감소시키는 방법을 알아야 한다.

이 책을 읽으면서 무엇을 학습할 수 있는가?

이 책은 4 부분으로 구성되어 있다.

첫 번째 부분은 필요한 배경지식: 뇌졸중의 임상적 특성; 뇌졸중 후의 병원과 지역사회, 그리고 장기간 동안 문제점을 어떻게 관리하는가를 포함하며, 운동 효과와 부분에 초점을 두고 있다. 이 부뷰에서는 독자들에게 뇌졸중의 복잡한 부분의 넓은 이해를 제공하고 있으며, 최근의 치료적 접근과 연구를 포함하고 있다. 뇌졸중 관리 팀워크 중요성을 강조하였으며, 각각의 건강 전문가의 역할과 어떻게 팀으로 일을 해야 하는지를 언급하였다.

두 번째 부분은 운동과 체력 훈련의 근거에 초점을 두고 있다. 신체 체력은 뇌졸중 후에 손상되는 근거를 설명하고, 뇌졸중 후의 운동 효과를 엄격한 임상 시도를 통하여 설명하였다. 또한 운동 행동과 의사소통은 뇌졸중 환자의 운동과 체력 훈련을 촉진시키는 개념을 설명하였으며, 뇌졸중 환자의 회복으로 마무리 하였다-여기서는 운동의 역할을 설명하였다.

세 번째 부분은 좀 더 실기적인 부분과 운동을 어떻게 준비하고 구성하며 운동과 체력 훈련 프로그램을 평가하고 적용하는가를 다루고 있다. 이 부분에서 건강한 관련 절차를 통한 안전의 중요성을 강조할 뿐만 아니라 운동 프로그램을 구성하고 적용하며, 개인의 흥미, 목적, 활동 제한과 손상을 포함하는 개인 맞춤형으로 적용하는 것을 강조하였다.

네 번째 부분은 뇌졸중 환자의 지역사회 운동 모델을 제시하고 검토하였으며 높은 기준의 서비스 개발을 어떻게 하면 좋을지에 대한 내용을 제공하고 있다. 이 부분을 통하여 건강과 운동 전문가 사이의 밀접한 협력이 필요할 뿐만 아니라 서비스 사용자를 강조하고 있다. 결론에서 이 책의 중요 포인트를 요약하였다. 또한 향후 필요한 연구에 대하여 언급하고 향후 뇌졸중 후의 운동이 도움이 될지 설명하였다.

비록 뇌졸중과 뇌졸중 재활에 많은 교과서가 존재하지만, 뇌졸중 후의 운동과 체력 훈련과 관련된 책은 없었다. 집필 할 시기-우리의 지식-에서는 이러한 주제를 다룬 책이 없었다. 편집자와 저자는 이 책을 통하여 '더 많은 뇌졸중 환자, 좀 더 능동적이며 빈번하고, 안전하고 효과적인 운동 비전을 얻기 위하여 이들의 열정과 헌신을 담고 있다.

Gillian Mead and Frederike van Wijck

감사의 글 / Acknowledgements

먼저 우리는 이 책에 특별한 경험과 지식을 준 모든 저자들에게 감사드린다. 편집자와 저자는 수년간을 밀접하게 일을 하였으며, 뇌졸중 후의 운동 효과와 유용성의 원론적인 연구들을 처음으로 찾아가면서 일을 하였으며, 그 후 영국 정부에서 인정하는 '뇌졸중 후 운동: 전문 강사 훈련 과정' 으로 개발하였다. 이 책의 내용은 이 과정의 개념을 포함하고 있다. 이 책에 공헌한 사람에게 모두 감사드리며, 특히 John에게 감사드린다. Dennis는 Scotland에서 뇌졸중 환자를 위한 운동 개발에 중요한 역할을 하였으며, 이 책에 지속적으로 조언과 공헌을 해주었다. 또한 영국 복지부와 연결해 준 Susie Dinan-Young 박사에게 감사드리며, SkillsActive와 Register of Exercise Professional은 관련전문가들에게 이 책을 통해 정기적으로 신체와 관련된 지식을 보급하였다. 이 책의 목표 설정 부분에서 심도 있는 검토를 해준 Thavapriya Sugavanam에게 감사드린다. 또한 우리 저자들의 지식을 어떻게 책으로 옮겨질 수 있을까에 대한 훌륭한 조언과 지침을 제공해준 Marie Donaghy 교수에게 가장 많은 감사를 드린다. 또한 이 책을 출판하게 해준 것에 내하여 감사드리고 10장과 겉표지에 사진 사용을 허락해 준 'Forth Photography' 에게 감사드린다.

우리는 '뇌졸중 후 운동: 전문 강사 훈련 과정' 을 개발하고 지원금을 제공해준 Chest Heart & Stroke Scotland, Edinburgh Leisure, NHS Greater Glasgow & Clyde와 스코트랜드 정부에 감사를 표한다. 스코트랜드 Government' s National Advisory Committe on Stroke의 지원금은 스코트랜드에서 운동서비스를 제공해주는 기초가 되었으며 뇌졸중 환자의 지역사회 운동의 좋은 실전 지침으로 발전되었다.

우리는 다학문적 집단 30명 이상이 참여한 검토 집단에게 감사드리며, 이 집단에는 뇌졸중 의학과 노인학, 물리치료학, 작업치료학, 언어 치료학, 간호학, 운동 생리학과 운동 과학의 임상 뇌졸중 전문가와 학자를 포함하고 있으며, 환자와 보호자 대표, 뇌졸중 자선단체 대표(즉, Different Strokes, The Stroke Association & Chest Heart & Stroke Scotland), Register for Exercise Professional과 SkillsActive의 임원과 그리고 Edinburgh Leisure과 Glasgow Leisure의 대표뿐만 아니라 스코트랜드 정부가 참여하였다. 이 집단으로부터 받은 정보는 우리의 교육과정을 디자인하는데 많은 기여가 되었으며 그들의 헌신, 지지와 유용한 경험들에 대하여 감사드린다.

우리는 영국 전역에서 뇌졸중 후 운동: 전문 강사 훈련 과정' 을 제공해준 Later Life Training에 감사드린다. 우리를 지지해준 Edinburgh 대학교와 Queen Margaret 대학교에게도 감사드린다. 영국의 4개의 자선단체 – The Stroke Association, Chest Heart & Stroke Scotland, Different Strokes과 Northern Ireland Chest Heart and Stroke – 에게도 감사드린다.

또한 우리 교육과정에 참여해준 학생들에게도 감사드리며, 그들의 호기심, 열정과 우리 교육과정의 형상뿐만 아니라 뇌졸중 환자에게 제공한 헌신에 감사드린다.

우리는 수년간 같이 일을 할 수 있는 특권을 준 뇌졸중 환자에게 감사드리며, 그들의 아이디어와 지지, 그리고 영감에 감사드리며, 우리를 가르쳐 주고 즐길 수 있게 해주어 감사드린다. 특히, 10장에서 사진을 사용할 수 있도록 흔쾌히 허락해준 Alan Robertson과 Les Gardiner에게 감사드리며, 뇌졸중 후 회복과정에서 운동의 역할과 삶의 미치는 영향이 어떻게 변하는지를 보여준 John Brown에게 감사드린다.

우리는 뇌졸중 환자가 좀 더 능동적이고 건강한 삶을 신체 활동을 통해 우리의 비전을 보여줄 수 있도록 동참한 모든 협력자에게 감사드린다.

마지막으로, 이 책이 만들어지는 동안 끝없는 지지를 해준 Mark Beeston과 Chris Eilbeck에게 진심으로 감사드린다.

Gillian Mead and Frederike van Wijck

공헌자 / Contributors

Catherine S. Best, PhD, BSc
Researcher, University of Stirling, Stirling

Sheena Borthwick, BSc, CertMRCSLT
Speech and Language Therapist, Clinical Specialist in Stroke, NHS Lothian

John Brown
Stroke Survivor

John M.A. Dennis, BSc (Eng), BSc (CNAA), MCSP, SRP
Physiotherapy Team Lead, NHS Greater Glasgow and Clyde

Susie Dinan-Young, PhD, PGDip, BEd
Honorary Senior Research Fellow, Department of Primary Care and Population Health, University College Medical School, London

Marie Donaghy, PhD, BA (Hons), FCSP, FHEA
Emeritus Professor, School of Health Sciences, Queen Margaret University, Edinburgh

Carolyn A. Greig, PhD
Senior Research Fellow, Geriatric Medicine, Royal Infirmary, Edinburgh

Pauline Halliday, BSc
Occupational Therapist (Clinical Specialist in Stroke), Royal Infirmary of Edinburgh, Edinburgh

Gillian Mead, MB, BChir, MA, MD, FRCP
Professor of Stroke and Elderly Care Medicine, University of Edinburgh, Edinburgh

David H. Saunders, PhD, MPhil, BSc
Lecturer in Exercise Physiology, Institute of Sport, PE and Health Science, University of Edinburgh, Edinburgh

Mark Smith, MPhil, BSc (Hons), GradDipPhys, MCSP
Consultant Physiotherapist in Stroke Rehabilitation, NHS Lothian

Bex Townley
L4 Exercise Specialist (including Exercise and Fitness After Stroke), Health and Activity Co-ordinator, Older Adults, Carmarthenshire County Council; Later Life Training Senior Tutor and EfS Lead

Frederike van Wijck, PhD, MSc, BSc, MCSP, FHEA
Reader in Neurological Rehabilitation, Institute for Applied Health Research and School of Health and Life Sciences, Glasgow Caledonian University, Glasgow

Sara Wicebloom-Paul, MSc
Gym Instructor, Exercise to Music Instructor, Health-Related Fitness Consultant; Senior Tutor, Later Life Training, Director, Equal Adventure

역자 서문

전세계적으로 뇌졸중은 성인 질환의 사망 원인으로 많이 알려져 있다. 하지만, 우리가 병원에서 보는 많은 뇌졸중 환자는 최근의 의학기술의 발전과 응급의학의 발전으로 재활 영역에 노출되게 되었으며, 이에 따른 뇌졸중 환자의 재활 기능을 더욱 강조되고 있다. 많은 재활 영역에서는 이러한 뇌졸중 환자의 재활 기능에 많은 초점을 두고 치료 또는 연구를 하고 있다. 그렇지만, 뇌졸중의 재활기간이 어느 정도 지난 시점에서 체력관리나 운동을 언급한 경우는 매우 드물게 보고되고 있다.

이 책은 과거 재활에 초점을 두고 있는 뇌졸중 재활보다는 뇌졸중 후 운동 방법이나 체력관리에 초점을 두고 출간된 책이다. 이 책에는 많은 저자들이 그들의 지식과 경험을 투자하였으며, 이를 바탕으로 영국이나 스코트랜드 지역에서 임상가를 대상으로 교육과정을 성공적으로 진행하고 있다. 또한, 이러한 뇌졸중 환자의 운동 방법 및 체력에 관한 첫 번째 책이라고 저자들은 자부하고 있다. 그만큼, 뇌졸중의 재활영역 이후의 지역사회 복귀로 필요한 운동 방법과 체력관리에 초점을 두고 있다. 또한 이 책의 저자들은 뇌졸중 환자의 체력관련 책이 처음 출판되었다고 자부하고 있으며, 그만큼 많은 노력과 경험, 그리고 많은 전문가들이 참여하여 훌륭한 책이 되었다고 한다.

이 책을 번역하면서 역자들은 가능한 원저자의 뜻을 충분히 이해하려고 노력하였으나 미비하게 번역한 곳도 있으리라 생각된다. 그럼에도 불구하고 이 책은 모든 뇌졸중과 관련된 전문가, 특히 물리치료사와 같은 치료적 운동을 하는 보건전문가에게 꼭 필요한 책이라고 강력하게 추천할 수 있다.

끝으로 이 책을 활용하는 독자들의 끊임없는 조언과 충고를 부탁드리며, 마지막까지 교정에 힘 쓰신 백석대학교 황수진 교수님과 전주비전대학교 이원휘 교수님께 감사드리며, 책이 나오기까지 수고를 아끼지 않은 영문출판사 박병조 사장님을 비롯한 직원분들에게도 감사의 뜻을 전합니다.

2015년 7월 역자대표 우 영 근

제 1 부

뇌졸중 관리의 요점들

Essentials of Stroke Care

주요 목차

뇌졸중이란?

What is a stroke?

1

목 차

서론 / INTRODUCTION

본 장의 목적은 뇌졸중이 무엇인가, 뇌졸중의 원인은 무엇인가, 뇌졸중이 사람에게 미치는 영향은 무엇이며, 이로 인한 예후는 무엇인가를 이해하기 위한 "준비"를 하기 위함이다.

뇌졸중 정의 / DEFINITION OF A STROKE

뇌졸중은 뇌의 일부에 혈액공급이 일시적으로 방해되어 손상된 뇌에 정상기능을 위해 필수적인 산소와 포도당이 공급되지 않았을 때 발생한다. 이것은 광범위한 신경학적 결함을 야기한다(3장 참조).

뇌졸중은 "증상 발생 일주일 이내로 뇌혈관 질환 이외에 다른 명확한 원인이 없이, 급속히 발생하는 국소적/전체적(혼수상태와 거미막밑 출혈인 환자들) 뇌기능 장애가 24시간 이상 지속되거나 이로 인해서 사망하는 특징을 가진 임상 증후군 중 하나"이다(Hatano 1976):

- "국소적 뇌기능 상실"은 뇌의 특정부위 손상을 의미한다. "전체"는 심한 혼수와 거미막밑 출혈인 환자를 말한다.
- "뇌혈관 질환 이외에 다른 명확한 원인이 없는"은 뇌졸중을 흉내내는 기타 질환은 배제하거나 가능성이 없다는 것이다.

이 정의는 뇌경색("허혈성 뇌졸중"이라고도 함), 뇌내출혈 그리고 대부분의 거미막밑출혈(뇌졸중 원인은 아래를 참조)로 야기된 뇌졸중을 포함한다. 이 정의는 세월의 시험을 견디고 있지만 아직도 임상에서 사용되는 것이다.

뇌졸중 유형 / TYPES OF STROKE

허혈성 뇌졸중 / ISCHAEMIC STROKE

허혈성 뇌졸중은 전체 뇌졸중의 약 80% 정도이며, 뇌의 일부로 가는 혈액공급이 막히거나 감소하여 발생하다(뇌의 혈액공급을 보여주는 자세한 그림 1.1을 참조). 허혈성 뇌졸중은 몇 가지 기전이 있다:

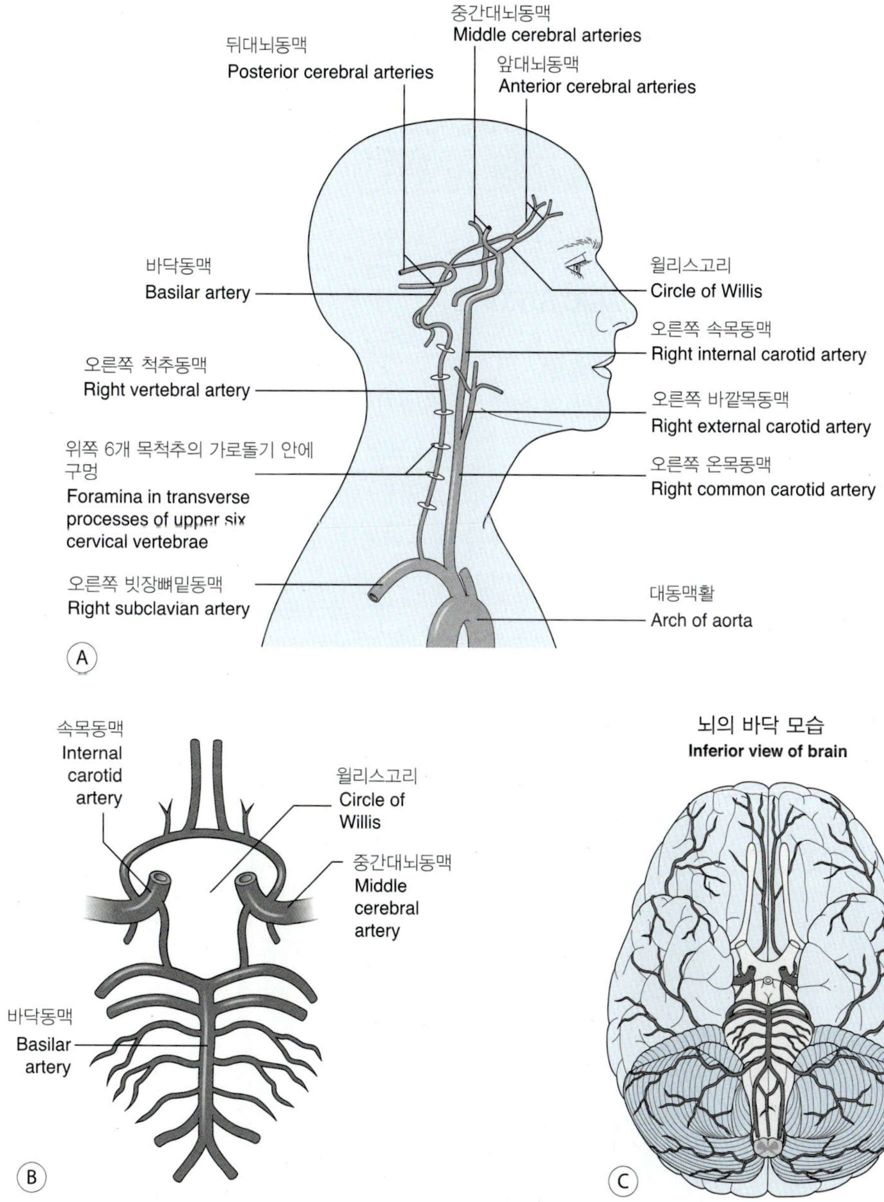

그림 1.1 (A) 뇌로 가는 혈액공급의 가쪽 모습(명확하게, 왼쪽 척추동맥과 왼쪽 속목동맥은 전체 길이가 보이지 않는다). (B) 바닥동맥은 2개의 척추동맥이 합쳐져 형성된다; 뇌에 바닥에 누워있는 윌리스고리는 바닥동맥과 함께 속목동맥에서 혈액공급을 연결한다. (C) 뇌의 바닥면으로 소뇌(어두운 부위)를 포함하고 있으며 동맥이 뇌가지로 어떻게 전체 뇌에 공급하는지 보여준다.

- 큰 뇌혈관, 즉 중간대뇌동맥의 혈전형성.
- 심장, 대동맥활 및 목동맥 안에 핏떡에 의한 색전, 즉 핏떡은 뇌로 이동하여 뇌 안에 한 동맥을 막는다.
- 내부 작은 혈관 질환(뇌 안에 작은 깊은 동맥이 일반적으로 손상)
- 혈류역학적 원인, 즉 저혈압은 대뇌 저관류(뇌로 가는 혈류량 감소)의 원인이 되며 일명 "뇌분수계경색"을 야기한다.
- 기타 원인은 혈관염(혈관에 염증), 정맥내 약물남용, 목동맥 혹은 척추동맥의 절개 (혈액이 들어가는 동맥 벽과 그 지지구조에 발생한 열상), 응고병(핏떡 형성과정에서 결함), 정맥경색(뇌 안에 정맥의 폐쇄가 원인), 편두통 .

과거력 혹은 검사(즉, 최근 심장발작은 심장성색전의 원인을 제공할 수 있다)로부터 실마리를 찾아 환자 개개인의 가능한 뇌졸중 기전을 정의하는 것이 가능하지만, 뇌졸중의 원인을 한 가지로 정확인 정의할 수 없다.

출혈성 뇌졸중 / HAEMORRHAGIC STROKE

출혈성 뇌졸중은 전체 뇌졸중의 약 15%이며 뇌 안에 출혈로 발생하는 것이다. 때때로 출혈은 뇌 안에 있는 해부학적으로 비정상 혈관 즉, 동정맥기형, 뇌안 동맥류 혹은 뇌종양으로 인해 발생한다. 출혈의 일부 원인은 불확실하고 출혈은 고혈압성 혈관질환, 아밀로이드혈관병증 (뇌 안에 혈관을 형성하는 단백질의 일종인 아밀로이드)과 같은 더 작은 혈관의 가정되는 비정상으로 야기된다. 와파린과 같은 항응고제를 복용하는 비정상 핏떡이 있는 환자는 출혈성 뇌졸중의 위험이 더 높을 수 있다. 환자 개인의 출혈의 원인을 결정하는 것은 어려우며, 현재 연구의 주제 중 하나이다. 대뇌내 출혈의 한 예를 그림 1.2에서 보여주고 있다.

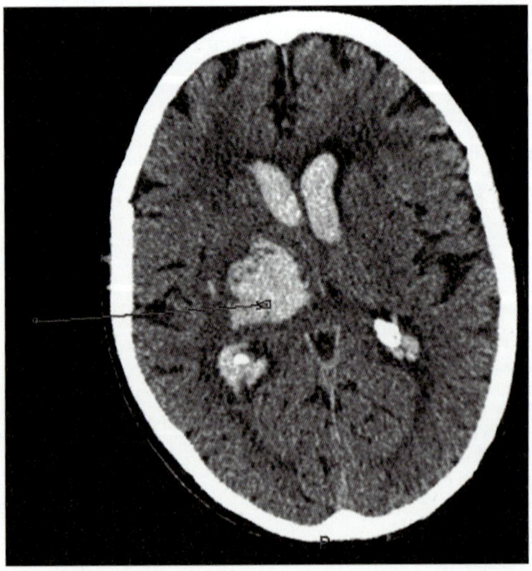

그림 1.2 이 영상은 75세 남성의 뇌안 및 뇌실 출혈을 보여준다. 그는 갑자기 오른쪽 약화와 의식수준 감소가 갑작스럽게 발병하였다. 출혈의 초기 원천은 바닥핵(표시된) 안에 출혈로부터 발생하였고, 그 다음은 뇌실에서 출혈이 있다. 이 영상 안에 혈액은 하얀 '물방울' 처럼 보인다. *NHS Lothian의 승인.*

거미막밑출혈 / Subarachnoid haemorrhage

거미막밑출혈은 일반적으로 머리내 동맥류의 파열(뇌 안에 혈관벽이 약하거나 얇은 지점에 풍선처럼 부풀어 혈액이 찬 것)로 발생하고, 일반적으로 "번개두통"을 동반하며 의식 감소를 보이고 신경학적 징후는 있을 수도 있고 없을 수도 있다. 거미막밑출혈은 보통 신경외과전문의 혹은 신경진단전문의가 관리한다. 치료는 더 이상의 출혈을 막기 위하여 코일을 삽입하거나 동맥류를 찝는 수술을 한다. 거미막밑출혈 환자는 일반적으로 뇌졸중 병동에 입원하지 않지만, 병원에서 퇴원 이후에 운동을 실시하여야 한다.

허혈성 뇌졸중과 출혈성 뇌졸중의 차이점 / DIFFERENTIATING BETWEEN ISCHAEMIC AND HAEMORRHAGIC STROKE

치료를 지시하기 위하여 허혈성과 출혈성 뇌졸중을 구분하는 것은 필수적이다. 예를 들면, 급성기에 혈전용해('용해제')와 아스피린은 허혈성 뇌졸중(그러나 출혈성은 안 됨) 환자에게 처방될 수 있다. 두 가지 주요 유형의 뇌졸중을 구별할 수 있는 신뢰할만한 방법은 단지 뇌영상촬영을 하는 것이다. 컴퓨터단층촬영(CT)에서, 급성 출혈은 항상 흰색 영역을 보이며(그림 1.2), 며칠 경과 후에 출혈이 점진적으로 어두워져서 뇌경색과 구분할 수 없게 된다(Wardlaw 등 2003). CT상 허혈성 뇌졸중의 징후는 뇌부종, 저밀도(더 어두운 영역), 일부 한 개의 뇌동맥에 핏떡 등이 포함된다. 일부 허혈성 뇌졸중 환자는 특히 증후군이 발병 이후에 초기 영상에서는 CT스캐상 정상이다.

그림 1.3의 스캔은 일반적인 허혈성 뇌졸중 환자의 사진이다. 스캔을 해석할 때, 양발을 찾는 상상을 하고 뇌의 왼쪽은 영상의 오른쪽이다. 뇌의 앞부위는 영상의 위쪽이고, 뇌의 뒷부분은 영상의 바닥이다. 스캐너를 머리 꼭대기에서 목척추 쪽으로 내려오며 일련의 뇌영상 슬라이드가 만들어진다.

일과성뇌허혈증 / TRANSIENT ISCHAEMIC ATTACKS

일과성뇌허혈증(TIAs)는 '혈관성으로 가정되는 갑작스럽게 발병되는 국소 신경학적 장애'로 24시간 이내로 자라지는 것을 말한다(Hatano 1976). 연습에서, 대부분의 일과성뇌허혈증은 1시간 이내에 사라진다. 그들은 거의 항상 자발적으로 해결된 일시적인 대뇌 허혈증 사건이 있다. 일과성뇌허혈증의 위험요인은 허혈성 뇌졸중에 대한 위험요인과 매우 유사하다.

일과성뇌허혈증은 뇌졸중에 대한 높은 위험요인이 있는 사람에 대한 '경고' 신호이며, 긴급한 의학적 평가를 의뢰하여야 한다.

뇌졸중의 영향 / IMPACT OF STROKE

뇌졸중은 가장 일반적인 사망원인 3위이며, 장애를 야기하는 가장 큰 원인이다. 영국에서, 한 해 동안 150,000명의 새로운 뇌졸중이 발병한다(국립통계청 2001).

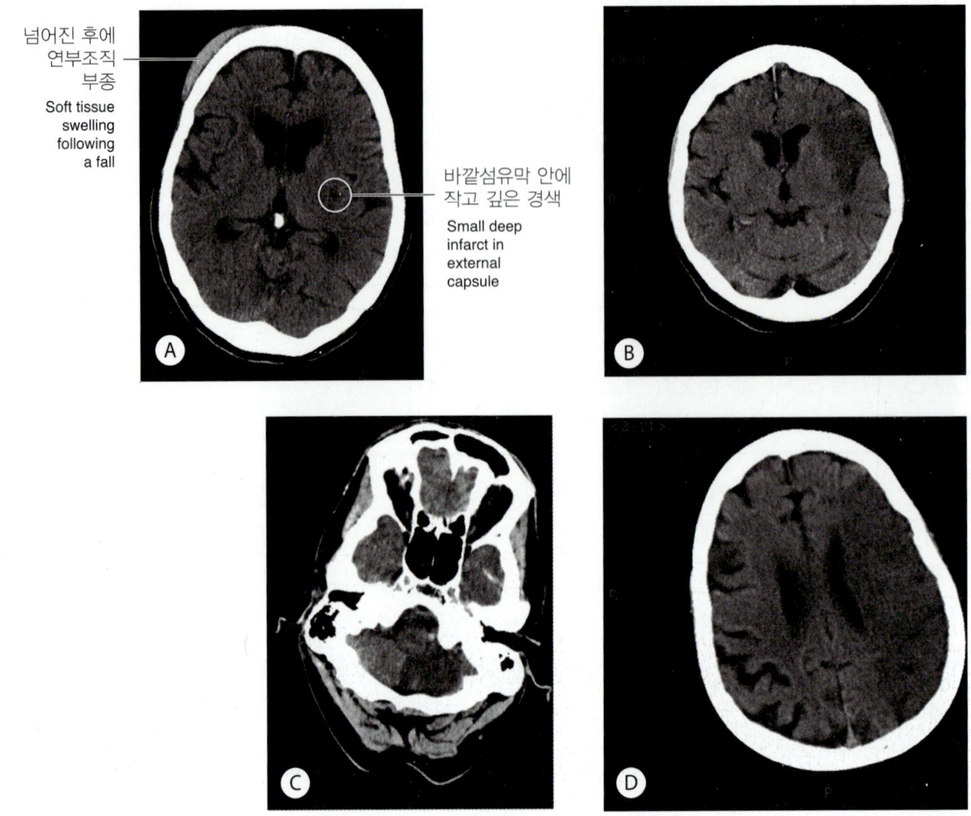

그림 1.3 허혈성 뇌졸중의 CT영상들. 경색은 주변 뇌보다 더 어둡다. (A) 뇌의 왼쪽 바깥섬유막에서 작고 깊은 경색; 또한 머리뼈 오른쪽에서 연부조직 부종이 보임. (B) 중간대뇌동맥의 영역에서 왼쪽 겉질 경색. (C) 왼쪽 소뇌경색(뒤순환경색의 일례). (D) 부종과 중심치우침과 함께 뇌의 왼쪽에 큰 경색. *NHS Lothian의 승인.*

발병률 / INCIDENCE

'발병률' 은 특정 기간 동안에 일부 새로운 질환이 발병할 위험을 측정하는 것이다. 뇌졸중 발생률은 적어도 선진국에서는 최근 수년간 감소되었다. 1980년대 초 옥스퍼드주에서, 뇌졸중 발병률은 년간 인구 1,000명당 2명 정도이었다(Bamford 등 1988). 20년 이후에, 뇌졸중 발병률은 29% 감소하였다(Rothwell 등 2004). 이것은 인구 중에 노인의 숫자가 증가함에도 불구하고 혈압 강하약물(고혈압을 위하여)과 스타틴제약물(콜레스테롤 감소를 위하여)의 더 폭넓은 적용으로 인하여, 사상 최초로 뇌졸중 유병률을 향상시키는데 기여하였다.

뇌졸중은 세계적인 문제이다. 세계 여러 지역에 뇌졸중 발병률을 추정하면 뇌졸중의 '사례' 를 어떻게 결정하느냐에 따라 다양하다(Feigin 2007). 연령이 증가할수록 뇌졸중 발병률이 증가하는 것은 명백하며, 선진국의 뇌졸중 발병률에 관한 연구 15편을 재검토한 논문은 45세 이하의 뇌졸중 비율은 년간 1,000명당 0.1~0.3명이며, 75~84세는 년간 1,000명당 12~20명 범위이다. 조기사망과 수년간 삶의 상실로 뇌졸중은 저개발도상국과 개발도상국에서 더 큰 문제이다(Strong 등 2007).

유병률 / PREVALENCE

"유병률"은 전체 인구에서 질병 발생 총 수를 측정하는 것이다. 뇌졸중 유병률은 연령이 증가할수록 증가한다. 65세 이상 노인에서, 뇌졸중은 1,000명당 46~73명인데 반하여, 65세 이상의 노인 20명 중 1명은 뇌졸중 영향에서 살고 있다(Feigin 등 2003). 이들은 뇌졸중 생존 이후에 운동 처방이 잠재적인 이점을 가지고 있는 사람들이다.

뇌졸중에 대한 국고 지출 / COST OF STROKE TO THE NATION

최근 영국의 한 연구는 뇌졸중의 치료 비용과 생산성 상실을 산출한 결과 년간 89억 유로의 총 사회적 비용을 지출하였고, 치료 비용은 영국 국립보건 서비스 비용의 약 5%에 해당한다(Saka 등 2009). 뇌졸중의 재정비용은 많은 다른 요인을 포함하는데, 뇌졸중 발병 1년 안에 주요 비용은 입원, 입원재활 및 요양원 케어 등의 비용이다(Dewey 등 2001). 생산활동으로부터 시간 손실을 정의하는 간접비용은 재정비용의 약 6%이다. 기타 비용은 뇌졸중 재발로 인한 재입원, 투약, 사회재활, 리스파잇 케어(respite care) 및 관찰을 포함한다.

뇌졸중 진단 / DIAGNOSING STROKE

뇌졸중 진단은 임상적 증후군 및 징후에 기초한다(4쪽). 기타 의학적 질환은 뇌졸중을 '모방(mimic)' 하는 것이다. 뇌졸중을 모방하는 증후군으로 병원에 입원한 환자들의 약 1/5는 뇌졸중이 아니라, 간질, 패혈증, 독극물 중독 혹은 신진대사질환(저혈당증)과 같은 다른 진단과 다른 손상으로 공간이 폐쇄된(뇌종양 혹은 뇌농양) 것이다(Hand 등 2006). 또한 편두통은 뇌졸중 혹은 일과성뇌허혈증과 유사할 수 있다.

뇌졸중 혹은 "보방(mimic)" 질환의 정확한 임상적 진단은 응급치료를 포함한 차후 의학적 관리를 지시하기 위하여 중요하다. 또한 정확한 임상적 과거력과 검사가 필요하다. 환자가 혼미하거나 말하기 어려우면, '보호자' 에게 과거력을 얻는 것이 필요하다(유용하다면).

일부는 임상적 기준 하나로 뇌졸중과 '모방' 질환을 구분하는 것이 어렵다. 뇌영상은 공간 폐쇄성 손상과 같은 '뇌졸중 모방' 을 진단하는데 도움이 된다.

뇌졸중의 신경학적 효과 / NEUROLOGICAL EFFECTS OF A STROKE

뇌졸중의 신경학적 효과는 막히거나 파열된 혈관에 의존한다(그림 1.1은 뇌 혈액공급을 보여준다).

뇌졸중의 신경학적 효과를 이해하기 위하여, 첫째로 뇌의 다른 부위에 기능과 그것들이 어떻게 협력하는지를 이해하는 것이 필요하다. 다음 단원은 "뇌의 조감도"를 제공하여 가장 복잡한 기관인 뇌를 매우 단순한 그림으로 제공한다. 뇌졸중의 단기 및 장기효과의 더 자세한 설명은 3장에서 설명한다.

뇌와 행동의 관련성: 조감도
/ THE RELATIONSHIP BETWEEN THE BRAIN AND BEHAVIOUR: A BIRD'S EYE VIEW

뇌는 2억 개의 섬유로 구성되어 있는 뇌들보를 통하여 연결된 두 개의 반구(왼쪽과 오른쪽)로 구성되어 있다. 그림 1.4A는 뇌의 가쪽(즉, 측면을 본 것)을 본 것이며, 간단한 해부학을 설명한다.

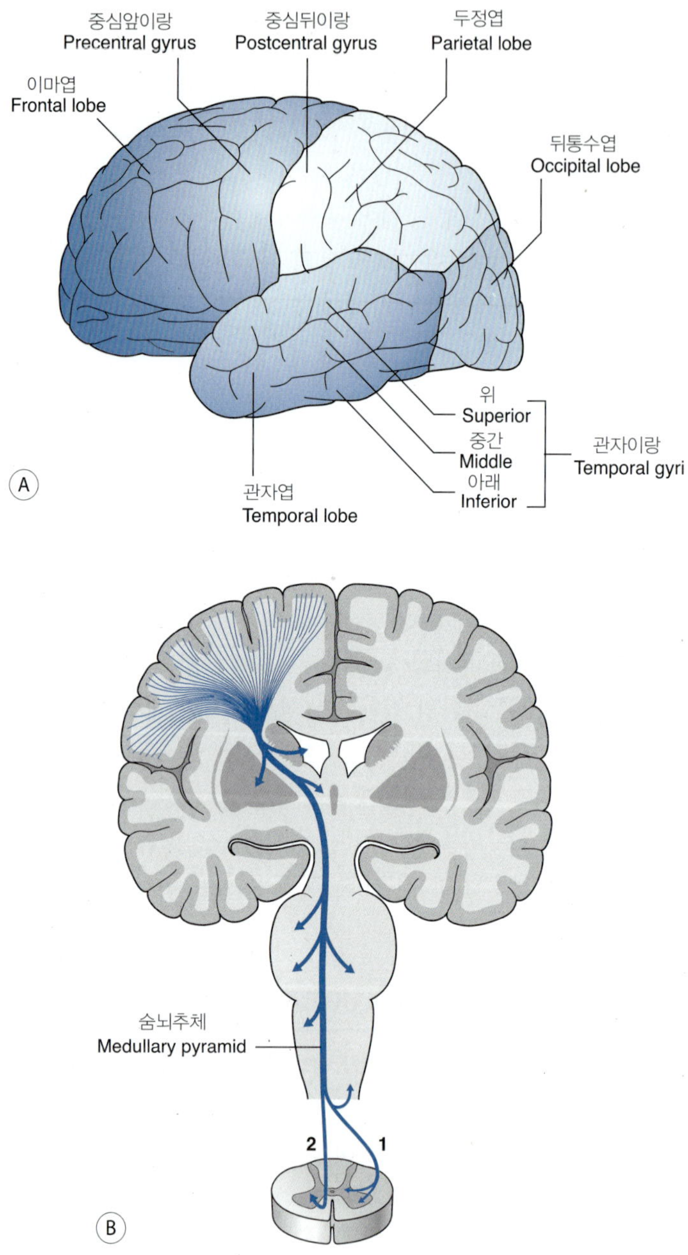

그림 1.4 (A) 뇌의 가쪽면(옆에서 본 것)으로 육안해부를 보여줌. (B) 추체로계와 교통가지를 통한 주요 연결의 도식적 표현; 1. 교차한 겉질척수로; 2. 교차하지 않은 겉질척수로. 추체로계는 교차하기 때문에 왼쪽 겉질은 오른쪽 신체에 공급되고 반대도 마찬가지라는 것을 주의하자.

뇌졸중의 신경학적 효과는 손상된 뇌 부위에 크게 의존한다. 뇌로부터 오는 신경통로의 대부분은 신체의 반대쪽으로 가로질러 내려가기 때문에, 왼쪽 반구 뇌졸중은 주로 신체의 오른쪽에 장애가 있으며, 반대의 경우도 마찬가지이다(그림 1.4B).

소뇌('작은 뇌')는 아래에 자리잡고 있는데 움직임과 협응에 중요한 역할을 한다(그림 1.1C).

뒤통수엽 / Occipital lobe

뇌 뒤편에 있는 뒤통수엽의 주요 기능은 시각 정보를 처리하는 것이다. 정면을 바라보면 왼쪽시야(중심선에서 왼쪽으로 확장되는)과 오른쪽 시야(중심선에서 오른쪽으로 확장되는)를 식별할 수 있다(그림 1.5). 왼쪽 시야로부터 들어오는 정보는 오른쪽 대뇌반구의 뒤통수엽 안으로 모아지고, 반대 경우도 마찬가지이다. 모든 시각 정보는 다른 측면의 시각정보(즉, 색깔,

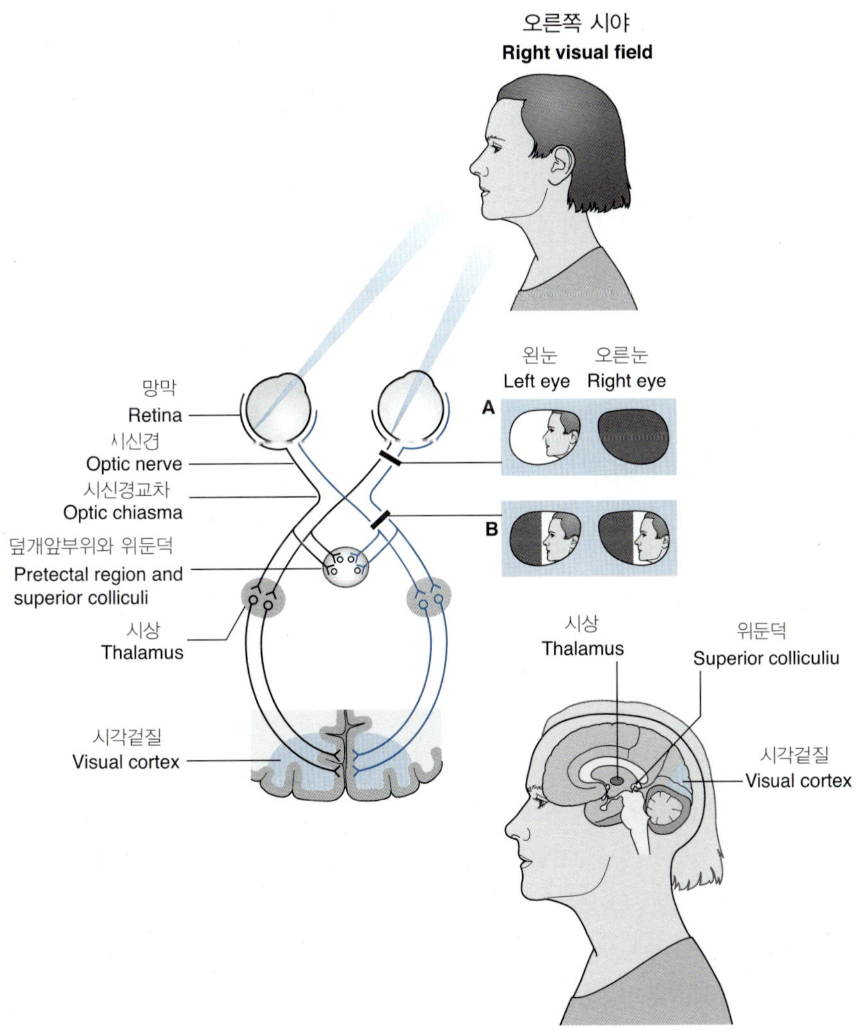

그림 1.5 시각신경로. 오른쪽 시야는 왼쪽 시각겉질에서 지각한다. A와 B는 시각계통의 손상이 미치는 영향을 지적한다. B에서 A손상은 같은쪽반맹을 야기한다.

움직임 및 형태)로부터 뒤통수엽의 뒤쪽에서 비교되는 모든 시각 정보는 다음 과정을 위하여 기타 뒤통수 영역으로 우선적으로 전달된다.

마루엽 / Parietal lobe

마루엽은 시각정보와 피부, 근육, 그리고 기타 연부조직 안에 감각기관으로부터 들어오는 정보를 통합한다. 이 정보의 통합은 공간 안에서 우리 신체에 관하여 위치와 움직임을 우리에게 알려주고, 오른쪽으로부터 왼쪽, 아래로부터 위, 앞으로부터 뒤를 구분하도록 한다. 오른쪽 마루엽은 주의집중과 장애물 주변을 걷기와 같은 동작 안내에서 중요한 역할을 한다. 마루엽이 손상된 일부 뇌졸중 환자는 신체의 손상측을 느끼는데 어려움이 있고, 신체스키마(body schema)를 혼돈하며(즉, 왼쪽과 오른쪽이 혼합되는), 물체에 팔 뻗기가 어려울 수 있다. 일부 환자들은 신체의 손상측을 '무시' 하는 편측 무시 혹은 정상 근력, 감각 및 이해를 가지고 있음에도 불구하고, 옷입기와 같은 목표-지향적 활동을 수행하기 어려운 실행증 등이 있다.

관자엽 / Temporal lobe

관자엽은 시각, 청각, 미각 및 후각을 포함한 감각정보를 통합하여 물체를 인식할 수 있도록 한다. 또한 관자엽은 언어의 이해, 기억 및 감정에 관여한다. 일반적으로 언어이해의 문제는 오른쪽 관자엽 손상보다 왼쪽 관자엽 손상으로 발생한다. 오른쪽 관자엽은 말의 음악적 요소를 포함한 음악 인식에 관여한다.

이마엽 / Frontal lobe

이마엽은 초기 의도(즉, 나는 물 한 잔 먹고 싶다)부터 실제 동작까지 동작을 지배한다. 이마엽의 가장 앞쪽은 계획세우기와 목표 설정, 성취 여부 점검, 방법에 따른 문제해결 그리고 적절한 행동 수행과 같은 행동을 지배한다. 뇌의 이 부위로부터 들어오는 정보는 운동 프로그래밍을 포함한 동작 계획에 관장하는 다른 영역으로 전달되고, 마지막으로 운동명령을 척추로 전달하는 운동겉질에 종착한다. 이마엽 안에 있는 운동겉질이 손상된 뇌졸중은 움직임이 직접적으로 손상될 것이다. 또한 운동 프로그래밍 문제가 관찰될 것이다. 언어표현은 이해보다 더 손상되거나 덜 손상될 것이다.

통합계통으로써의 뇌 / The brain as an integrated system

뇌의 서로 다른 영역들은 다른 기능을 가지고 있지만, 뇌는 통합된 계통으로 작동한다. 예를 들면, 공을 향해 팔뻗기 기능은 뇌에 물체와 그 위치에 대한 시각 정보를 처리하고, 물체의 유형을 회상하고, 몸감각정보와 시각정보를 통합하고, 적절한 운동프로그램을 생성하고 이것을 실행하며, 그동안 균형도 유지한다.

뇌졸중의 결과 / CONSEQUENCES OF STROKE

뇌졸중의 결과는 뇌졸중 발병 직후 나타나는 뇌졸중의 직접적인 결과와 감염, 강직, 통증, 우울증과 같은 후에 출현하는 결과들로 구분할 수 있다. 이 장에서는 뇌졸중 발병 즉시 신경학적 영향에 대한 간결한 개요를 제공한다. 이 문제점들은 시간이 지나면 개선될 것이지만, 많은 뇌졸중 생존자들은 뇌졸중 이후에 운동을 위하여 운동 전문가에 도움이 필요한 잔여 신경학적 결함이 남을 것이다. 제3장은 뇌졸중의 합병증과 더 자세한 뇌졸중 장기 문제를 설명할 것이다.

모든 뇌졸중이 다르지만, 함께 발생하는 신경학적 결함의 구분할 수 있는 유형이 있다. 예를 들면, 왼쪽 중간대뇌동맥의 주요 줄기가 폐색된 환자는 일반적으로 오른쪽 약화, 오른쪽 감각 손실, 언어장애 및 오른쪽 같은쪽반맹증으로 알려진 시각문제와 오른쪽 부주의와 실행장애와 같은 기타 신경학적 문제가 갑자기 출현할 것이다.

운동증후군 / MOTOR SYMPTOMS

다음의 운동증후군이 나타난다:

- 신체의 한쪽에 약화(보통 뇌손상의 반대쪽 신체)로 "편부전마비 혹은 편마비"라고 함.
- 불량한 균형(환자는 '실조증'이라고 하는 '비틀거리는' 보행을 한다)과 팔다리의 비협응. 전형적으로 움직임과 균형 조절을 관리하는 소뇌의 손상으로 인한 뇌졸중에서 발생하는데, 편부전마비와 함께 나타난다.

뇌졸중의 특별한 영향은 손상된 뇌영역에 의존한다. 이마엽의 '운동 소인(motor homunculus)'은 운동 겉질의 '운동 스트립(motor strip)'에 인체를 두사한 것을 표현한 것으로 그림 1.6에서 설명하고 있다. 운동 스트립의 큰 영역은 정교한 운동조절을 요구하는 얼굴과 손에 해당한다. 등과 같이 정교함이 요구되지 않는 영역은 더 작게 표현되어 있다.

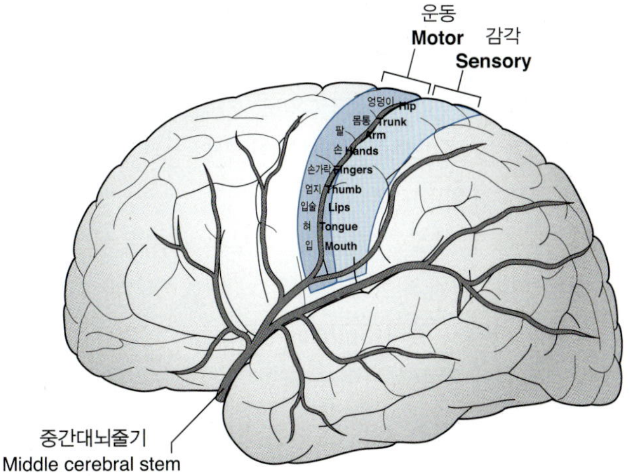

그림 1.6 운동겉질과 감각겉질의 위치를 보여주는 뇌의 가쪽 모습. 운동겉질과 감각겉질의 큰 부분은 엉덩관절과 몸통과 비교하여 입, 혀, 얼굴, 입술, 엄지손가락, 손가락과 손을 표현한다.

구음장애 / DYSARTHRIA

구음장애는 일반적으로 어눌한 말을 하는 운동언어 문제 중 하나이다. 뇌졸중 이후 영구적인 구음장애는 겉질밑, 뒤쪽 순환 혹은 뇌줄기 뇌졸중과 더 관련이 있는데, 이 영역은 얼굴, 입과 목의 신경과 근육을 담당하기 때문에 손상되면 명확하고 지적인 언어를 구사하는데 어려움이 있다. 환자들은 또한 침을 '흘리거나', '똑똑 떨어지게' 한다.

삼킴장애 / SWALLOWING PROBLEMS

뇌졸중 환자 50% 이상이 먹거나 마시는데 어려움을 경험한다. 이 문제점을 '연하곤란' 이라고 하는데, 씹고 삼키는 동작에 관여하는 근육의 근력과 조절이 상실되어 발생한다. 연하곤란의 징후는 음식이나 액체, 입 안에서 음식이 끈적거리는 음식을 삼킬 때 기침과 목이 메고 침을 흘린다. 일부 연하곤란은 시간이 지나면 개선되지만, 일부는 관을 통해서 식사를 할 수 있는 음식과 액체가 요구되는 심각한 연하곤란이 남아 있다.

언어장애 / LANGUAGE PROBLEMS

의사소통은 언어처리과정을 요구한다. 대부분의 사람들은, 주로 왼쪽 대뇌반구에서 언어처리를 책임지기 때문에, 왼쪽 대뇌반구에 발생한 뇌졸중 이후에 언어를 이해하고 표현하는 것 모두 더 심한 어려움을 일반적으로 경험한다. 또한 뇌의 많은 영역에서 의사소통 역할을 담당하는데, 예로 뒤통수엽은 읽고 쓰기에 요구되는 시지각과 처리를 담당한다. 이 신호는 청각과 시각 신호를 해석하는 두정엽, 언어표현을 담당하는 관자엽, 그리고 구두반응의 생산을 담당하는 이마엽으로 전달된다.

또한 오른쪽 대뇌반구는 언어를 생산한다. 오른쪽 대뇌반구에 발생한 뇌졸중은 의사소통에서 더 미묘한 문제점을 야기하는데, 얼굴표정, 어조변화, 단조로운 소리 등을 해석하고 사용하기 어려우며 말하는 순서와 같은 정상적인 대화기술이 쇠약해진다.

감각증후군/ SENSORY SYMPTOMS

인간의 감각계통은 시각, 청각, 미각, 촉각(온도, 가벼운, 거친, 그리고 진동), 공간에 대한 지남력 및 시간에 대한 지각을 포함한다. 기본적인 감각정보는 감각정보를 허락하기 위하여 정보를 통합하는 신경계통의 고위 중추로 전달된다.

뇌졸중의 감각증후군은 감각 상실을 말하며, 때로는 환자들이 '무감각' 이나 비정상 감각(예, '핀과 바늘')로 설명한다. 일반적으로 감각은 뇌졸중 이후에 손상되는데 약 50%-60%의 환자들이 감각관련 손상을 가지고 있다(Sullivan & Hedman, 2008). 손상되지 않은 감각기능은 환경과 정상적인 상호관계에 필수적이며 움직임 조절에 중요한 역할을 한다.

지각장애 / PERCEPTUAL PROBLEMS

사물에 '집중' 하기는 '지각적으로 선택' 하는 것을 의미하는 것이며, 우리가 옷을 입은 후 피부에 닿는 옷을 정상적으로 느끼지 못하는 것과 같이 우리가 의식적인 경험의 일부가 되도록 노출되는 모든 감각자극을 말하는 것이 아니다. 주의집중 문제는 감각손상 유무와 상관없이 출현한다. 뇌졸중 생존자는 뇌졸중 손상 반대쪽(즉, 신체 손상측)에 청각, 시각 혹은 촉각 자극에 의식이 없을 수 있다. 뇌졸중 생존자는 컵과 같은 감각자극의 존재를 인식하지 못할 수 있다(물체 실인증). 일부 뇌졸중 생존자는 친숙한 얼굴을 알지 못하고(얼굴 실인증), 다른 생존자들은 뇌졸중을 앓고 있다는 것을 인식하지 못하는 것처럼 보인다(질병불각증). 실인증은 왼쪽 대뇌반구 뇌졸중보다 오른쪽 대뇌반구 뇌졸중에서 더 일반적으로 나타난다.

시각장애 / VISUAL PROBLEMS

시각문제는 뇌졸중의 직접적인 신경학적 문제라고 할 수 있으며, 매일의 일상생활에서 중요한 영향을 미친다. 결함의 유형은 뇌졸중으로 손상된 시각신경로 부위에 따라 달라진다(그림 1.5). 뇌졸중 이후 일반적인 시각문제점은 다음과 같다:

- 같은쪽반맹증, 사분맹을 포함한 시야결손
- 복시
- 응시마비
- 시각 부주의

이런 손상들은 3장에서 자세히 설명할 것이다.

이상실행증 / DYSPRAXIA

이상실행증은 운동기능을 포함하는 일련의 복잡한 장애로 운동 및 감각기능을 명백히 보존한 환자들이 자신이 이해한 지시를 수의적인 움직임으로 수행하지 못한다(Wade 등 1985). 이상실행증은 일상생활에 지대한 영향을 미치는데, 환자가 운동 혹은 감각 결함이 없음에도 불구하고, 성냥켜기 혹은 차 한잔 만들기를 할 수 없다.

기억 및 사고력 문제 / MEMORY AND THINKING PROBLEMS

이것은 뇌졸중의 직접적인 영향이나 감염과 같은 합병증의 결과로 발생할 수 있다.
기억 및 사고력 문제는 시간이 지나면 개선되거나 장기적인 문제로 남아 있을 수 있다.

감정변화 / EMOTIONAL CHANGES

불안정한 감정(극도로 조절 안 되는 울음이 특징), 웃음, 감정기복과 민감성이 포함된다.

대소변 실금 / INCONTINENCE OF URINE AND FAECES

장과 방광문제는 뇌졸중의 직접적인 결과로 발생한다. 예를 들면, 심한 겉질 뇌졸중 환자는 대소변 실금이 일반적이다. 오줌배설 유지 즉, 방광 비우기 불능이 발생할 수 있다.

뇌졸중 분류 / CLASSIFYING STROKE

뇌졸중의 임상적 특징은 매우 다양한데, 원인이 다양하고 또한 예후도 다양하다. 또한 이것은 뇌졸중 환자를 분류하는데 사용된다. 옥스퍼드주 뇌졸중연합 조사(The Oxfordshire Community Stroke Project, OCSP) 분류는 광범위하게 사용되고 잘 알려진 임상적 분류이다(Bamford 등 1991). 이 분류는 환자를 4가지 하위 유형 중 하나로 분류하기 위하여 임상적인 증후군과 징후를 사용한다. 운동이 의뢰된 환자들은 뇌졸중 발병시기에 OCSP 분류로 분류되어서 운동을 전달하는 운동 전문가와 건강 전문가는 이 분류의 지식이 필요하다.

옥스퍼드주 뇌졸중연합 조사분류 / OXFORDSHIRE COMMUNITY STROKE PROJECT CLASSIFICATION

- **전체 앞순환증후군**(Total anterior circulation syndrome, TACS): 편부전마비(혹은 편감각 상실), 언어장애(혹은 기타 새로운 고위중추겉질기능부전) 및 같은쪽반맹 등의 3대 징후.
- **부분 앞순환증후군**(Partial anterior circulation syndrome, PACS): 열공성 증후군보다 해부학적으로 더 작은 부위에 손상된 분리된 고위중추 겉질 기능부전 혹은 분리된 운동 혹은 감각결합을 포함한 TACS의 2개 특징.
- **열공성증후군**(Lacunar syndrome, LACS): 순수운동뇌졸중, 순수감각뇌졸중, 감각운동뇌졸중, 그리고 실조성 편부전마비
- **뒤순환증후군**(Posterior circulation syndrome, POCS): 같은쪽반맹증, 뇌줄기 또는 소뇌 징후.

OCSP 분류는 원인, 뇌손상 부위 및 예후가 결정하는데 도움이 된다. 예를 들면, 허혈성 뇌졸중 환자는 동측(뇌손상과 신체의 같은 쪽) 목동맥질환은 기타 하위유형보다 PACS와 TACS가 더 일반적이다. 뇌손상 위치와 내용은 환자의 약 80%가 정확히 예견되는데(Mead 등 2000), TACS는 전형적으로 큰 목동맥경색(그림 1.3D)이고, PACS는 작은 목동맥경색(그림 1.3B), LACS는 작고 깊은 경색(그림 1.3A), 그리고 POCS는 뒤 순환경색(그림 1.3C)이다.

OCSP 분류는 가능성 있는 예후를 결정하는데 도움이 된다. 예를 들면, TACS의 4%는 독립성을 위하여 더 장기간이 필요하고, PACS는 가장 높은 비율의 조기 뇌졸중 재발의 경향이 있다(Bamford 등 1991). TACS는 다시 걸을 가능성이 적으며 보행을 회복하는데 가장 긴 시간이 걸린다(Smith & Baer 1999).

뇌졸중 위험요인 / RISK FACTORS FOR STROKE

위험요인은 조절불가능한 요인 혹은 조절가능한 요인으로 구분할 수 있다. 뇌졸중의 조절불가능한 위험요인은 연령, 성별, 출생시 저체중, 인종, 민족성 및 유전요인을 포함한다. 기록에 의해 충분히 입증되고 수정가능한 위험요인은 고혈압, 흡연, 당뇨, 심방세동(불규칙한 심장박동의 가장 일반적인 분류)과 기타 심장질환, 고지혈증과 고콜레스테롤혈증, 목동맥협착

증(목동맥이 좁아지는 것), 겸상혈구질환, 폐경후 호르몬치료, 불량한 식이요법, 신체 비활동, 비만과 신체지방분포 등이다.

허혈성 뇌졸중 및 일과성뇌허혈증의 가장 일반적으로 보이는 위험요인을 다음과 같다:

- 고혈압증(고혈압)
- 흡연
- 고콜레스테롤
- 당뇨
- 심방세동
- 허혈성 심장질환

또한 기타 요인은 뇌졸중의 위험을 증가시킨다. 기타 요인은 다음과 같다:

비만 / OBESITY

남자는 체질량지수가 증가하면 뇌졸중의 위험이 있다. 이것은 고혈압, 당뇨, 그리고 콜레스테롤의 영향과 독립적이다(Kurth 등 2002). 남자에서 허리-엉덩이 비율이 증가하면 체질량지수가 증가하는 것보다 더 강한 뇌졸중 위험요인이다(Suk 등 2003).

신체활동 감소 / REDUCED PHYSICAL ACTIVITY

중등도 신체활동은 기타 뇌졸중 위험요인과 독립적으로 남자(Lee & Paffenbarger 1998, Lee 등 2003)와 여자(Hu 등 2000)에서 허혈성 뇌졸중과 출혈성 뇌졸중의 위험을 감소시킨다. 더 높은 수준의 신체활동은 중등도 활동보다 더 큰 보호 효과가 있다.

고혈압은 출혈성 뇌졸중의 가장 중요한 위험요인이다. 출혈장애도 출혈성 뇌졸중의 위험요인이다.

뇌졸중 예방 / PREVENTION OF STROKE

뇌졸중은 생활양식을 관리(예, 금연, 신체활동 증가)하거나 약물치료(예, 심방세동인 환자에게 와파린)로 조절가능한 위험요인을 목적으로 예방할 수 있다. 이 위험요인 경감전략은 평생 뇌졸중 발병을 예방(일차 예방으로 알려진) 혹은 재발성 뇌졸중의 예방(이차 예방)을 위하여 적용한다. 이차 예방은 뇌졸중 관리에서 통합하며 더 자세한 설명은 2장에서 할 것이다.

뇌졸중 예후 / PROGNOSIS AFTER STROKE

뇌졸중 이후 성과는 매우 다양하다; 일부 환자들은 완전히 회복하고 일부 환자들은 의존적으로 남아있고 일부는 사망한다. 뇌졸중 이후, 환자와 가족에게 몇 가지 중요한 질문을 한다: (a) 나는 죽을 것인가? (b) 나는 독립적으로 될 것인가? (c) 뇌졸중이 다시 발생할 것인가?

나는 죽을 것인가? 뇌졸중 발병 이후 치명률
/ WILL I DIE? CASE FATALITY AFTER STROKE

옥스퍼드 혈관학회(The Oxford Vascular study, OXVASC)에서 30일 치명률은 약 17.2%이었는데(Rothwell 등 2004), 동일 지역에서 이전에 인구기초연구(OCSP)(Bamford 등 1991), Borders 뇌졸중 연구(치명률 15.9%)(Syme 등 2005)와 유사하다. 치명률은 통원환자보다 입원환자가 더 높았으며(Syme 등 2005), 더 심한 뇌졸중(TACS)이 경한 뇌졸중(Bamford 등 1991)보다 더 높았다.

나는 뇌졸중 발병 이후 독립생활을 할 것인가? 예후
/ WILL I BECOME INDEPENDENT AFTER STROKE? PREDICTING RECOVERY

인구기초연구이었던 OCSP에서, 뇌졸중 환자의 50%는 30일에 독립적이었고, 52%는 6개월에 그리고 49%는 1년에 독립적이었다(Bamford 등 1991).

21개 급성 뇌졸중 시험(trials)에 동원된 5,048명의 환자에 관한 최근 연구에서, 39%는 회복되었고(바텔지수 95점 이상) 나머지 환자들은 기능회복을 못하거나 사망하였다(König 등 2008).

더 자세한 토론을 위하여 독자들은 운동회복(Langhorne 등 2009)과 언어회복(Plowman 등 2011)과 같은 특별한 신경학적 손상의 회복을 기술한 다양한 논문을 읽어야 한다.

나는 또 다른 뇌졸중을 가질 것인가? / WILL I HAVE ANOTHER STROKE?

뇌졸중 재발률은 다양한데, 환자의 손상 유형(즉, 작은 뇌졸중 혹은 모든 뇌졸중들), 연구된 뇌졸중 재발과 인구의 정의에 따라 다르다. 남부 런던에 인구기초연구에서, 뇌졸중 재발위험은 1년에 7%, 5년에 16%, 10년에 25%이다(Mohan 등 2009). OXVASC는 약한 뇌졸중(minor stroke) 또는 일과성뇌허혈증(TIA)은 7일에 12%, 3개월에 18% 재발한다고 보고하였다(Coull 등 2004). OXVASC의 자료는 일과성뇌허혈증과 약한 뇌졸중 환자들은 빠른 평가가 중요하다고 강조하였고, 남부 런던 뇌졸중학회는 뇌졸중 병력이 있는 사람들은 혈관 위험 요인을 지속적으로 모니터링하고 관리하도록 지원을 제공한다.

개별 환자의 예견하는 성과
/ PREDICTING OUTCOME FOR INDIVIDUAL PATIENTS

다양한 예후 모델이 발달되었지만, 개별 환자를 위한 최종 성과를 예견하기에 충분히 정확한 것은 없다(Reid 등 2010). 즉, 초기 뇌졸중이 심각할수록 기능은 회복되지 않는다. 연령과 의존성이 증가할수록 예후에 부정적인 요인이 된다.

실제로, 의료진은 종종 뇌졸중 이후 초기 며칠 안에 예후에 대하여 안내한다. 뇌졸중 발병 후기에 신경학적 회복률은 정체기이기 때문에, 가능한 성과를 예견하기가 좀 쉬어진다. 현재 연구는 회복 유형이 다양한 이유를 찾는 것이다.

요점 / SUMMARY POINTS

- 뇌졸중은 사망원인 3위이고, 성인 장애의 가장 일반적인 원인이다.
- 뇌졸중의 원인은 조절가능한 위험인자와 조절불가능한 위험인자가 있다. 신체활동의 부족은 뇌졸중에 대한 조절 가능한 위험인자 중 하나이다.
- 주요 뇌졸중은 허혈성으로 뇌혈관이 막혀서 발생한다.
- 뇌영상은 허혈성 뇌졸중과 출혈성 뇌졸중을 구분하는데 필수적이다.
- 신경학적 결함의 유형은 손상된 뇌부위에 따라 달라진다.
- 뇌졸중을 평가할 때, 뇌졸중 팀은 뇌졸중 위험요인을 확인할 것이며, 가능하다면 향후 뇌졸중 위험을 감소시키기 위하여 조절할 것이다.
- 뇌졸중의 예후는 다양하며, 뇌졸중 심각성, 연령 이전의 독립성을 포함하는 많은 요인에 영향을 받는다.

참고문헌 / References

Bamford, J., Sandercock, P., Dennis, M., et al., 1991. Classification and natural history of clinically identifiable subtypes of cerebral infarction. Lancet 337, 1521–1526.

Bamford, J., Sandercock, P., Dennis, M., et al., 1988. A prospective study of acute cerebrovascular disease in the community: the Oxfordshire Community Stroke Project 1981-1986. Methodology, demography and incident cases of first-ever stroke. J. Neurol. Neurosurg. Psychiatry 51, 1373–1380.

Coull, A.J., Lovett, J.K., Rothwell, P.M., et al., 2004. Population based study of early risk of stroke after transient ischaemic attack or minor stroke: implications for public education and organisation of services. BMJ. doi:10.1136/bmj.37991.635266.44 (published 26 January 2004).

Dewey, H.M., Thrift, A.G., Mihalopoulos, C., et al., 2001. Cost of stroke in Australia from a societal perspective. Results from the North East Melbourne Stroke Incidence Study (NEMESIS). Stroke 32, 2409.

Feigin, V.L., Lawes, C.M.M., Bennett, D.A., et al., 2003. Stroke epidemiology: a review of population based studies of incidence, prevalence, and case-fatality in the late 20th century. Lancet Neurol. 2, 43–53.

Feigin, V.L., 2007. Stroke in developing countries: can the epidemic be stopped and outcomes improved? Lancet Neurol. 6, 94–97.

Hand, P.J., Kwan, J., Lindley, R.I., et al., 2006. Distinguishing between stroke and mimic at the bedside: the Brain Attack Study. Stroke 37, 769–775.

Hatano, S., 1976. Experience from a multicentre stroke register: a preliminary report. Bull. WHO 54, 541.

Hu, F.B., Stampfer, M.J., Colditz, G.A., et al., 2000. Physical activity and risk of stroke in women. JAMA 283, 2961–2967.

König, I.R., Ziegler, A., Bluhmki, E., et al., 2008. Predicting long-term outcome after acute ischemic stroke: a simple index works in patients from controlled clinical trials. Stroke 39, 1821–1826.

Kurth, T., Gaziano, J.M., Berger, K., et al., 2002. Body mass index and risk of stroke. Arch. Intern. Med. 162, 2557–2562.

Langhorne, P., Coupar, A., Pollock, A., 2009. Motor recovery after stroke: a systematic review. Lancet Neurol. 8, 741–754.

Lee, I.M., Paffenbarger, R.S., 1998. Physical activity and stroke incidence. The Harvard Alumni Health Study. Stroke 29, 2049–2054.

Lee, C.D., Folsom, A.R., Blair, S.N., 2003. Physical activity and stroke risk. A meta-analysis. Stroke 34, 2475–2481.

Mead, G.E., Lewis, S.C., Dennis, M.S., et al., 2000. How well does the Oxfordshire Community Stroke Project Classification predict the site and size of infarct on brain imaging? J. Neurol. Neurosurg. Psychiatry 68, 558–562.

Mohan, K.M., Crichton, S.L., Grieve, A.P., et al., 2009. Frequency and predictors for the risk of stroke recurrence up to 10 years after stroke: the South London Stroke Register. J. Neurol. Neurosurg. Psychiatry 80, 1012–1018. doi:10.1136/jnnp.2008.170456.

Office of National Statistics, 2001. Stroke

incidence and risk factors in a population based cohort study. Health Statistics Quarterly 12.

Plowman, E., Hentz, B., Ellis, C., 2011. Post-stroke aphasia prognosis: a review of patient-related and stroke-related factors. J. Eval. Clin. Pract. 17. doi:10.1111/j.1365-2753.2011.01650.x.

Reid, J.M., Gubitz, G.J., Dai, D., et al., 2010. Predicting functional outcome after stroke by modelling baseline clinical and CT variables. Age Ageing 39, 360–366.

Rothwell, P.M., Coull, A.J., Giles, M.F., et al., 2004. Change in stroke incidence, mortality, case fatality, severity and risk factors in Oxfordshire, UK from 1981 to 2004 (Oxford Vascular Study). Lancet 363, 1925–1933.

Saka, O., McGuire, A., Wolfe, C., 2009. Cost of stroke in the United Kingdom. Age Ageing 38, 27–32.

Smith, M.T., Baer, G.D., 1999. Achievement of simple mobility milestones after stroke. Arch. Phys. Med. Rehabil. 80, 442–447.

Strong, K., Mathers, C., Bonita, R., 2007. Preventing stroke: saving lives around the world. Lancet Neurol. 6, 182–187.

Suk, S.H., Boden-Albala, B., Pittman, J.G., et al., 2003. Northern Manhattan Stroke Study. Abdominal obesity and risk of ischaemic stroke: the Northern Manhattan Stroke Study. Stroke 34, 1586–1592.

Sullivan, J.E., Hedman, L.D., 2008. Sensory dysfunction following stroke: incidence, significance, examination, and intervention. Top. Stroke Rehabil. 15, 200–217.

Syme, P.D., Byrne, A.W., Chen, R., et al., 2005. Community-based stroke incidence in a Scottish population. The Scottish Borders Stroke Study. Stroke 36, 1837–1843.

Wade, D.T., Langton Hewer, R., Skilbeck, C.E., et al., 1985. Stroke: A critical approach to diagnosis, treatment and management. Chapman and Hall Medical, Boca Raton.

Wardlaw, J.M., Keir, S.L., Dennis, M.S., 2003. The impact of delays in computed tomography of the brain on the accuracy of diagnosis and subsequent management in patients with minor stroke. J. Neurol. Neurosurg. Psychiatry 74, 77–81.

뇌졸중 관리

The management of stroke

2

목 차

서론 / INTRODUCTION

뇌졸중 관리는 복잡한 영역으로 빠르게 변하고 있다. 이 장은 뇌졸중 재활의 주요 요점에 중점을 둘 것이다. '환자' 라는 용어는 병원-기본 케어의 내용에서 사용할 것이고, 병원 밖으로 퇴원한 이후에서는 '뇌졸중 생존자' 라는 용어를 쓴다. 운동 전문가는 무슨 검사를 수행하는지, 환자를 뇌졸중 초기에 어떻게 치료할지 그리고 향후 뇌졸중을 예방하기 위하여 어떤 약물을 복용해야 하는지를 이해하는 것이 중요하다.

'건강관리 전문가' 라는 용어는 병원 입원 및 재활에서 환자의 임상적 관리에 포함되는 의료신을 설명하기 위하여 사용한다. '운동 전문가' 라는 용어는 운동 프로그램을 설계하고 전달하는 사람들을 설명하기 위하여 사용한다. 운동 전문가는 요구되는 훈련을 제공하는 운동과학 및 기타 운동관련 전문가, 물리치료사를 포함하여 다른 배경을 가진 사람들이다(10장).

뇌졸중 조사 / INVESTIGATIONS FOR STROKE

급성 뇌졸중 환자는 뇌졸중 유형 및 가능한 원인을 결정하고 동반질환을 확인하기 위해 뇌영상, 혈액검사, 가슴 X-RAY, 심전도(ECG)를 검사할 것이다.

뇌영상 / BRAIN SCAN

대부분 환자들은 컴퓨터단층촬영(CT)을 하고 몇몇은 자기공명영상촬영(MRI)을 한다. 뇌영상을 촬영하는 가장 중요한 이유는 허혈성뇌졸중과 출혈성뇌졸중을 구분하기 위함인데(제1장) 그들의 관리에서 근본적으로 차이가 있기 때문이다.

혈액검사 / BLOOD TESTS

혈액검사는 뇌졸중을 진단하는데 사용되지는 않지만, 뇌졸중의 잠재적 원인과 신장질환과 같은 동반질환의 근거를 확인할 수 있다. 뇌졸중 이후 수행되는 일반적인 혈액검사는 글상자 2.1에서 설명하고 있다.

기타 검사 / OTHER TESTS

뇌졸중 이후 일반적으로 수행되는 기타 검사는 글상자 2.2에서 설명하고 있다.

뇌졸중 관리 / STROKE MANAGEMENT

개요 / AN OVERVIEW

뇌졸중 관리는 다음과 같이 광범위하게 구분할 수 있다:

- **급성 치료**: 이것은 뇌졸중 발병 매우 조기에 제공되는 의학적 치료를 포함하고 있다.

글상자 2.1 뇌졸중을 위한 일반적으로 수행되는 혈액검사

- 콜레스테롤(고수준을 발견하기 위하여)
- 혈당(이것은 당뇨를 발견할 수 있다)
- 혈색소. 낮은 수준은 빈혈을 뜻한다. 빈혈이 있으면, 적어도 아스피린과 같은 출혈위험을 증가시키는 약물은 주의하여 사용해야 한다. 그리고 빈혈의 원인은 조사하여야 한다. 고수준의 혈색소(다혈구증)은 핏떡을 형성하기 쉬우며 뇌졸중의 위험요인 중 하나이다.
- 전해질, 즉 나트륨과 칼륨. 이차 뇌졸중 예방을 위하여 사용되는 약물은 전해질 수준을 변경시켜서 기초값을 갖게 하는데 중요하다. 예를 들면, 벤드로플루아지드는 낮은 수준의 나트륨의 일반적인 원인이다.
- 요소와 크레아틴. 이들은 신장기능을 평가한다. 이차 뇌졸중 예방을 위한 일부 약물은 신장기능에 영향을 미치기 때문에 비정상적인 신장기능을 가진 환자는 피해야 한다.
- 적혈구 침강속도. 이것은 뇌졸중과 관련된 염증을 감지할 수 있다.

글상자 2.2 뇌졸중에 일반적으로 수행되는 검사

- 심전도(ECG):
  - 이것은 심장율동을 결정하고 최근 급성 관상동맥사건(즉, 심장발작) 같은 심장질환의 기타 근거를 확인할 수 있다.
- 목동맥 영상:
  - 앞순환, 전형적으로 부분 앞순환증후군이나 열공성 증후군에서 경증 비장애성 허혈성뇌졸중 환자는 목동맥 내피절제술(목동맥 안에서 '좁아지는 것'을 외과적으로 세거)이 석낭한 목농맥 협소증을 확인하기 위하여 목동맥 도플러 영상을 촬영할 것이다.
  - 목동맥 영상의 기타 모달리티는 자기공명혈관조영술이다.
- 초음파 심장검사(echocardiography):
  - 허혈성뇌졸중과 일과성뇌허혈증을 가진 일부 환자는 심장 안에 핏떡을 확인하고(색전의 원인), 난원공 개존증을 확인하고(때로는 '심장구멍'이라고 함), 기타 심장구조를 확인하기 위하여 사용한다.

- **재활**: 이것은 다학제적 팀에 의해서 제공되고 뇌졸중 이후 장기간 장애를 최소화하기 위함이다.
- **이차적인 예방**: 뇌졸중 재발을 예방하기 위함. 이것은 생활방식 조언, 약물 및 외과적 중재를 포함한다.

뇌졸중 관리의 이 3가지 요소는 모두 뇌졸중 발병시기에 시작하지만, 뇌졸중 관리의 중점은 시간이 흐를수록 급성치료에서 재활을 향하여 이동한다. 대부분 뇌졸중 환자(보통 일과성 뇌허혈증이 아닌)는 치료를 위해 입원이 요구될 것이다. 빠르게 회복하는 경증 뇌졸중 환자는 병원에 입원할 필요는 없지만, 적절한 조사는 수행하여야 하며 이차적인 예방은 가능한 빨리 시작한다.

다음 단원에서, 우리는 급성 뇌졸중 치료와 이차적인 예방 및 재활에 대해 더 자세히 토론할 것이다.

급성치료 / ACUTE TREATMENTS

급성치료는 뇌졸중을 위한 특별한 치료와 '일반적인 지지치료' 로 구분할 수 있다.

뇌졸중-특이성 치료 / Stroke-specific treatments

이 단원에서, 우리는 뇌졸중-특이성 치료를 설명한다. 일반적으로 말해서, 허혈성 뇌졸중 환자에게 효과적인 특별한 치료는 출혈 위험을 증가시키는 경향이 있어서, 출혈성 뇌졸중 환자에게는 제공하지 않는다.

아스피린 / Aspirin

아스피린은 허혈성 뇌졸중 발병 48시간 안에 투약하면 작은 효과가 있다(Sandercock 등. 2003). 아스피린은 항혈소판 약물로 피의 "끈적임"을 감소시킨다. 허혈성 뇌졸중 환자에게 광범위하게 사용되는 약물이다.

혈전용해 / Thrombolysis

재조합 조직 플라스미노겐 활성제(recombinant tissue plasminogen activator, rt-PA)('핏떡 용해' 약물)는 증상 출현 3시간 안에 급성 허혈성 뇌졸중 환자의 정맥내 주사로 사용된다. 이것은 정맥 안으로 주사하는데 보통 팔을 통해 주사한다. 최근 시험에 기초하면, 일부 의료진은 증상 발병 이후 4.5시간까지 사용할 수 있다고 한다(Hacke 등 2008). 이것은 뇌졸중의 원인이 되는 동맥 안에 핏떡을 녹여서 사망의 위험과 장애를 중요하게 감소시킨다(Wardlaw 등 2010). 따라서 혈전용해의 주요 부작용이 뇌 안에 출혈이며 환자 30명에 약 1명씩 발생하지만 놀라운 일은 아니다. 전반적으로 rt-PA의 순 이점은 치료한 환자 10명마다 1명은 더 독립적인 생존자가 된다는 것이다. 전체 뇌졸중 환자의 약 10%~15%는 혈전용해에 적합하다. 나머지 환자들은 원인불명 뇌졸중(그리고 의사가 짧은 시간 안에 치료될 수 있다고 확신할 수 없다), 뇌졸중 증후군이 병원 입원 즉시 빠르게 개선되는 경우, 높은 출혈 위험, 빈혈 혹은 와파린과 함께 항응고제 투약과 같은 다양한 이유로 혈전용해를 받을 수 없다.

혈전용해가 빠를수록, 성과는 더 나아진다. 이것은 뇌졸중 인식을 향상시키는 주요 공중보건 캠페인을 하는 이유이고, 관찰되는 뇌졸중 증후군이 있는 사람은 긴급히 의학적 집중을 해야 한다.

허혈성 뇌졸중을 위한 '악성 중간대뇌동맥 영역 경색'에 대한 한쪽 머리뼈절제 / Hemicraniectomy for 'malignant middle cerebral artery territory infarction' for ischaemic stroke

젊은 환자(65세 미만)가 큰 중간대뇌동맥 영역에 경색이 발생하면 치명적인 뇌부종의 고위험을 갖는다. 뇌부종을 위한 공간 제공을 위하여 머리뼈의 일부를 '들어주기(lift)' 위한 외과적 수술은 사망률을 감소시킨다(Vahedi 등 2007). 현재 이 치료를 임상연습에서 매우 몇 명의 환자에게 적용된다.

허혈성 뇌졸중을 위한 핏떡/동맥내 혈전용해에 관한 기계적 복구
/ Mechanical retrieval of blood clot/intra-arterial thrombolysis for ischaemic stroke

카테터라고 불리는 매우 작은 관이 핏떡을 제거하기 위하여 뇌 안에 동맥 안으로 사타구니에 있는 동맥을 통하여 삽입될 수 있다. 이 과정은 중재적 신경진단의라고 불리는 전문의에 의하여 X-ray 안내를 통하여 수행된다. 이 과정은 최근 출혈, 최근 뇌졸중과 같은 정맥내 혈전용해를 제공할 수 없는 의학적 이유가 있는지 고려해야 한다. 또한 혈전용해는 이러한 동맥내 카테터를 통하여 핏떡을 직접적으로 관리할 수 있다.

출혈성 뇌졸중 특이성 관리 / Specific management for haemorrhagic strokes

출혈성 뇌졸중이후에 출혈 위험을 증가시키는 약물(예, 아스피린과 와파린)은 적어도 1-2주에 보통 중단할 수 있다(Sacco 등 2006). 항응고제의 영향은 때로는 가역적이다(즉, 비타민 K). 경구용 항응고제가 또 다른 질환(예, 인공심장판막을 삽입한 환자)을 장기간 관리하기 위하여 필수적으로 고려된다면, 뇌졸중 이후 일부 단계에서 다시 처방될 수 있다.

신경외과는 출혈을 제거하기 위하여 출혈성 뇌졸중 환자를 위해 매우 드물게 수행되는데 특히 소뇌성일 때 수행한다. 꽈리성 거미막밑출혈 환자는 전문의의 신경학적 케어가 요구되고, 추가적인 출혈을 예방하기 위하여 꽈리를 묶거나 코일을 끼우는 치료를 거의 수행한다.

허혈성 뇌졸중과 출혈성 뇌졸중 모두 관리를 위한 뇌졸중 전문치료실
/ Stroke units for the management of both ischaemic and haemorrhagic stroke

입원이 요구되는 뇌졸중 환자는 뇌졸중 전문치료실에서 관리되어야 한다. 기관화된 입원(뇌졸중 시설) 케어는 뇌졸중 관리에 대한 전문적인 다학제적 팀아래 병원 안에서 뇌졸중 환자를 위한 케어에 중점을 기술하는데 사용되는 용이이다(뇌졸중 전문치료실 임상연구자 연합 2007). 다학제적 팀의 향후 자세한 설명은 이 장의 후반부에 할 것이다.

뇌졸중 전문치료실은 움직이는 뇌졸중 팀 또는 유전장애서비스(generic disability service) 안에 전문병동에 기초한다(뇌졸중 전문치료실 임상연구자 연합 2007). 뇌졸중 전문치료실에 기관화된 입원케어를 받는 환자는 뇌졸중 발병 1년 이후 가정에서 독립적으로 생활하는 경우가 더 많았다. 이것은 허혈성 뇌졸중과 출혈성 뇌졸중, 경증 뇌졸중과 더 심한 뇌졸중, 모든 연령의 뇌졸중 환자에 모두 적용된다.

뇌졸중 전문치료실의 케어는 복잡하고, 역동적이며 확정하기 어려운 수많은 요소(예, 집중학제간 팀워크, 책임과 전문적 중재)와 타협한다. 이런 유형의 케어는 때때로 '블랙박스'로 표현한다.

뇌졸중 전문치료실의 '블랙박스(black box)'에 관한 요소가 효과적인지는 정확하게 명확하지 않다. 뇌졸중 전문치료실 안에 더 나은 성과를 위한 가능한 이유는 아스피린의 조기 투약(Indredavik 등 1999), 더 나은 진단과정(예, 목동맥 영상과 더 빠른 목동맥 내막 절제술), 더 나은 또는 더 중점적인 간호케어, 환자의 조기 조작, 의학적 합병증 예방, 더 효과적인 재활과정(Langhorne & Dennis 1998), 전문으로 훈련된 구성원, 팀워크 그리고 친인적의 향상된 지지 등이다(Indredavik 등 1999).

일반적인 지지케어 / General supportive care

일반적인 지지케어는 출혈성 뇌졸중과 허혈성 뇌졸중 환자 모두에서 중요하다. 다음 중재가 필요할 것이다.

정맥내 수액주사 / Intravenous fluids

이것은 삼킴장애가 있는 환자나 삼킴이 안전하기 못한 환자에게 요구된다. 일부 환자는 입원 당시 탈수되었거나 입원 동안 탈수 증상을 보인다.

식이 / Feeding

급성 뇌졸중 환자는 안전하게 먹거나 마시기 위해 너무 많은 침을 흘리거나, 연하곤란이 있다(Barer 1989). 그들은 허파 안으로 이물질이 들어가는 호흡으로 허파의 염증과 감염을 야기하는 흡인의 위험이 있다. 수정된 질감 식이요법(예, 퓨레음식)과 진한 액체는 흡인의 위험을 감소시키기 위하여 사용될 수 있다. 흡인의 고위험성 환자는 코위관을 통하여 음식을 제공받기도 한다(코를 통하여 위에 관을 삽입하는 것). 코위관을 통한 조기 식이는 유의하지는 않지만 치사율을 소량 감소시켰지만, 환자의 생존에 대한 의존성을 약간 상승시켰다(식품영양 임상연구자연합 2005). 연하곤란이 영구적으로 지속되면 더 영구적인 인공식이 방법이 필요할 것이다. 가장 일반적인 기술은 경피 내시경내 위루술(percutaneous endoscopic gastrostomy, PEG)관으로 위 안으로 배벽을 통해 관을 삽입하는 것이다.

PEG관을 삽입한 환자는 상대적으로 더 심각한 뇌졸중 환자에게 필요한 시술이기 때문에 운동 프로그램에서 만나게 될 가능성은 없다. 조절된 지속적인 식이 그리고 진한 액체를 사용하는 환자들은 운동프로그램에서 쉽게 볼 수 있다; 운동전문가는 이것을 인식하고 운동하는 동안 정상적인 음식이나 옅은 액체를 부적절하게 제공해서는 안 된다.

소변카테터 / Urinary catheter

소변 카테터는 소변 유지를 위해 필요하다(즉, 방광을 비울 수 없을 때). 때때로 카테터는 소변실금인 경우 삽입하는데, 특히 소변실금은 욕창을 발달시킬 수 있기 때문이다. 그러나 실금을 위한 일상적인 카테터 삽입은 일반적으로 요도 감염의 위험이 있기 때문에 피해야 한다. 일부 뇌졸중 환자는 단기간 카테터 삽입을 요구하고 몇몇은 장기간 카테터 삽입을 필요로 할 것이다.

산소 / Oxygen

산소는 혈액 내 저 산소수준인 환자에게 요구된다(저산소증). 저산소증의 일반적인 원인은 음식 혹은 액체가 허파 안으로 흡인되어 폐렴이나 동반성 허파질환이 있는 경우이다. 운동프로그램에 참여하는 뇌졸중 환자들은 동반성 만성 허파질환이 없는 한 장기간 산소를 사용하는 경우는 없다.

건강관리 전문가의 다학제적 팀에서 재활과 그 역할 / REHABILITATION AND THE ROLE OF THE MULTIDISCIPLINARY TEAM OF HEALTH-CARE PROFESSIONALS

다학제적 팀의 역할에 관한 개요 / An overview of the role of the multidisciplinary team

다학제적 팀의 특징 / Characteristics of a multidisciplinary team

신경학적 결함이 남아 있는 환자는 입원치료가 필요하다면 전문가 뇌졸중 전문치료실에서, 지역사회 재활서비스 혹은 조기 지지된 퇴원서비스로 재활을 접하게 된다. 재활의 목적은 뇌졸중의 기능적 영향을 최소화하고 독립성을 최대화하는 것이다. 일반적으로 재활은 환자가 의학적으로 안전한 때 가능한 한 빨리 시작한다. 환자는 전형적으로 건강관리전문가의 다학제적 팀에 의해 치료받는다. 이 팀의 '중심' 구성원은 보통 의사, 간호사, 물리치료사, 작업치료사, 영양사, 말과 언어치료사, 그리고 사회복지사이다. 또한 일부 팀원으로 심리사와 정신훈련전문가가 포함된다. 팀은 세계의 다른 나라마다 다양하다. 영국에서 뇌졸중 전문치료실의 환자를 케어하는 다학제적 팀은 전문 치료를 제공한다. 전형적으로 팀은 주 1회 미팅을 통하여 환자 진행의 주요영역(즉, 배설 억제, 가동성, 일상생활동작, 기분)에 대하여 토론하고 환자와 그들의 보호자와 협동하여 목표에 동의하고 문제를 해결하고 퇴원과 향후 케어에 대한 계획을 수립한다. 이 팀은 심리사, 보조기 기사, 정신훈련전문가, 약사, 진단검사자, 혈관외과의, 그리고 정신과전문의를 포함한 기타 전문가의 조언을 구할 수 있다. 기타 의학전문가는 위장전문가는 PEG관 삽입을 책임지는 것처럼 케어지원에 참여할 것이다.

비록 각 전문가는 다른 분야에서 특별한 훈련을 받았고 뇌졸중 관리에 특별한 역할을 하지만, 성공적인 재활은 환자-중심접근을 위하여 근접한 팀워크와 역할의 일부 모호함에 따라 달라진다. 재활은 퇴원후에도 지속된다면 새로운 다학제간 팀이 지역사회에서 환자의 케어를 책임질 것이다.

가족과 보호자와 함께 일하기 / Working with families and carers

다학제간 팀은 가족과 보호자와 매우 근접하게 일하여 재활의 목표와 진행에 대한 정보를 제공한다. 환자의 투병 후기에 가족은 퇴원 계획을 돕는데 주요한 역할을 하며, 특히 그들이 퇴원 이후 뇌졸중 생존자를 위하여 직접적인 케어를 제공할 가능성이 있을 때 중요하다. 보호자의 요구는 퇴원계획을 할 때 반드시 고려해야 하고, 다학제간 팀은 새로운 돌봄 역할을 보호자가 수행한다면 보호자에게 가능한 한 더 많은 지지가 필요하다는 것을 인식해야 한다.

다학제간 팀의 주요 구성원 / Key members of the multidisciplinary team

다학제간 팀의 중심 구성원에 대한 기술은 28쪽에서 제공한다. 팀 구성원의 역할에 대한 더 자세한 정보와 그들이 제공하는 중재. Scottish Intercollegiate Guideline Network Stroke Rehabilitation Guideline Number 118(SIGN 2010)을 참조한다. 표 2.1은 치료의 주요 목적을 요약한 것으로 일반적으로 사용되는 중재와 일반 전문가의 리드를 설명한다.

표 2.1 주요 목표에 대한 최적화, 유형별 중재, 전문가 리드

주요 목표에 대한 최적화	유형별 중재	전문가 리드
급성 뇌졸중에 관한 의학적 관리	급성치료, 즉 혈전용해 의학적 합병증 관리 이차예방	의료진과 간호사 의료진과 간호사 의료진과 약사
일일케어	24시간 보조케어입력	간호사
투약관리	필요하면 관리 보조	간호사
영양	경구 식이의 안정성을 결정하기 위하여 삼킴 평가 삼킴 재훈련 식이질감 조절 영양보조 구강 식이 보조 관(코위관 혹은 경피 내시경내 위루술관)	말과 언어치료사 말과 언어치료사 영양사 영양사 간호사 간호사, 의료진, 말과 언어치료사, 영양사, PEG관 삽입을 위한 위장관 의료진
호흡기능	명확한 기도 및 적정한 기능적 호흡 회복	물리치료사 및 의료진
생리학적 기능	생리학적 모니터링(맥박, 혈압, 혈액산소농도)	간호사
압력부위 관리	엉치와 뒤꿈치 같은 압력부위 위에 피부 문제를 피하기 위하여 올바른 자세, 규칙적인 자세변경, 압력 이완 매트리스 사용	간호사와 물리치료사
배설 절제	배설절제 평가 규칙적인 배설 소변실금을 위한 약물 변비 회피 대소변 실금을 위한 장관리	간호사와 의료진 간호사 의료진 간호사와 의료진 간호사
의사소통	언어 재훈련 단어-찾기 기술 언어생산 듣기와 해석 기술 의사소통 보조	말과 언어치료사
감정	우울증 여과검사 우울증 치료(항우울제, 임상 심리학자 조언, 인지성 행동치료, 비약물성 치료) 두려움 검사 및 치료	간호사 뇌졸중 의료진, 임상 심리학자 뇌졸중 의료진과 간호사
독립적인 가동성	보행 재교육 계단 오르내리기, 보행 보조도구 사용 균형 재교육 눈-안뜰계 재훈련 이동(즉, 앉기에서 서기)	물리치료사
기능적 팔 움직임	팔의 움직임 요소와 기능 지지에 관한 촉진 팔뻗기와 잡기 재훈련 기능적 근력강화	물리치료사와 작업치료사

표 2.1 주요 목표에 대한 최적화, 유형별 중재, 전문가 리드		
주요 목표에 대한 최적화	**유형별 중재**	**전문가 리드**
팔을 위한 과제 발달	실제 시나리오로 기능적 재훈련 일상생활동작, 즉 씻기, 옷입기, 음식 준비 먹고 마시는 기술 대상전략	작업치료사
인지와 실행기능	과제 일련성 재교육 인지 재훈련 대상전략	작업치료사
시각	시공간인식을 위한 재교육 스캔기술	작업치료사와 물리치료사 정시훈련전문가
적응증과 지구력 재활	능동 움직임 위한 근육의 조기 근력강화 일상생활동작의 기능적 지구력	물리치료사
신경-생체역학	적절한 다리와 손/손목관절 생체역학 보호대 혹은 기타 보조기	보조기 기사
적절할 때 만성 질환으로써 뇌졸중 자가관리로 전이	뇌졸중 재발 위험을 줄이는데 도움이 되는 생활방식 요인에 관한 지식	모두
장기 케어요구를 위한 제공	실제 케어를 제공하기 위한 가족 훈련 지역사회에서 케어 참여 뇌졸중 생존자와 그들의 케어자에 유용한 재정적 이점에 대한 조언	간호사, 물리치료사, 작업치료사 사회복지사 사회복지사

다학제적 팀과 운동전문가 사이의 관계
/ The links between the multidisciplinary team and the exercise professional

표 2.1의 정보는 건강전문가가 운동프로그램 동안에 발생할 수 있는 새로운 합병증을 치료하는데 최선을 다하도록 운동전문가가 이해하는데 도움이 될 것이다. 이 표는 각각 건강관리 전문가의 주요 역할을 설명한다(제공되는 정보가 완전한 것은 아니다). 건강관리전문가에 돌아올 의뢰기전은 뇌졸중 서비스 유형과 지역에 따라 다양하다. 제 9장과 13장은 뇌졸중 서비스 이후에 지역사회 기반한 운동에 관한 의뢰일정을 더 자세히 설명한다.

뇌졸중 의료진 / Stroke physician

뇌졸중 의료진은 뇌졸중 원인을 확인하고, 급성기에 의학적 치료를 제공하며 이차적 예방을 최적화하기 위한 뇌졸중 진단에 중요한 역할을 한다. 또한 그들은 뇌졸중 합병증을 확인하고 치료한다. 전형적으로, 재활을 감독하는 뇌졸중 의료진은 다학제간 팀 미팅을 주도하고 퇴원계획을 안내한다. 일부 환자는 특히 심한 뇌졸중 환자는 처음 몇 주 안에 예상대로 사망하는데 이것은 만약 죽음이 불가피 하더라도 관리가 필요한 광범위한 고통스런 증후군의 원인이 된다(Royal college of physicians stroke intercollegiate working party 2008). 뇌졸중 의료진은 필요하다면 완화치료 전문팀으로부터 조언을 얻어 죽어가는 환자를 관리한다.

간호사 / Nurse

간호사는 뇌졸중 관리에 다양한 역할을 한다. 간호사는 입원기간 동안 사람들을 케어하고, 또한 장기간 케어와 지지를 제공할 수 있다. 그들은 환자를 목욕시키고 옷 입히고, 투약 관리를 하고 완화케어를 제공한다. 그들은 배설억제를 관리하고 환자의 식이를 보조하고, 코위관을 삽입하고, 환자의 생리학적 상태와 환자의 자세를 모니터한다(욕창 진전 예방에 도움). 또한 그들은 가족과의 대화에서 중요한 역할을 하는데, 특별한 정보를 위하여 다학제간 팀의 기타 구성원에게 가족을 연결하고 진행을 최신화한다.

물리치료사 / Physiotherapist

영국에서 공인 물리치료사협회(Chartered Society of Physiotherapy, CSP)는 물리치료의 본질을 *'인간 기능과 움직임을 관여하고 잠재력을 최대화하는 건강관리전문가의 하나로...'* 로 정의한다(CSP Curriculum Framework 2002).

일반적으로 물리치료는 입원 이후 가능한 한 빨리 시작한다. 초기 평가는 다음이 포함될 수 있다: 의식수준, 지시에 따르는 능력, 기도개방 및 호흡계통의 기능. 또한 물리치료사는 감각, 관절 및 근육 움직임 그리고 팔다리 위치를 평가할 것이다; 휴식시 근긴장, 정적 및 동적 자세배열(postural alignment)과 대칭성; 앉기, 서기 및 움직임에서 균형; 움직임에 관한 근력 및 협응력과 환자가 쉽게 자세변경 및 주변 움직임을 하는 방법. 물리치료사는 팔 기능, 균형, 보행 및 이동을 개선하는 목적을 둔 운동과 약한 근육에 기능적전기자극와 같은 중재를 포함하는 손상을 감소시키기 위한 물리적 중재를 사용한다.

물리치료사가 제공하는 일부중재는 신체적 적응력 훈련의 요소가 포함된다. 예를 들면, 약한 근육집단의 근력 훈련은 기능의 중요한 개선을 야기하지만, 움직임 조절을 불량하게 하는 자세긴장문제와 관절 손상에 영향을 미치는 위험요인과 균형 있게 제공되어야 한다.

일부 물리치료사는 재활의 끝에서 유산소운동 훈련을 수행하거나 가동성을 개선하기 위하여 트레드밀과 같은 기타 훈련 모달리티를 사용한다. 이 운동이 입원재활의 일부로 제공된다면, 운동전문가는 향후 운동 프로그램의 계획에 도움을 주기 위하여, 이미 제공된 운동 훈련의 기간, 빈도, 강도에 대한 정보를 제공하여야 한다.

작업치료사 / Occupational therapist

작업치료사는 환자의 건강과 안녕을 향상시키는 활동(작업)을 가능한 한 독립적으로 수행하도록 돕는다(작업치료사협회 2011). 작업치료사는 입원 급성케어와 재활에서 퇴원과 지역사회 케어까지 환자의 투병 모든 단계에서 환자, 보호자 그리고 기타 건강관리와 자원봉사자와 함께 협력하여 일한다.

작업치료사는 선택적인 활동을 수행하는 환자의 능력을 만들기 위한 개인의 측면(즉, 신체, 인지, 지각, 심리, 사회, 환경 및 정신)을 정의하고, 공통적으로 동의된 목표를 설정할 것이다. 그들은 기능회복을 증진시키고 자기-케어 작업뿐만 아니라 가정, 사회, 여가 및 직업적 역할을 포함한 의미있는 활동안에 참여를 최대화하기 위하여 목적성 활동을 사용할 것이다.

말과 언어치료사 / Speech and language therapist

말과 언어치료사는 말, 언어, 의사소통 및 삼킴기능 등의 장애를 관리한다. 그들은 환자와 보호자 그리고 기타 전문가와 밀접하게 작업한다(Royal College of Speech and Language Therapists 2011). 말과 언어 치료사는 의사소통과 삼킴장애를 평가, 진단 치료하는데 관여한다(표 2.1과 제7장 참조).

무엇이든 안전하게 먹거나 마실 수 없는 환자를 위하여, 말과 언어치료사는 관영양공급을 추천한다. 다른 환자들은 퓨레음식과 짙한 액체 등으로 식이를 조절하면 안전하게 음식과 액체를 섭취하도록 관리한다. 때로는 다른 자세가 더 쉽게 삼킴을 야기한다.

말과 언어치료사는 얼굴 근육을 촉진하고 입을 닫고 혀의 위치를 관리하여 삼킴 개선에 도움이 되도록 운동을 추천한다. 또한 치료전략은 눌어증에서 제공한다(제7장).

영양사 / Dietician

등록된 영양사가 개인과 더 광범위한 공중건강수준에서 식이와 영양문제를 평가, 진단, 치료한다(The British Dietetic Association 2011).

영양사는 뇌졸중 생존자를 위하여 가장 적절한 음식, 영양소와 보조제를 제공하고 관영양을 제공받는 연하곤란 환자를 위해 영양공급을 처방하는데 중심적인 역할을 한다. 저체중 환자가 삼킬 수 있도록, 식이와 보조제에 대한 조언을 하고 과체중환자는 체중감소에 대한 조언을 할 것이다.

사회복지사 / Social workers

사회복지사는 취약한 사람을 보호하고, 가족과 관계를 개선하고 가능한 곳에서 함께 머물도록 하며, 가능한 한 독립적으로 완전한 생활을 할 수 있도록 돕는다(사회복지사협회 2011).

사회복지사는 일반적으로 장기간 케어를 더 명확하게 할 필요가 있을 때 뇌졸중 투병 후기에 참여한다. 사회복지사는 케어요구를 평가하고, 재정지원과 세탁, 옷입기, 목욕하기를 도와주러 가정에 방문하는 보호자와 같은 가정케어를 구성하는데 도움을 준다. 환자가 가정에서 생활할 수 없으면, 다른 기고나 즉 요양원을 추천할 것이다.

보조기 기사 / Orthotist

보조기 기사는 보조기의 평가, 진단, 측정, 처방, 공급 및 재검토의 책임이 있다. 이 도구는 움직임 유형의 변화에 영향을 미치는 하나 이상의; 신체분절에 대한 힘을 적용하는 생체역학

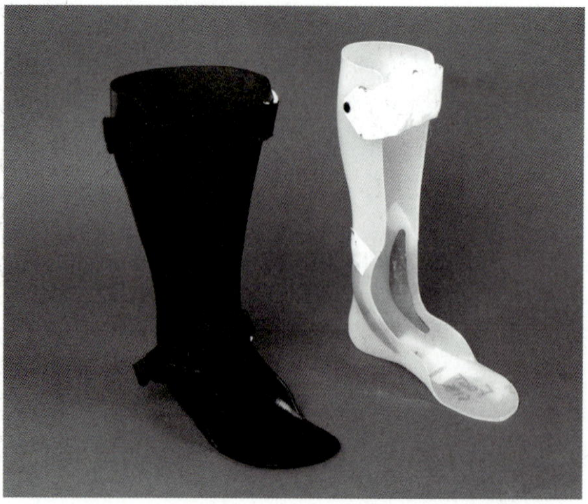

그림 2.1 보조기 기사는 위와 같은 발목관절-발보조기를 제공할 수 있다.

적 원리를 사용하고, 기형을 예방하고 통증을 완화한다. 발목-발보조기(ankle-foot orthses, AFO)는 뻣뻣한 플라스틱으로 만들어져 아래 다리와 발에 착용하고 발목관절과 발의 기형을 예방하고 움직임을 조절한다(그림 2.1). 발목관절-발보조기는 보행과 선 자세를 할 때 손상된 다리의 기능을 촉진하고 보행의 디딤기에 올바른 아래 발의 배열을 도와준다. 보조기 기사는 손과 손목 보호대를 이용하여 구축 발달을 예방하는데 도움을 준다.

임상심리사 / Clinical psychologist

임상심리사는 심리적 스트레스를 감소시키고 심리학적 안녕을 증진시키는 목적이 있다. 많은 사람들이 뇌졸중 이후에 좋은 회복을 보이지만, 일부 뇌졸중 생존자는 뇌졸중의 인지적, 감정적 및 신체적 영향과 뇌졸중이 삶에 미치는 영향을 관리하기 이하여 추가적인 도움이 필요하다. 때때로, 케어자의 도움이 필요하다. 임상심리의 의뢰는 뇌졸중 환자와 관련된 심리학적 요인이 중요하게 감정적 스트레스를 야기하거나 잠재적 독립성을 감소시킬 때 적용된다.

정시훈련전문가 / Orthoptist

정시훈련전문가는 눈의 가동성(눈 움직임)과 시각과 관련된 문제를 진단하고 치료하는데 관여한다(British and Irish Orthoptic Society 2011). 정시훈련전문가는 시각문제를 평가하고 진단할 수 있으며 치료(예, 복시를 위한 안경)와 시각문제를 다루는 방법을 조언한다.

약사 / Pharmacist

약사는 의학과 그들의 업무분야에 전문가이다(Royal Pharmaceutical Society 2011). 그들은 의학관련 이슈 즉, 관영양으로 투약이 가능한지, 약의 상호작용, 이차적인 예방과 와파린의 모니터링에 관한 조언을 한다.

이차적인 예방 / SECONDARY PREVENTION

허혈성뇌졸중과 일과성뇌허혈증의 재발 위험이 첫 1주일에 약 10%이기 때문에(Coull 등 2004), 조기 이차예방은 향후 혈관사고를 예방하는데 중요하다. 조기 이차 예방을 성취하는데 도움을 줄 수 있는 몇 가지 서비스 모델이 있다: 예를 들면, 스코틀랜드의 한 지역에서는 어디서든지 일차케어 의료진이 수행하는 전화 '핫라인' 이 관리에 관한 긴박한 조언을 위해 뇌졸중 의료진에게 전화할 수 있다(Kerr 등 2010).

이차 예방의 주요 접근법은 다음 단원에서 자세히 설명한다; 생활방식 조언은 모든 뇌졸중 환자에게 적용되며, 혈압 낮추기는 관련 없는 병적 뇌졸중 유형에서 고려되어야 한다.

생활방식 조언 / Lifestyle advice

환자는 금연, 체중감소(과체중이면), 과음금지와 저염식에 대한 일반적인 조언을 받는다(Sacco 등 2006). 또한 환자들은 비록 신체활동의 최선의 유형, 빈도 및 강도는 확실하지 않지만, 신체활동 수준을 늘리라고 조언 받는다(제4장과 10장 참조). 이 조언들은 출혈성 뇌졸중과 허혈성 뇌졸중 모두에서 적용된다.

혈압 낮추기 / Blood pressure lowering

혈압 낮추기는 허혈성 뇌졸중, 출혈성 뇌졸중, 그리고 일과성 뇌허혈증 이후에 고려되어야 한다. 이것은 보통 약물치료로 가능하다(PROGRESS Collaborative Group 2001). 대부분의 뇌졸중 의료진은 티아지드이뇨제(thiazide diuretics), 안지오텐신전환효소억제제(angiotensin converting enzyme inhibitors), 칼슘길항제(calcium antagonists), 베타 차단제(beta blockers) 혹은 알파 차단제(alpha blockers)와 같은 다양한 약물을 사용하여 130/170 mmHg 이하로 목표 혈압을 목표로 한다. 환자가 운동을 하는 동안 영구적으로 이 수준 이상으로 혈압이 올라가면, 환자의 일반적 운동으로 돌아가도록 보고하는 것이 중요하다. 그러나 휴식시 혈압이 수축기 200 mmHg 혹은 이완기 110 mmHg를 초과하지 않으면(제9장), 운동회기를 그만둘 절대적 필요는 없다.

허혈성 뇌졸중과 일과성뇌허혈증 이후 이차적인 예방을 위한 약물 / Drugs for secondary prevention after ischaemic stroke and transient ischaemic attack

아래에서 설명하는 몇몇 다른 약물들은 뇌졸중 재발 위험을 줄이기 위해 처방된다. 운동 전문가는 운동내용에서 일반 약물의 효과를 이해해야 하지만, 약물에 대한 조언은 하지 않는다.

항혈소판 약물 / Antiplatelet drugs

이 약물들은 뇌졸중 위험을 약 1/4 감소시킨다(항혈전성 임상연구자연합 2002). 아스피린은 가장 대표적인 항혈소판 약물이다. 종종 디파리다몰 서방형(두통, 어지럼증 구토를 포함한 부작용)이라고 불리는 또 다른 항혈소판 약물과 결합하여 처방된다. 흥미롭게도, 항혈소판 약물인 클로피도그렐은 아스피린과 디파리다몰의 결합을 대신해서 사용한다. 항혈소판 약물은 멍이나 출혈의 위험이 증가한다.

스타틴제들 / Statins

몇몇 다른 유형의 스타틴제 약물이 있다; 일반적으로 사용되는 것은 심바스타틴, 아토르바스타틴, 그리고 프라바스타틴이다. 스타틴제는 콜레스테롤 수준을 줄이고 재발성 혈관사건의 위험을 감소시킨다(Heart Protection Study Collaborative Group 2002). 스타틴제의 부작용은 비정상 간기능검사, 때때로 황달과 근육통이 포함된다. 스타틴제에 의한 근육통과 운동을 시작한 결과로 발생한 근육통은 구분하기가 어렵다. 스타틴제 약물을 복용하고 운동에 참여하는 환자의 근육통에 대한 염려는 환자의 전담의료인과 함께 고려해야 한다.

혈압감소 / Blood pressure reduction

뇌졸중 이후에 혈압 감소를 위하여 사용되는 수많은 다른 약물이 있다. 이 약물들의 부작용은 어지럼증과 자세성 저혈압으로 일어설 때 혈압이 떨어진다. 이것은 앉은 자세에서 일어서기와 같은 특별한 운동을 수행할 때 나타난다.

특별한 유형의 약물은 다른 부작용도 있다. 예를 들면, 이뇨제는 소금 수준을 비정상으로 만들고(예, 저염), 안지오텐신전환효소억제제(예, 에나라프릴, 리시노프릴, 라미프릴)는 신부전의 원인이 되고, 칼슘길항제는 발목 부종을 야기할 수 있다. 베타차단제는 혈압조절을 위하여 종종 사용되는데 심박수를 느리게 만들어서 운동 후에 보통 심박수 반응을 측정하지 않는다.

항응고제 / Anticoagulation

심방세동(비정상적인 심박수를 야기하는 심방의 이상하고 불규칙한 수축)은 뇌졸중의 중요한 위험요인 중 하나이다. 와파린과 항응고제는 향후 뇌졸중 위험률을 약 2/3 감소시킨다. 가장 일반적이고 중요한 와파린의 부작용은 출혈과 쉽게 멍이 든다는 것이다. 따라서 뇌졸중 생존자가 기구 안에 부딪치거나 운동 회기 동안 넘어지지 않도록 운동전문가는 조심하는 것이 특히 중요하다. 와파린을 복용하는 뇌졸중 생존자는 항응고제 수준을 모니터하는 정기적으로 혈액검사를 수행하여야 한다.

목동맥 내막절제 / Carotid endarterectomy

뇌졸중으로 손상된 뇌 부위에 혈액을 공급하는 속목동맥이 좁아진 허혈성 뇌졸중이나 일과성뇌허혈증 환자는 보통 목동맥 내막절제술을 받는다. 이것은 국소 혹은 전신마취아래 '좁아진 것'을 제거하는 외과적 절차이다. 외과적 결과로서 뇌졸중의 위험이 3%~5%가 있지만 뇌졸중 장기 위험을 현저히 감소시킨다.

출혈성 뇌졸중 이후 이차적인 예방을 위한 약물 / Drugs for secondary prevention after haemorrhagic stroke

항응고제(예, 와파린)과 항혈소판제(예, 아스피린)은 보통 단기간 계속 사용하지 않지만 처방의 원래 원인에 따라 장기간 다시 처방될 수 있다. 예를 들면, 환자가 심한 협심증이 있고 항혈소판약물이 필요하다면, 뇌졸중 의료진과 심장학자는 모두 급성 관상동맥질환의 위험보다 뇌출혈의 장기 위험이 작다고 동의할 것이다. 혈압 감소는 출혈성 뇌졸중뿐만 아니라 허혈성 뇌졸중과 일과성 뇌허혈증에 중요하다.

조기 지지된 퇴원 및 지역사회 재활
/ EARLY SUPPORTED DISCHARGE AND COMMUNITY REHABILITATION

뇌졸중 투병에서 후기에 기타 중재를 지지하는 설득력 있는 근거가 있다; 병원에서 조기 지지 퇴원(Early Supported Discharge Trialists 2005)과 다학제간 지역사회 재활(Outpatient Service Trialists 2003)도 포함된다. 목표된 지역사회 기반한 재활을 제공할 때, 치료받은 뇌졸중 환자 100명당 7명이 불량한 장기성과를 보여주었다(Outpatient Service Trialists 2003).

서비스는 병원에서 조기에 퇴원하고 가정에서 더 재활을 제공하는 것으로 발달되었다(조기 지지된 퇴원)(Langhorne 등 2007). 조기 지지된 퇴원에 관한 12개 연구에 대한(환자 1,659명)의 체계적 고찰은 조기 지지된 퇴원을 받은 환자 100명당 5명이 약간 부정적인 성과를 보였고 사망이나 의존도에 대한 위험은 감소되었다. 조기 지지된 퇴원 서비스는 현재 초기단계이며, 더 광범위하게 제공되고 뇌졸중 서비스 이후에 운동을 의뢰하는 것이 조기 지지된 퇴원 서비스로부터 퇴원 이후에 발생할 것이 가능하다.

장기질환으로서 뇌졸중
/ STROKE AS A LONG-TERN CONDITION

뇌졸중의 영향은 평생 남아있고 뇌졸중은 장기질환으로 보는 인식이 증가하고 있다(Brainin 등 2011). '뇌졸중 이후 삶' 의 영역은 향후 연구와 서비스 발달에 중요한 중점이 되고 있다. 제3장은 뇌졸중 이후 운동을 제공하는데 관련된 모든 뇌졸중의 일부 장기 영향을 설명한다.

뇌졸중 생존자의 장기 요구를 관리하기 위하여, 그들은 퇴원후 관찰이 필요하다. 영국과 웨일즈주를 위한 국립 뇌졸중전략은 일반적으로 6주에 퇴원하거나 가정 케어를 받고, 다시 6개월에 퇴원하는 뇌졸중 생존자와 그들의 보호자가 건강과 사회케어 상태의 일차 주요 케어 서비스 및 이차 예방요구에 관한 재검토를 제공해야 한다. 필요하면 어디서든 전문인의 재검토, 조언, 정보, 지지 및 재활로 돌아가는 명확한 통로를 촉진하는 년간 건강 및 사회케어 점검을 따라야 한다(Department of Health 2007). 일차케어는 뇌졸중 생존자가 뇌졸중 위험요인(즉, 흡연, 비만)을 적절하게 관리하는 이차예방을 위하여 적절한 약물을 처방받았는지, 장기간 뇌졸중 후 문제로 관리되는 문제점(예, 강직, 실금, 감정질환)을 점검해야 한다. 고찰은 필요한 경우 직업으로 되돌아가도록 지지하고 보호자의 요구를 확인하고 충족되는지 확인하기 위하여 지원해야 한다. 이 고찰들은 이미 수행되지 않지만, 뇌졸중 이후 운동서비스에 대한 뇌졸중 생존자가 참고할 훌륭한 기회를 제공한다.

요점 / SUMMARY POINTS

- 뇌졸중 환자는 뇌졸중 유형을 결정하고, 뇌졸중 원인을 찾고 동반질환을 확인하기 위하여 조사를 받을 것이다.
- 뇌졸중 치료는 급성치료, 재활 그리고 이차예방으로 크게 구분될 수 있다.
- 뇌졸중은 장기질환이고 뇌졸중 생존자는 일반적인 재검토가 필요하다는 것의 인식이 증가하고 있다. 그런 재검토는 이미 수행되지 않지만 뇌졸중 서비스 이후에 운동을 참여하는 훌륭한 기회를 제공한다.

참고문헌 / References

Antithrombotic Trialists Collaboration, 2002. Collaborative overview of randomized trials of antiplatelet therapy a: prevention of death, myocardial infarction and stroke by prolonged antiplatelet therapy in various categories of patients. BMJ 308, 81–106.

Barer, D.H., 1989. The natural history and functional consequences of dysphagia after hemispheric stroke. J. Neurol. Neurosurg. Psychiatry 52, 236–241.

Brainin, M., Norrving, B., Sunnerhagen, K.S., et al., 2011. Poststroke chronic disease management: towards improved identification and interventions for poststroke spasticity-related complications. Int. J. Stroke 6, 42–46.

British and Irish Orthoptic Society. Available online at http://www.orthoptics.org.uk/patients/orthoptics (accessed 11.04.2011).

College of Occupational Therapists. Available online at http://www.cot.co.uk/Homepage/About_Occupational_Therapy/ (accessed 11.04.2011).

Coull, A.J., Lovett, J.K., Rothwell, P.M., et al., 2004. Population based study of early risk of stroke after transient ischaemic attack or minor stroke: implications for public education and organization of services. BMJ 328, 326. doi:10.1136/bmj.37991.635266.44.

Department of Health, 2007. National stroke strategy. Department of Health, London.

Early Supported Discharged Trialists, 2005. Services for reducing duration of hospital care for acute stroke patients. Cochrane Database Syst. Rev. 2, CD000443. doi:10.1002/14651858.

Hacke, W., Kaste, M., Bluhmki, E., et al., 2008. Thrombolysis with alteplase 3 to 4.5 hours after acute ischemic stroke. N. Engl. J. Med. 359, 1317–1329.

Heart Protection Study Collaborative Group, 2002. MRC/BHF Heart Protection Study of cholesterol lowering with simvastatin in 20,536 high-risk individuals: a randomised placebo-controlled trial. Lancet 360, 7–22.

Indredavik, B., Bakke, F., Slordahl, S.A., et al., 1999. Treatment in a combined acute and rehabilitation stroke unit: which aspects are most important. Stroke 30, 917–923.

Kerr, E., Arulraj, N., Scott, M., et al., 2010. A telephone hotline for transient ischaemic attack and stroke: prospective audit of a model to improve rapid access to specialist stroke care. BMJ 341, c3265.

Langhorne, P., Dennis, M.S., on behalf of the Stroke Unit Trialists' Collaboration, 1998. Stroke units: an evidence based approach. BMJ Books, London.

Langhorne, P., Holmqvist, P., Widen, L., Early Supported Discharge Trialists, 2007. Early supported discharge after stroke. Int. J. Rehabil. 39, 103–108.

Outpatient Service Trialists, 2003. Therapy-based rehabilitation services for stroke patients at home. Cochrane Database Syst. Rev. 1, CD002925. doi:10.1002/14651858.

PROGRESS Collaborative Group, 2001. Randomised trial of a perindopril-based blood pressure lowering regimen among 6105 individuals with previous stroke or transient ischaemic attack. Lancet 358, 1033–1041.

Royal College of Speech and Language Therapists. Available online at. http://www.rcslt.org (accessed 11.04.2011).

Royal College of Physicians Intercollegiate Stroke Working Party, 2008. National clinical guidelines for stroke, third ed. Royal College of Physicians, London.

Royal Pharmaceutical Society. Available online at http://www.rpharms.

com/about-pharmacy/what-do-pharmacists-do-.asp (accessed 11.04.2011).
Sacco, R.L., Adams, R., Albers, G., 2006. Guidelines for prevention of stroke in patients with ischaemic stroke or transient ischaemic attack: a statement for healthcare professionals from the American Heart Association/American Stroke Association Council on Stroke. Stroke 37, 577–617.
Sandercock, P., Gubitz, G., Foley, P., et al., 2003. Antiplatelet therapy for acute ischaemic stroke. Cochrane Database Syst. Rev. 2, CD000029. doi:10.1002/14651858.
Scottish Intercollegiate Guidelines Network, 2010. Guideline 118: Management of patients with stroke: rehabilitation, prevention and management of complications, and discharge planning. A national clinical guideline. Scottish Intercollegiate Guidelines Network (SIGN), Edinburgh. Available online at http://www.sign.ac.uk/guidelines/fulltext/118/index.html (accessed 12.11.2010).
Stroke Unit Trialists Collaboration, 2007. Organised inpatient (stroke unit) care for stroke. Cochrane Database Syst. Rev. 4, CD000197. doi:10.1002/14651858.
The British Dietetic Association. Available online at www.bda.uk.com (accessed 11.04.2011).
The Chartered Society of Physiotherapy, 2002. Curriculum framework for qualifying programmes in physiotherapy. The Chartered Society of Physiotherapy, London.
The College of Social Work. Available online at http://www.basw.co.uk/ (accessed 11.04.2011).
The FOOD Trial Collaboration, 2005. Effect of timing and method of enteral tube feeding for dysphagic stroke patients (FOOD): a multicentre randomised controlled trial. Lancet 365, 764–772.
Vahedi, K., Hofmeijer, J., Juettler, E., et al., 2007. Early decompressive surgery in malignant infarction of the middle cerebral artery: a pooled analysis of three randomized controlled trials. Lancet 6, 215–222.
Wardlaw, J.M., Murray, V., Berge, E., del Zoppo, G.J., 2010. Thrombolysis for acute ischemic stroke. Stroke 41, e445–e446.

뇌졸중 이후 문제점들

Post-stroke problems

3

목 차

서론 / INTRODUCTION

뇌졸중 생존자 약 50%는 장기간 장애가 남아 있고(Mackay & Mensah 2004), 뇌졸중은 성인 장애의 주요 원인이다. 뇌졸중 후 문제점들은 뇌졸중의 직접적인 결과, 간접적으로 연관된 신경학적 사건(즉, 뇌졸중 이후 감소된 활동으로 기인된 것), 혹은 뇌졸중 이후 무용, 비활동 및 생활양식의 변화에 대한 장기간 영향과 연관된 것이다.

또한 뇌졸중 생존자는 당뇨 혹은 뇌졸중과 함께 존재하고 그들의 운동능력에 영향을 미칠 심장질환과 같은 동반질환을 가지고 있다.

이 장의 목적은 가장 일반적인 뇌졸중 후 문제점을 인식하고 그 문제점들이 어떻게 뇌졸중 생존자의 신체활동에 영향을 미치는지 알아보기 위함이다. 1장에서 뇌졸중 후 신경학적 결함에 대한 기술을 하였지만, 뇌졸중 후 장기적인 문제점과 동반 장애의 중요성을 소개하고 운동을 위한 일반적인 적용을 고려하기 위하여 더 자세한 정보를 제공한다. 후자는 뇌졸중 이후 운동프로그램 설계를 중점적으로 설명하는 10장에서 더 자세히 토론할 것이다.

이 장은 움직임과 기능의 문제점, 감각과 지각, 통증, 인지문제, 감정문제, 심리사회적 이슈 및 피로와 같은 기타 뇌졸중 후 문제점을 다룰 것이다. 우리는 포괄적이고 생체-심리사회적 접근법이 뇌졸중 생존자와 그 가족의 삶에 문제점과 그들의 영향을 완전히 이해하는데 필요한 이유를 설명할 것이다.

뇌졸중 이후 움직임과 기능적 활동에 대한 문제점들 / PROBLEMS WITH MOVEMENT AND FUNCTIONAL ACTIVITY AFTER STROKE

운동 손상 / MOTOR IMPAIRMENTS

2장에서 기술한 것처럼, 뇌졸중 이후 운동증후군은 관절가동범위 상실에 간접적으로 영향을 미치는 약화, 강직 및 구축을 포함한다.

약화 / Weakness

약화는 편부전마비나 편마비로 알려진 것처럼 주로 뇌손상측에 반대쪽 신체에 영향을 미친다. 그러나 4장에서 자세히 설명할 것처럼, 정상보다 '비손상측'이 더 약한 것을 인식하는 것이 중요하다(Andrews & Bohannon 2000).

편마비 다리에서, 폄근 약화가 일반적인데, 의자로부터 일어서기, 걷기 및 계단 오르기가 어렵게 하는 원인이 된다(Saunders 등 2008). 발목관절 폄근과 앞발 들기(즉, 발목관절 발등굽힘근)를 하는 근육의 약화는 일반적이며 보행하는 동안 '발처짐'이라고 알려진 문제인 뒤꿈치 닿기가 손상된다. 발들기의 부족은 낙상 위험을 증가시키기 때문에, 이것은 중요한 문제이다. 보상측정으로, 발처짐 환자는 보호대나 보조기(예, 발목-발보조기 또는 AFO)를 착용하고, 다른 사람들은 보행하는 동안 발목관절 움직임을 조절하기 위하여 전기자극기기를 사용할 것이다(Burridge 등 1998, Taylor 등 1999).

몸통 근육의 약화를 자세 안정성과 균형에 영향을 치치는데, 중요하게도 필수적인 기저면(즉, 몸통에 대한 팔이음뼈의 안정성)이 부족하기 때문에 팔의 사용이 영향을 받는다.

상지에서, 약화는 어깨관절 굽힘근과 벌림근, 팔꿉관절 굽힘근과 폄근을 포함하는 모든 근육집단에 영향을 미치며, 종종 물체를 향해 팔뻗기와 잡기가 어렵다. 손목관절과 손의 근육에 영향을 미친 약화는 잡기 근력과 민첩함을 포함한 손기능을 손상시킨다(Boissy 등 1999). 일부 뇌졸중 환자는 물체를 잡지만, 폄근 약화와 함께 손가락 굽힘근의 조절되지 않는 활동이 물체를 이완하기 어렵게 만든다.

운동 효과(Implications for exercise). 운동전문가는 발처짐이 있는 뇌졸중 생존자를 주의 깊게 모니터할 필요가 있다. 운동할 때 보조기 혹은 전기자극기기를 착용할 필요가 있다.

뇌졸중 생존자가 불량한 적응으로 기기 착용을 원하지 않으면, 평가를 위해 기타 적절한 건강전문가 또는 보조기사에게 재의뢰해야 한다.

기타 근육집단의 약화는 위험에 관여하고(예, 고정형 자전거에 손잡이를 잡는데 불충분한 잡기 힘), 주의 깊게 모니터해야 한다.

강직 / Spasticity

강직[1]은 복잡한 주제이다. 강직은 운동장애로, 근육이 수동적으로 신장할 때 움직임에 대한 증가된 저항 때문에 뇌졸중 생존자와 치료사가 모두 느낄 수 있는 비정상적인 근육활동이 특징이다. 본 교재에서, 우리는 유럽연합컨소시엄에서 정의한 강직의 설명을 사용할 것이다: *'위운동신경손상으로 나타나는 장애성 감각-운동조절로 간헐적이거나 지속적인 불수의적 근육활동'* (Pandyan 등 2005, p.5).

강직은 뇌졸중 이후 일반적이다; 뇌졸중 생존자 약 38%가 1년 이상 강직이 발달하는 것으로 추정된다(Watkins 등 2002). 뇌졸중 이후 급성기에, 뇌는 '쇼크' 상태이고, 근육활성화는 일시적으로 나타나지 않아서, 비정상적으로 저긴장 혹은 이완성이 나타난다. 뇌가 회복되기 시작하면, 과활동성 반사와 비정상적인 근활동이 출현하며 종종 마비가 함께 나타난다. 이러한 결합은 뇌졸중 생존자가 최적의 자세로 움직이고 유지하는데 어려움을 야기한다. 이것은 향후 문제로 비정상적으로 높은 근긴장과 함께 근육의 약화는 관절가동범위를 감소시키는 결과를 초래한다. 이런 상황이 영구적이면, 근육안과 주변의 결합조직은 짧아지고 유착되어서 근육의 생체역학적 굳음이 증가한다. 따라서 장애성 근활성화는 뇌졸중의 직접적인 결과임에 반하여 결합조직의 변화는 간접적인 문제이다.

전체 근육의 과활성화 유형이 보이는데 '연합반응(associated reaction)' 이라고 한다. 예를 들면, 뇌졸중 환자가 걸을 때, 그 온전한 노력이 팔의 과활성화를 야기하여, 결과적으로 어깨관절, 팔꿉관절, 손목관절 및 손에서 굽힘근 유형이 나타난다(그림 3.1). 노력 수준이 감소하면, 연합반응도 보통 감소한다.

신경학적 질환자에게 강직을 유발하는 기타 요인은 통증, 안으로 자란 손발톱, 욕창이나 요도감염 등이 있다(Barnes 2001).

'강직' 이란 용어는 '과 긴장' 혹은 '과긴장증' 이란 용어와 함께 쓰인다(Edwards 2002). 그러나, 이 개념들은 서로 연관이 있을 뿐이지 같지 않기 때문에 서로 구분하는 것이 중요하다. 쉽게 설명하면, '긴장' 은 근육이나 근육집단의 견고함을 반영한다. 정상적으로, 근긴장은 동작을 준비할 때 증가하고 우리가 이완하면 감소한다. 근긴장이 신경학적(즉, 근활성화) 요소와 생체역학적 요소의 결합을 의미한다는 것을 이해하는 것이 중요하다(Walsh 1992). 이것은 근육 안과 주변의 결합조직의 길이와 긴장을 포함한다. 미세단위에서, 근육 섬유 안에 액틴과 마이오신 필라멘트 사이에 교차-순환을 형성하는데 이것은 연부조직 굳음을 감소시키고 부드럽고 반복적인 움직임을 통해서 해결된다(Walsh 1992). 이러한 현상을 '요변성'[2] (Walsh 1992)이라고 하는데, 벽을 칠하기 전에 한통의 페인트를 휘젓는 것과 매우 유사하다: 휘젓는 동작은 분자 사이에 결합을 깨고, 페인트를 더 "끈적끈적하게" 만든다. 요변성은 온도에 의존적이어서 뇌졸중 생존자가 경험하는 연부조직 굳음은 움직임이 부족하여 발생하는 요변성에 의해 부분적으로 기인되며, 손상된 팔다리의 순환 감소가 온도를 감소시키는 또 다른 요인이다.

[1]Spasticity: from the Greek σπαστικοσ, meaning 'to tug or draw' (Sheean 1998, p. 7).
[2]Thixotropy: from the Greek θιξις (touch) and τροπη (turning) (Walsh 1992, p. 84).

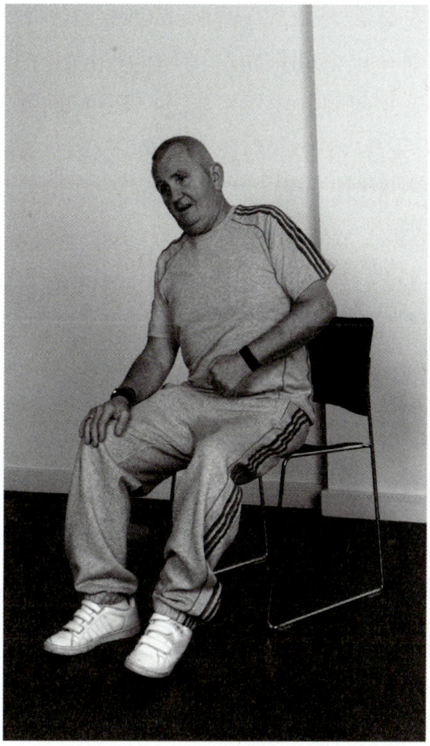

그림 3.1 연합반응의 예. 활발한 과제를 수행하는 동안 불수의적인 반응의 한 예로 특히 팔꿉관절 굽힘을 주목한다.

전형적으로, 물리치료사는 뇌졸중 생존자의 운동에서 강직이 증가되는 것을 두려워하고 운동 회복에 영향을 미친다고 경고하고 있다(Bobath 1990). 그러나, 최근 한 체계적 고찰은 강직은 운동으로 증가되지 않는다고 지적한다(Borges 등 2009). 비록 강직에 대한 운동의 정확한 영향은 완전히 이해되지 않지만, 강직을 가지고 안전하고 효과적으로 운동에 참여하는 뇌졸중 생존자의 능력 향상을 위하여 운동전문가가 이런 현상에 대한 좋은 이해를 갖는 것이 중요하다.

경련은 짧게 출현하는 불수의적 수축으로 운동선수에게 쥐가 나는 것과 유사하게 통증을 야기한다. 경련은 빈빈하게 기본적으로 출현하지 않는 한, 저항운동을 지속하는데 필히 막아서는 안된다. 주요 근육집단의 장기간 강한 수축은 통증성 근경련의 원인이 될 수 있다. 체중지지를 감소하고 손상된 근육집단을 부드럽고 느리게 신장하면(종종 자기-관리하에) 근경련은 감소하거나 중지될 것이다.

간헐성 경련은 근육 자체에 지속되는 한 근육의 불수의적이고 율동적인 수축을 말하며 빠른 신장에서 유발된다(Sheean 2001).

치료 / *Treatment*

강직의 치료는 기능과 위생이 방해될 때, 통증을 야기하거나 장기간 합병증이 기대될 때 보통 요구된다(Barnes 2001, Thompson 1998). 강직을 야기하는 기타요인(예, 통증)이 주어지면,

이런 문제점은 주의깊게 검사하고 가능한 곳에서 치료해야 한다. 약물 치료는 계통적(즉, 바클로펜과 같은 중추신경계 전체에 영향을 미칠 수 있는 약물)약물이나 국소(즉, 페놀이나 보툴리눔톡신과 같은 특별 지역만 영향을 미치는 약물) 약물이 사용된다(Ward & Ko Ko 2001). 계통적 경구용 항강직성 약물은 기면과 같은 원하지 않는 효과가 있는데(Ward & Ko Ko 2001), 안정적으로 운동하는 개인의 능력에 영향을 미친다. 따라서 강직이 국소문제라면(예, 손목관절과 손가락 굽힘근, 혹은 엉덩관절 모음근에 주로 영향을 미치는), 국소 약물치료가 선호된다. 보툴리눔 톡신 A형은 부작용이 적어서 사용이 증가되고 있으며, 상대적으로 직접적인 관리를 한다(즉, 주사에 의한)(Davis & Barnes 2001). 기타 국소 기술은 신경에 알코올을 주사하는 신경차단 혹은 강직의 원인으로 알려진 특정 근육을 절단하는 외과수술이 포함된다; 그러나 이러한 치료는 일상적이지 않고 더 많은 평가가 요구된다(Scohttish Intercollegiate Guidelines Network 2010).

수많은 다른 물리치료 기술이 중재가 신경학적, 생체역학적, 혹은 모든 요소인지 명확하지는 않지만 과긴장증을 감소시키기 위하여 사용된다. 예를 들면, 전기자극, 신장, 보호대, 자세, 혹은 일련의 석고붕대 등으로 주변 연부조직을 점진적으로 신장하기 위하여(예, 발목관절의 발바닥굽힘근) 점진적인 방법으로 관절의 위치(예, 발목관절)를 증가시킨다. 그러나 전기자극(Pomeroy 등 2006), 신장(Katalinic 등 2010), 혹은 보호대(Lannin 등 2007, Lannin & Herbert 2003)는 강직에 효과가 있다는 근거가 없고, 일련의 석고붕대(Mortenson & Eng 2003)은 근거가 불충분하다.

운동 효과(Implications for exercise). 운동전문가를 위하여 강직을 가진 뇌졸중 생존자를 주의 깊게 모니터하는 것은 중요하다. 안전하고 효과적으로 운동을 적용할 수 있도록 확보하기 위하여 강직이 있는 뇌졸중 생존자를 위한 맞춤형 운동이 가능하다. 불가능하면, 대체방법을 찾거나 참여자의 물리치료사로부터 조언을 얻어야 한다. 운동 이후에 이완과 근육 신장은 남아있는 강직을 감소시키는데 유익할 것이다.

구축 / Contractures

구축은 관절가동범위에 영구적인 상실이 있는 관절의 고정된 기형을 말한다. 보통 일정 시간 동안 관절운동이 감소하였을 때 발생한다. 손목관절 굽힘근의 구축은 뇌졸중 6–8주 안에 보고된다(Pandyan 등 2003). 구축은 지속적으로 증가된 근긴장, 관절 주변 연부조직의 영구적인 생체역학적 변화, 근육 약화와 비활동 등으로 발생한다. 구축은 통증을 야기하고 더 심한 경우에는, 즉, 엉덩관절 모음근의 구축을 가진 뇌졸중 생존자에서 무릎관절의 안쪽과 같은 접촉부위에 욕창과 같은 이차적인 합병증이 나타난다(Edwards 2002).

구축을 예방하거나 치료하기 위하여, 치료사는 보호대를 사용하고 신중하게 자세를 취하게 하며, 뇌졸중 이후 즉시 보조 움직임을 수행하도록 하여 관절과 근육이 통증 없이 전관절가동범위 움직임을 유지할 수 있도록 해야 한다. 구축 치료를 목적으로 하는 전략들은 위에서 설명한 과긴장증을 감소시키는 데 사용하는 것과 일부 겹친다.

운동 효과(Implications for exercise). 운동전문가는 고정된 기형에 적합한 운동 요구 때문에 뇌졸중 생존자가 구축이 있는지를 알아야 한다. 뇌졸중 생존자가 보호대를 착용하고 있다

면 운동하는 동안 착용할 필요가 있다. 뇌졸중 생존자의 보호대 착용 유무와 상관없이 손상된 팔다리의 주의 깊은 자세는 연부조직의 손상을 피하기 위하여 필수적이다. 운동 전문가는 특정 운동에 안정성을 확신할 수 없다면, 뇌졸중 생존자의 치료사나 보조기사와 연락을 취해야 한다.

균형, 앉기에서 서기, 보행, 팔뻗기와 잡기, 그리고 삼키기에 문제점들 / PROBLEMS WITH BALANCE, SIT TO STAND, WALKING, REACHING AND GRASPING, AND SWALLOWING

운동을 위한 힘, 타이밍 및 순서를 생산하는데 비정상을 포함한 운동조절의 감소는 팔뻗기와 잡기, 균형과 보행, 그리고 일어나 서기와 같은 이동과 같은 광범위한 기능적 활동에 영향을 미친다.

균형 / Balance

뇌졸중 생존자는 앉기, 서기 및 보행에서 균형을 유지하기 어려워서(Bonan 등 2004) 낙상의 위험이 있다. 손상된 균형은 팔다리 약화, 혹은 마비와 감각 증후군 없는 뇌졸중 환자의 직접적인 결과가 불안함을 유발하기 때문에 발생한다.

운동 효과(Implications for exercise). 운동을 수행할 때 손상된 균형을 가진 뇌졸중 생존자는 그들이 건측 손을 이용하여 기구를 잡는 등의 그들 스스로 균형을 유지하려고 시도하고, 케어는 그들의 안정성을 유지할 수 있어야 한다. 운동실은 불안한 사람을 위하여 유용한 지지대(의자 또는 벽)를 설치하여야 한다.

앉기에서 서기 / Sit to stand

몸통과 손상된 다리의 약화 및 감각 상실은 뇌졸중 생존자가 비대칭적으로 서게 하고, 보통 더 강한 다리에 더 많은 체중을 지지한다. 이것은 그들이 안정한 보행을 시작하기 어렵게 만든다.

운동 효과(Implications for exercise). 뇌졸중 생존자는 앉기에서 설 때 그들의 약한 다리 근육의 활성화를 시각, 안뜰계, 고유수용성감각과 촉각 피드백으로 보상하여 대칭적으로 바르게 선 자세를 유지해야 한다(Shumway-Cook & Woollacott 2007). 의자 높이 선택은 더 높은 의자에서 대칭적으로 서기가 더 쉽기 때문에 고려해야 할 사항이다.

보행 / Walking or gait

뇌졸중 생존자의 약 3/4은 독립적으로 보행할 수 있지만, 정상보다 너무 느린 속도로 걷는다(Ada 등 2003). 뇌졸중 증후군은 약화, 감각상실, 비정상적인 근육긴장, 시공간인식 결핍, 손사된 균형 및 협응력 문제에 대한 결과로 인하여 다양한 보행 문제의 원인이 될 수 있다(Michael 등 2005). 뇌졸중 보행은 보통 환측 다리의 짧은 디딤기(발이 지면에 닿아있는 시간), 건측 다리의 빠른 흔듦기가 특징이다. 다음 발짝을 준비하기 위하여 환측 다리 근육을 충분하게 이완하기가 어렵기 때문에 건측 다리의 '발떼기'는 종종 실패한다(Woolley 2001). 또한 몸통이 건측을 향하여 옆굽음되어서 비대칭을 보인다.

일부 뇌졸중 생존자는 '실조증'이라고 알려진 '비틀거리거나' '비협응된' 보행을 한다. 이것은 소뇌성 뇌졸중의 특별한 특징 중 하나인데(소뇌는 움직임과 균형을 조절한다), 편부전마비로 인해 움직임을 조절하는 근육의 힘이 불충분하기 때문이기도 한다.

운동 효과(Implications for exercise). 뇌졸중 생존자는 건측 손에 이동기, 한발 지팡이, 세발 지팡이와 같은 보행보조도구를 사용하여 양손을 이용하지 못하게 되는 경우가 일반적이다(Laufer 2004). 케어는 보행 보조도구를 사용하여 안전하게 움직일 수 있도록 운동 환경 안에서 수행해야 한다.

팔뻗기와 잡기 / Reaching and grasping

앞에서 우리는 어깨관절, 팔꿉관절, 손목관절 및 손가락관절의 주변 근육 약화가 물체를 향해 팔뻗기, 잡기 및 이완에 어떤 영향을 미치는지 언급하였다. 움직임 범위를 제한시키는 연부조직의 유착 및 움직임을 쉽게 정확하게 완성하는데 영향을 미치는 강직이 있다면, 이러한 동작은 악화될 것이다. 또한 팔과 손의 기능에 영향을 미쳐 협응력에 어려움이 있을 것이다. 뇌졸중 생존자의 팔뻗기는 느리고, 부드럽지 못하고 더 다양하여(van Vliet & Sheridan 2007), 필요한 시각정보와 고유수용성정보를 얻고 활동을 단계별로 계획하는데 필요한 시간이 더 길어진다.

운동효과(Implications for exercise). 종종 팔이음뼈 거상과 함께 몸통 굽힘을 포함한 뇌졸중 생존자에서 관찰할 수 있는 일부 전형적인 대상움직임이 있다(Archambault 등 1999). 팔운동의 훈련 효과를 최대화하기 위하여(Michaelsen 등 2006), 운동전문가는 팔뻗기 운동 동안에 바로 선 대칭자세를 강조해야 하고 뇌졸중 생존자들이 그런 대상움직임은 피하도록 도와주어야 한다. 운동 전문가는 뇌졸중 생존자들이 그들의 손으로 물체를 잡기에 충분한 잡는 힘이 없다는 것을 인식해야 하고 폴이나 무게를 들 때는 반드시 케어가 필요하다.

삼키기 / Swallowing

1장에서 언급하였듯이, 뇌졸중 생존자의 절반 이상이 삼킴장애(연하곤란)을 경험하는데(Gordon 등 1987), 씹기와 삼키기에 관여하는 근육의 근력 및 협응력의 감소와 인두의 잠재적으로 변경된 감각이 원인이다. 연하곤란은 음식이나 액체를 삼키고자 할 때 질식을 야기하는 위험 요인 중 하나이다. 삼킴장애가 있는 일부 뇌졸중 생존자는 질감-조절 식이(예, 퓨레음식)와 진한 액체를 이용하여 흡인의 위험을 감소시킬 수 있다(타액이나 이물질이 기도로 들어가는 것),

운동효과(Implications for exercise). 운동 전문가는 연하곤란을 가지고 있는 환자는 허락된 운동을 하는 동안 적절한 유형의 액체를 섭취하는지 점검해야 한다는 것을 인식할 필요가 있다.

뇌졸중 이후 운동기능 개선을 위한 일반적인 중재
/ COMMON INTERVENTIONS TO IMPROVE MOTOR FUNCTION AFTER STROKE

2장에서 설명한 것처럼, 뇌졸중 이후 운동 기능을 개선하기 위한 치료는 개인의 자세한 현재 평가에 기초하고 다학제간 팀의 정보를 포함해야 한다. 일반적으로 사용되는 치료전략은 근력과 협응력을 개선하고 근활성을 야가하는 특별한 촉진기술이 포함된다(Baer & Durward 2004, Carr & Shepherd 2003, Jackson 2004, Raine 2009). 수치료에서, 물의 부력은 근력이 지면에서 중력에 대항하여 동작을 수행하기에 불충분한 경우, 움직임을 촉진하는데 도구로 사용된다. 전기자극이나 기능적 전기자극은 잡기를 개선하고(Popovic 등 2005) 혹은 보행하는 동안 뒤꿈치 닿기(Burridge & McLellan 2000) 등의 근 수축을 촉진하고 개선하기 위하여 사용된다. 현재 연습은 가능한 곳에서 집중적, 기능적, 과제-특이성 연습이 포함된다(French 등 2007, Langhorne 등 2009, Steultjens 등 2003, van Peppen 등 2004). 이런 유형의 연습에 대한 근본적 이유는 각 기능적 활동이 해당 신경 네트워크에 의해 촉진된다는 생각에 근거한 것이다. 충분히 연습하면, 이 신경 네트워크가 더 효과적으로 되어 궁극적으로 신경가소성 변화를 야기한다(Carey 등 2005, Nudo 등 2000). 뇌졸중 이후 일부 영역의 신체 재활에서 근거가 아직 부족하지만, 현재 추천되는(Scottish Intercollegiate Guidelines Network 2010) 집중, 과제-특이성 연습의 예는 손상된 팔의 기능적 활동 참여를 강조하고 다른 손은 매일의 상당 기간 동안 사용을 제한하는(손에 벙어리장갑을 착용한다) 강제-유도운동치료(Wolf 등 2008)와 목적-설계형 활동(Mehrholz 등 2008)에서 반복 연습을 수행하는 로봇 기기이다. 또 다른 예는 보행을 개선하기 위한 보행훈련(예, 지면 위나 트레드밀 위)이다(Scottish Intercollegiate Guidelines Network 2010).

뇌졸중 이후 방광과 장의 문제점
/ BLADDER AND BOWEL PROBLEMS AFTER STROKE

뇌졸중 환자의 운동조절문제는 방광과 장 기능의 손상이며 실금은 뇌졸중 이후 일반적으로 나타나는데 특히 더 심한 뇌졸중 생존자에서 그러하다. 이것은 대소변 실금, 변비, 소변 유지 등이 포함된다. 이 문제점 모두가 뇌졸중에 직접적으로 관련이 있는 것은 아니지만, 변비는 탈수, 약물(예, 진통제), 운동 감소와 저섬유식이 등과 관련되어 나타나며, 소변 실금은 감염과 이뇨제에 의해 발생한다. 소변 유지는 뇌졸중 이후에 발생하는 또 다른 문제인데, 변비, 약물, 부동 등으로 악화된다.

급성 뇌졸중 환자 40%-60%가 소변 실금을 가지고 있고 뇌졸중 생존자의 15%는 1년까지 지속되는 것으로 추정된다(Thomas 등 2008). 실금 관리 첫 단계는 뇌졸중과 관련되지 않은 가역적 원인을 확인하고 치료해야 하는 것이다. 때때로 '불안정한 방광'이 이 문제점에 기여하고, 톨테로딘과 같은 약물에 반응으로 나타난다. 규칙적인 배설이 도움이 되고 자신의 방광 상태를 인식하지 못하는 일부 뇌졸중 생존자는 정해진 시간에 화장실에 가도록 조언한다('정기 소변보기'라는 전략). 주의 깊은 평가와 특별한 치료 이후에도 소변 실금을 하는 뇌졸중 생존자는 소변을 담는 '패드와 팬츠'가 필요하다. 때때로 남자들에게는 몸에 꼭 맞는 것을 사용한다. 최후의 수단으로, 카테터를 삽입하지만, 카테터는 감염 위험이 있고 일반적으로 실금 관리 방법으로는 피한다.

운동 효과(Implications for exercise). 대소변 실금이 있는 환자에게 운동을 언급하는 것은 불가능하지만, 방광과 장의 문제점이 심하지 않은 경우는 운동이 가능하다. 또한 뇌졸중 생존자는 이전부터 존재하는 스트레스성 실금을 가지고 있고(즉, 기침이나 재채기를 하는 동안 소변 배출) 운동 중 소변 배출을 경험한다. 운동전문가는 이러한 문제점을 인식하는 것이 중요하고, 필수적인 화장실 시설이 유용가능하고 접근가능한지 점검하는 것이 중요하다. 뇌졸중 생존자는 운동을 시작하기 전에 방광 비우기를 원할 것이다.

뇌졸중 이후 감각과 지각의 문제점 / PROBLEMS WITH SENSATION AND PERCEPTION AFTER STROKE

1장에서 언급했던 것처럼, 뇌졸중 생존자의 50%~60%는 일부 유형의 감각 손상을 가지고 있으며 유병률은 매우 다양하다(Carey 1995). 우리는 뇌졸중 이후에 가장 일반적인 감각손상을 자세히 설명할 것이고 운동에 관여하는 능력에 대한 잠재적인 영향을 탐구할 것이다.

뇌졸중 이후에 지각 문제는 시각, 촉각, 고유수용성감각 그리고 청각 모달리티에 영향을 미치며, 부주의(무시)와 실인증(즉, 적절한 감각입력의 존재에 대한 인식 실패)과 같은 더 복잡한 지각장애를 포함할 수 있다.

시각문제 / VISUAL PROBLEMS

뇌졸중 이후에, 많은 뇌졸중 생존자들이 시각문제를 가지고 있다(Rowe 등 2009). 아래에서 설명할 것처럼 뇌졸중 자체의 직접적인 영향이고 병적인 요인에 의해 영향을 받는다. 많은 뇌졸중 생존자는 뇌졸중 이전에 백내장, 노화로 인한 황반변성, 녹내장 혹은 당뇨성 망막병증을 포함하는 뇌졸중 이전에 중요한 시각 문제를 가지고 있을 수 있다. 시각 손상은 읽기와 운전하기 같은 일상생활동작 수행능력에 영향을 미치며 삶의 질을 감소시키고 낙상의 위험을 증가시키는데 특히 운동실과 같은 친숙하지 않은 환경에서 그러하다.

시각손상의 유형은 뇌졸중으로 손상된 시각 신경로 부위에 따라 달라지며(그림 3.2), 이전부터 존재하는 시각문제에 따라 달라진다. 뇌졸중 이후 일반적인 시각손상은 복시, 응시마비(눈밖 근육의 마비로 인하여 눈 움직임 조절이 어려움), 시각 부주의(편측무시로 알려진, 아래 참조) 그리고 같은쪽 반맹을 포함한 시야결손 등이 있다. 같은쪽 반맹은 양쪽 눈에서 같은 쪽 시야가 불분명한 것(시각 결여)을 말한다(그림 3.2). 제1장에서, 우리는 왼쪽 뒤통수엽은 오른쪽 시야로부터 정보를 받고, 반대쪽도 마찬가지라는 것을 알고 있다. 또한 뇌졸중 환자가 왼쪽 뒤통수엽이 손상되면, 양쪽 눈에서 오른쪽 시야를 지각하는 것이 어렵게 될 것이다.

뇌졸중 이후 시각 관리는 다학제적 접근이 요구된다(Scottish Intercollegiate Guidelines Network 2010). 예를 들면, 물리치료사와 작업치료사는 일상생활동작 동안 시각 손상을 관리하는 방법으로 운동과 조언을 제공하며, 안경사, 안과의사, 정시훈련 전문가는 뇌졸중 이후 시각 손상을 위한 검사와 치료 처방에 중요한 역할을 한다.

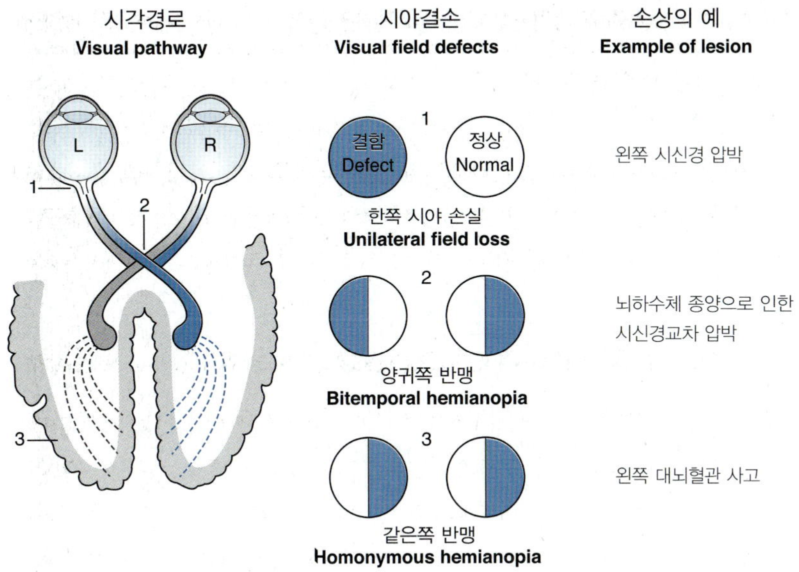

그림 3.2 뇌졸중으로 발생하는 같은쪽 반맹을 포함한 3가지 일반적인 시야 결손.
Image from http://www.dwp.gov.uk/img/visual-stroke.jpg reused with permission and courtesy of Frank Munro.

운동 효과(Implications for exercise). 뇌졸중 생존자 자신의 안정성과 타인의 안정성에 영향이 있기 때문에 운동전문가는 뇌졸중 생존자가 시각문제가 있는지 알아야 한다. 가능하면 어디서든, 운동전문가는 뇌졸중 생존자의 보존된 시야에서 그들을 위치시키고 그들 주변에 물건과 사람들을 그들이 볼수 있는지 확인해야 한다. 9장에서 낙상을 예방하기 위하여 적절한 조명을 확인하고 부산한 것을 제거하는 등 운동 이전에 운동전문가가 수행하여야 할 위험 평가를 자세히 설명할 것이다.

청각문제 / AUDITORY PROBLEMS

손상측 청각 상실은 뇌졸중 이후에 흔한 일은 아니고 뇌졸중 환자는 청각 손상이 이미 발생한 노인에 영향을 미치는 점을 감안하면, 운동에 참여하는 많은 뇌졸중 생존자는 청각문제가 있을 것이다. 이들은 배경음악을 사용하면 더욱 혼란스럽다.

운동 효과(Implications for exercise). 가능하면 소음 없는 환경을 확보하는 것이 중요하다. 보청기를 착용하고 작업하며 지시는 가능한 한 명확한 방법으로 전달하고 뇌졸중 생존자의 자세는 청각이 최상인 쪽을 사용한다.

촉각과 고유수용성감각 문제점 / PROBLEMS WITH TACTILE AND PROPRIOCEPTIVE SENSATION

감각기능 / Sensory function

감각 모달리티는 뇌졸중에 의해 영향을 받는데, 감각정보가 없거나 감소하거나 퇴화되거나 증폭되는 것이다. 뇌졸중 생존자는 감각손상이 불쾌할 것이다. 예를 들면, 일부는 물체를 잡을 때 타는 듯한 감각을 경험할 것이다. 또한 감각손상은 운동회복을 감소시키는데, 예를 들면, 팔 기능은 능동적인 움직임이 존재함에도 불구하고 심각한 감각손상으로 방해될 것이다(Carey 1995, De Souza 1983). 이것은 감각정보가 쓰기와 단추 채우기와 같은 섬세하고 숙련된 움직임을 협응하는데 요구되기 때문이다.

운동 효과(Implications for exercise). 중추신경계로 가는 감각정보는 최적의 움직임을 위해 가능한 한 '정상'일 수 있도록 운동을 하는 동안, 머리, 몸통과 팔다리가 기능적으로 좋은 배열을 유지하는지 확인하는 것이 중요하다. 보조기는 관절과 연부조직이 특히 발목관절, 어깨관절, 손, 그리고 손목관절에서 최적의 배열을 유지하고 보호해준다. 감각상실이 있는 뇌졸중 환자는 정확하고 협응된 동작을 수행하기 위하여 움직일 때 그들의 팔다리를 보도록 대상작용을 가르친다. 이것은 고정형 자전거, 트레드밀 및 저항훈련기기와 같은 기구를 사용할 때 특히 중요하다. 운동 환경에서 충돌로 인한 손상을 피하기 위하여 피부를 보호하도록 많은 주의를 반드시 확인해야 한다.

입체감각실인 / Stereognosis

때때로, 오른쪽 대뇌반구 손상인 뇌졸중 생존자는 입체감각실인이라고 알려진 감각문제가 존재할 수 있다. 입체감각실인 환자는 촉각만으로는(즉, 시각 폐쇄상태) 물체를 인식할 수 없어서(Turvey 등 1998), 기구 사용 및 옷입기가 어렵다. 이 문제 치료는 촉각과 사용한 물체의 실마리를 제공하는 감각정보를 이용하여 물체를 검사하도록 훈련하는 것이다(즉, 물체에 대한 주요 특징을 확인하도록 손잡이가 있는 컵으로 검사하여 어떻게 사용하는지를 지적하는 것).

운동 효과(Implications for exercise). 운동 전문가는 일부 뇌졸중 생존자가 입체감각실인 때문에 물체를 사용하기가 어렵다는 것을 인식해야 한다. 이런 경우에, 운동에서 사용하는 물체는 운동 이전에 뇌졸중 생존자에게 보여주고 독려해야 한다.

고유수용성감각 / Proprioception

정상적으로, 사람들은 자신을 보지 않고 공간 안에서 자신의 팔다리가 어디에 있는지 인식할 수 있다. 이것을 고유수용성감각이라고 하고 중추신경계로 직접적으로 자세와 움직임에 대한 정보를 전달하는 근육, 힘줄 및 관절주머니 안에 있는 특별한 수용기를 통해서 가능하다. 정상적인 환경에서, 개인은 이 과정을 의식적으로 인식하지 않는다. 뇌졸중 생존자는 이 신호가 방해될 수 있기 때문에 자신의 신체에 대한 팔다리의 위치를 모니터하는 것이 종종 어렵다. 결과적으로 손상된 팔을 휠체어 가쪽에 잘못 놓아서 손가락이 바퀴에 걸릴 위험을 발견하는 것과 같이 그들은 팔다리를 잘못 놓거나 활동에 적절한 위치를 취하지 못한다.

운동 효과(Implications for exercise). 감소된 고유수용성감각은 어렵거나 위험한 운동환경에서 활동을 수행할 수 있다. 그러나 앞에서 지적한 것처럼, 뇌졸중 생존자는 시각 되먹임을 사용하여 보상하는 것을 배워야 한다(즉, 손상된 팔다리를 보고 팔다리 위치에 대한 감각정보를 제공하는 시각되먹임을 사용). 운동 전문가는 필요하면 손상된 팔다리를 보도록 뇌졸중 생존자에게 구두 자극을 사용할 수 있다.

온도감각 질환 / DISORDERS OF THERMAL SENSATION

어떤 유형이든 뇌졸중 생존자는 정상인과 비교하여 온감/냉감 혹은 뜨거운/차가운 감각에 대한 지각손상을 경험할 것이다(Choi-Kwon 등 2006). 지각손상은 사람들이 자신을 인식하지 못하기 때문에 즉시 명확하지 않다. 열감 장애는 뇌졸중 후 중추성 통증 발달과 연관이 있다(Bowsher 2001). 열감장애가 있는 일부 뇌졸중 생존자는 차가운 금속과 같은 정상적으로 통증 없는 자극을 촉진할 때 통증을 경험하는데, 이것을 이질통이라고 한다.

운동 효과(Implications for exercise). 운동프로그램에 포함되는 참여자는 워터탭, 라디에이터 혹은 액체와 같은 뜨겁거나 차가운 원천을 촉진하는데 잠재적으로 손상의 위험이 없다는 것을 확신시키는 것이 반드시 필요하다.

미각 질환 / DISORDERS OF TASTE

약 30%의 뇌졸중 생존자가 뇌졸중 이후 미각 감소를 보인다(Heckmann 등 2005). 이것은 뇌졸중 이후에 불량한 영양상태를 부분적으로 설명하는 식욕이 손상된 것이다(Poels 등 2006). 미각 회복에 장기간이 걸리는지 확신할 수 없다.

편측 무시 / UNILATERAL NEGLECT

편측무시, 반대쪽 무시, 시공간 무시 혹은 편-부주의라고 알려진, 편측무시는 손상된 쪽을 주의하고 그 안의 자극을 지각하고 움직이는 것을 못하는 것이다(Manly & Robertson 2003). 뇌졸중 이후에 사람들은 손상된 반대쪽(즉, 마비측)의 청각, 시각 혹은 촉각 자극을 인식하지 못한다. 그들은 손상된 쪽의 물체나 사람을 주시하지 못하고 걸어오는 것을 알지 못한다. 또한 손상측 팔이 불안전한 자세와 손상 위험에 있는 것을 알지 못한다. 이 복잡한 문제점은 수많은 가능한 원인이 있는데, 주의집중 질환(아래 참조), 손상측 감각 혹은 지각의 감소 혹은 이 요인들이 결합되어 발생한다. 무시는 오른쪽 대뇌반구 손상이 심한 뇌졸중 환자에게 특히 일반적으로 볼 수 있다.

뇌졸중 이후 감각/지각문제를 위한 일반적인 중재 / COMMON INTERVENTIONS FOR SENSORY/PERCEPTUAL PROBLEMS AFTER STROKE

뇌졸중 이후 기타 손상으로써, 변경된 감각과 지각은 시간이 지나면 개선되는 경향이 있다. 감각손실을 치료하기 위하여 보고된 중재는 온습포와 냉습포를 적용(Chen 등 2002), 감각 재훈련(Byl 등 2003, Smania 등 2003, Yekutiel & Guttman 1993), 팽창성 보호대를 착용하고 편마비 팔에 체중지지(Feys 등 1998), 그리고 팔의 간헐적 압박(Cambier 등 2003) 등이 포함된다. 이 연구결과는 독려를 하지만, 연구대상자가 소수이고 연구방법이 빈약하여서 뇌졸중 이후 감각 회복을 개선하는데 특별한 치료를 추천하는 것은 이 단계에서는 불가능하다.

운동효과(Implications for exercise). 주의집중과 감각 손상은 그들 자신과 다른 사람을 사고

나 손상의 위험에 빠뜨리기 때문에 운동전문가는 기구의 안전한 사용에 관하여 뇌졸중 참여자를 근접하여 관찰하는 것이 중요하다. 고유수용성감각이 감소된 뇌졸중 생존자를 위한 설명처럼, 운동전문가는 필요하면 손상측 신체와 공간에 대한 주의집중을 하도록 뇌졸중 생존자에게 구두 자극을 사용할 수 있다(Bowen 등 2003).

뇌졸중 이후 통증 / PAIN AFTER STROKE

통증은 뇌졸중 이후 중요한 문제점 중 하나로 뇌졸중 생존자 42%가 통증을 호소한다(Jönsson 등 2006, Kong 등 2004). 뇌졸중 환자가 경험하는 가장 일반적인 유형의 통증은 근육뼈대계 통증(Chakour 등 1996), 편마비성 어깨통증(Ratnasababapathy 등 2003) 그리고 뇌졸중의 직접적인 결과로서 중추성 통증(Bowsher 2005) 등이 있다. 뇌졸중 생존자가 그들이 느끼는 통증의 성질을 설명하는데 어려움이 있다면, 그들의 통증 원인에 대한 중요한 단서를 제공할 수 있으므로, 주의 깊게 과거력을 검토하는 것이 중요하다.

뇌졸중 후 중추성 통증 / CENTRAL POST-STROKE PAIN

뇌의 일부로 '시상성 통증'으로 알려진 뇌졸중 후 중추성 통증은 모든 경우에서 관련되어 있다고 생각되었다. 그러나 뇌졸중 후 중추성 통증은 척수시상대뇌겉질계통의 손상에 관한 직접적인 결과 중 하나이며 '불타는', '갑작스럽게 쿡쿡 쑤시는', 혹은 '따끔따끔 찌르는 것'처럼 묘사되며, 혹은 춥고, 죽을 것 같고, 고동치는 느낌이 들 수 있다. 이런 통증은 만지거나 추우면 유발되거나 악화되고, 움직임에 종종 크게 반응한다(또는 움직임이 부족하여).

편마비성 어깨통증 / HEMIPLEGIC SHOULDER PAIN

어깨위팔관절(팔과 어깨뼈사이 관절)은 어깨뼈가 형성하는 소켓이 위팔뼈의 공모양 위쪽 부분을 고정하기에는 너무 얕아서 생체역학적으로 불안정하다. 따라서 어깨복합체는 근육에 의해 크게 조절된다. 이 설계는 큰 범위 안에서 어디서든 손이 위치할 수 있도록 최대 가동성을 허용하지만, 안정성은 떨어진다. 뇌졸중 이후에 마비와 고유수용성감각 상실은 불안정하고 손상을 일으키기 쉬운 어깨복합체를 만들 것이다(Bender & McKenna 2001). 편마비성 어깨통증(HSP)은 일반적으로 뇌졸중 이후에 나타나는데, 뇌졸중 생존자의 약 25% 정도이다(Lindgren 등 2007, Ratnasababapathy 등 2003). 편마비성 어깨통증은 일반적으로 영구적이며(Ratnasababapathy 등 2003), 보통 중등도 이상의 통증이 출현한다(Lindgren 등 2007). 편마비성 어깨통증은 어깨위팔관절에 부분 탈구가 있는(아탈구로 알려진) 심한 뇌졸중 이후에 손상된 운동 기능이 있는 사람에서 더 흔하다. 편마비성 어깨통증의 원인은 이해가 부족하지만 아마도 다양한 원인에 의해 발생할 것이며 관절 주변 관절주머니 손상, 점액주머니염증, 아탈구, 돌림띠근 열상 등이 원인이 되고(Gardner 등 2002), 손상측 팔이 통증, 부종, 피부색 변경을 특징으로 하는 일명 '어깨-손 증후군'이라고 한다(Lo 등 2003). 대부분 편마비성 어깨통증은 이동시 '겨드랑이'를 보조하거나 손상팔을 당기는 등의 부적절한 움직임과 핸들링이 원인으로 사고성 손상의 결과이다(Pong 등 2009). 재활에 방해가 되고 특히 반복운동을 실시할 때 그러하며, 수면과 감정에도 영향을 미칠 수 있다(Kucukdeveci 등 1996).

운동효과(Implications for exercise). 어깨통증이 있는 뇌졸중 환자에게 운동을 적용할 때, 대상자의 물리치료사에게 증상을 악화시킬 수 있는 움직임의 유형에 대하여 조언을 구하는 것이 중요하다. 그런 조언 없이 운동 전문가가 뇌졸중 환자의 팔을 당기면 그들이 어깨통증이 있든 없든 상관없이 어깨통증을 야기하거나 악화시킬 수 있을 것이다.

통증의 기타원인 / OTHER CAUSES OF PAIN

복합부위통증증후군은 마비와 관련된 일반적인 상태 중 하나이며, 뇌졸중 환자 약 10%에서 볼 수 있다. 이 증후군은 손상측에 부종, 발적, 열감 및 굳음 등으로 통증과 염증을 야기한다. 극심한 경우, 마비가 심해지고 떨림과 근육경련이 발생할 수 있다(Veldman 등 1993).

관절염은 뇌졸중 생존자에서 통증을 야기하는 뇌졸중과 무관한 상태의 일예이다(Chakour 등 1996). 관절염성 통증 증후군은 뇌졸중 이후 운동약화로 인하여 움직임의 비정상적인 생체역학이 결합될 때 악화될 것이다. 일반적으로 손상되는 부위는 허리, 엉덩관절 및 무릎관절을 포함한다.

운동효과(Implications for exercise). 통증성 움직임을 치소화하기 위한 방법으로 적당한 진통과 운동을 수행하는 것은 뇌졸중 환자에게 운동을 더 즐겁게 만들고 신체 적응력 개선능력을 증가시킬 것이다. 운동 전문가는 관절염이 있는 사람을 위한 최적의 운동 유형과 강도를 결정하기 위하여 뇌졸중 생존자의 건강 전문가와 연락을 유지해야 한다.

뇌졸중의 일반적으로 사용되는 통증관리 전략 / COMMONLY USED PAIN MANAGEMENT STRATEGIES IN STROKE

뇌졸중 이후 근육뼈대계 통증은 휴식과 움직이는 동안 올바른 자세와 배열이 이루어지지 않거나 감소했기 때문이다(NHS QIS 2011). 아스피린이나 파라세타몰과 같은 단순한 진통제가 도움이 되지만, 때로는 더 강한 아편계 약물이 필요하다. 이부프로펜과 같은 항염증성 약물이 증상을 감소시키지만, 위장관의 출혈과 같은 다양한 부작용 때문에 일반적으로 피한다. 뇌졸중 생존자들은 처방전이 필요없는 진통제를 복용하기 전에 의학적 조언을 구해야 한다.

편마비성 어깨통증의 최적의 치료는 불분명하다. 어깨 보호대는 통증의 발병을 지연시키지만 통증을 감소시키거나 기능을 증가시키지는 못한다(Ada 등 2009). 어깨슬링(Ada 등 2009), 치료적 운동, 어깨지지, 약물, 국소치료(예, 스테로이드 주사), 기타 물리적 치료(예, 침이나 경피신경자극), 혹은 외과수술의 효과에 관한 근거는 불충분하다. 어깨 주변 근육의 기능적 전기자극(FES)은 편마비성 어깨통증과 연관된 어깨관절의 수동적 가쪽돌림 상실을 감소시키지만, 이런 상태를 예방하거나 성공적으로 치료하지는 못한다(Price & Pandyan 2008).

뇌졸중후 중추성 통증은 치료가 어렵지만, 항우울제, 항경련제 및 부정맥 약물 등이 도움이 된다(Royal College of Physicians 2008a, Scottish Intercollegiate Guidelines Network 2010). 보통 초기치료는 아미트리프틸린 혹은 가바펜틴을 소량 사용하는 것이 보통이다.

요약하면, 뇌졸중 환자는 높은 수준의 통증을 경험하고 약 33%는 편마비성 어깨통증으로 발달하고 25%는 복합부위통증증후군, 8%는 뇌졸중 후 중추성 통증 그리고 50%는 일반적인 근육뼈대계 통증을 호소한다.

운동효과(Implications for exercise). 운동 전문가는 뇌졸중의 직접적인 결과이든 혹은 이차적인 문제이든 일부 유형의 통증을 경험하다는 것을 인식해야 한다. 철저한 평가와 모니터링은 적절한 운동처방을 위하여 필요하다. 통증이 악화되면 뇌졸중 생존자의 건강관리 전문가로부터 향후 상담이 필요하다.

뇌졸중 이후 인지문제 / COGNITIVE PROBLEMS AFTER STROKE

뇌졸중 환자는 뇌졸중 이전에 있던 인지손상(즉, 사고, 기억, 문제해결과 같은 정신처리의 문제)이 뇌졸중으로 더 악화되거나 뇌졸중 이전에 없던 인지손상이 뇌졸중 이후에 발생할 수 있다. 뇌졸중 이후 인지손상의 유병률의 산정은 다양하다. 한 연구는 뇌졸중 1개월 후 인지손상이 26%이고, 6개월에서 12개월 사이는 21%라고 보고하였고(House 등 1990), 병원에 입원한 뇌졸중 생존자에 관한 또 다른 연구는 36%의 혼돈을 보고하였다(Langhorne 등 2000). 인지손상은 운동실에서 안전하게 참여할 수 있는 개인에 능력에 영향을 미치며, 아래에서 설명할 것이다.

손상된 주의집중 / IMPAIRED ATTENTION

정상적인 환경에서, 우리는 정보를 선택, 초점 및 집중하거나 무시할 정보를 선택하는데 노력을 기울이지 않는다. 그러나 뇌졸중 이후에, 주의집중에 영향을 미쳐, 정보를 수집하고 처리하고 지속적으로 집중하는 능력이 감소한다. 주의집중 문제가 있는 사람은 기면이 나타나며 쉽게 산만해지고, 주의집중을 유지하거나 한 번에 한 가지 이상을 수행하는데 어려움을 가지고 있다. 주의집중 문제가 있는 사람은 몇 개의 요소를 포함한 새로운 과제를 학습하는데 어려움이 있다. 그들은 새로운 환경 안에서 기술을 숙달하기 위하여 안내와 연습이 필요하고 연습기회가 주어질 때 작은 지도감독 하에 혹은 지도감독 없이 더 자동적으로 과제를 수행할 수 있을 것이다.

운동효과(Implications for exercise). 체육관에서 운동을 할 때, 감각입력은 한번에 다양한 원천에서 받을 수 있다(즉 주변에서 움직이는 다른 사람들에 관한 시각 정보, 운동전문가의 구두지시, 자신의 움직임으로부터 고유수용성감각과 촉각 정보). 건강한 사람들은 그런 상황이 주의집중 안으로 들어오는 신호와 주의집중을 할 수 없는 신호 사이에 경쟁이 포함된다. 뇌졸중 생존자들은 이미 주의집중력이 손상되었기 때문에, 다양한 감각입력이 과도한 정보를 야기한다. 주의집중이 어려운 사람은 새로운 기술을 학습할 때 몇몇 산만한 주변 환경에 대한 방음장치가 되었을 때 더 좋은 수행력을 보인다. 따라서 새로운 활동의 조기 학습단계에서 적어도 바람직하지 않은 감각자극은 최소로 유지하는 환경을 만들어 주는 것이 중요하다.

'소음' 은 참여자가 안전하고 더 숙련되었을 때 제공할 수 있다. 일례로 걸으면서 말하기는 동시에 두 가지 과제에 대한 정보를 처리하는 사람이 가능하다(이중과제).

손상된 기억 / IMPAIRED MEMORY

뇌졸중 이후 주의집중 문제의 고 유병률이 나타나면, 아마도 기억문제가 발생하는 것은 놀랍지 않은 것이다. 기억문제는 단기간 관리되고 시간이 지나면 개선되거나 장기간 문제로 남아있을 수 있다.

운동효과(Implications for exercise). 운동전문가는 뇌졸중 생존자가 동일 연령인 건강한 사람과 동시에 지시, 조언, 운동을 기억할 수 있다고 가정해서는 안 되며, 일부는 추가 신호가 요구될 것이다. 기억손상은 뇌졸중 환자가 과거에 대한 지시를 기억하는데 문제를 야기할 뿐만 아니라 전향적 기억(예, 다음 수업에 오기를 기억하기)이라고 하는 향후 계획에도 영향을 미친다. 뇌졸중 생존자의 기억문제점을 도와줄 수 있는 방법은 읽기쓰기, 시각정보(예, 타인의 수행을 보기) 혹은 기록된 지시 등의 많은 방법이 있고, 작업치료사는 뇌졸중 생존자에게 어떤 도움이 되는 팁을 제공할 수 있다.

실행 기능부전 / EXECUTIVE DYSFUNCTION

실행 기능부전(이상실행기능 혹은 이상실행증후군이라고 하는)은 뇌의 다른 영역(소뇌를 포함하는)이 손상되었어도, 이마엽이 손상된 환자에서 볼 수 있다. 실행 기능부전은 개인의 행동을 구성하고 지배감독하는데 관련된 여러 가지 문제점을 지적하고 *'사람이 새로운 행동 유형과 사고방식을 설정하고 그것을 성찰할 수 있는 능력'*으로 설명하고 있다(Burgess 2003, 302쪽).

실행 기능부전이 있는 사람은 과제를 구성하고 준비하기, 활동을 시작하기, 그리고 관련있는 정보와 관련 없는 정보 사이를 구분하기에 문제를 가지고 있다. 그들은 미래 사건을 계획하고 복잡한 과제를 위해 필요한 시간을 설정하는데 어려움이 있다. 그들은 쉽게 주의산만해지고 중요한 정보를 잃어버리며, 주의집중을 기울이기 어려워하고 생각에 열중하는 것이 어렵다. 그들은 기면상태이거나 능동적으로 계획하지 않는 한 의식을 지속할 수 없고 정보를 매우 느리게 처리하며 효과적으로 정보처리하기에는 너무 느려지는 문제가 있다. 그들은 종종 좌절에 대한 인내력이 떨어지고 비판에 극도로 민감하다. 격한 감정에 빠르게 압도되고 감정반응이 거세다. 단기기억 및 작업기억이 손상되고 그들은 원치 않는 행동을 억제하는 등의 그들의 행동을 조절하는데 어려움이 있다. '감독' 기능이 감소되면 충동적으로 반응하고 타인으로부터 되먹임 사용이 어렵다.

결정적으로, 실행 기능부전인 사람은 종종 자신 주변에 사람들을 화나게 하는 자신의 문제점을 인식하지 못한다.

운동효과(Implications for exercise). 글상자 3.1은 운동전문가와 뇌졸중 생존자가 운동환경에서 실행 기능부전을 관리하기 위한 몇 가지 지적을 제공한다.

통합운동장애 / DYSPRAXIA

통합운동장애는 신경학적으로 촉진되고 습득되거나 발달된 다양한 움직임 장애를 설명하는데 사용하는 용어이다(Rothi & Heilman 1997). 소뇌, 바닥핵, 운동겉질 혹은 감각겉질 손

글상자 3.1 운동세팅에서 뇌졸중 이후 실행 기능부전 관리: 운동전문가와 뇌졸중 생존자를 위한 조언

운동 전문가를 위한 조언	뇌졸중 생존자를 위한 조언
• 목표설정: 개인의 특별한 목적을 돕는데 주의집중한다. • 주의집중: 뇌졸중 생존자가 주의집중에 문제가 있고 쉽게 산만해지면, 더 조용한 시간에 운동에 참여하도록 한다. • 가능한 한 많이 소음과 기타 산만한 유형을 감소시킨다. • 표현 점검: 지시는 명확하고 지속적인 속도로 제공한다. 환자의 이해를 점검하기 위하여 환자에게 지시/정보를 반복하라고 부탁한다. • 되먹임: 이것은 정직하고 구조적으로 제공해야 한다. 개인의 성취가 긍정적인 회기에서 끝낸다.	• 한 발짝 뒤로 물러서고 서두르지 않는다. 사물에 대하여 몇 번 생각한다(당신에게 주어진 기구와 반복 등에 대한 지시를 생각한다). • 당신이 성취하고자 하는 것이 무엇인지 생각하고, 자신이 목표를 설정한다. • 당신이 시작에 문제가 있다면, 다시 무엇이 성취하고자 하는지 생각한다. • 과제 성취에 필요한 단계별 목록을 작성한다. • 과제를 단순히 한다–과제를 작은 단계로 나누고 적어 본다. • 점검표를 사용하여 항상 당신의 가제를 점검한다: 올바른 순서로 단계를 따르고, 당신이 그 단계를 성취했는지 각 단계를 확인한다. • 가능하면 주의산만을 제거한다. • 자신에게 '말 한다': 첫째, 속삭이고, 자신이 집중하도록 자신에게 조용히 말한다. • 외부 신호(신호카드, 소리나는 시계)를 사용한다. • 하루 중 당신의 기능이 최선인 시간에 운동한다–피곤할 때는 운동하지 않는다. • 휴식시간을 갖는다. • 과제 중간에, 모든 것이 계획한 데로 이루어지고 있는지 점검한다. • 당신이 하고 성취하고 싶은 것을 얻었는지 점검한다. • 특별한 과제를 성추하기 위하여 자신에게 보상한다.

Speechmark Publishing Ltd & Trevor Powell의 친절한 승인과 함께 Powell & Malia (2006)이 적용.

상은 비정상 근긴장, 근력감소와 협응력 감소와 같은 움직임의 문제를 모두 원인이 될 수 있다. 더 복잡한 문제인 통합운동장애는 마루엽, 뇌들보 및 이마엽이 포함되고 숙련된 동작 즉, 연습을 요구하는 일련의 움직임에 문제를 야기한다(Grieve 1999). 통합운동장애가 있는 뇌졸중 생존자는 팔다리에 움직임과 감각이 보존되었음에도 불구하고, 옷 입기, 안경 쓰기, 기구 사용하기와 같은 일상적 과제에 문제점이 있다. 통합운동장애가 있는 뇌졸중 생존자의 일반적인 문제점은 다음과 같다:

- 보속증 : 뇌졸중 생존자는 활동의 한 부분에서 다음으로 이동하는데 어려움이 있다. (즉, 얼굴에 물기를 닦고 과제를 완성하는 대신에 얼굴을 계속 씻는 것)
- 단편적 반응 : 뇌졸중 생존자는 움직임 계획이 방해되어 계속해서 멈추거나 시작만 한다.
- 물체의 부적절한 사용 : 잘못된 목적으로 물체를 사용하는 것으로 칫솔로 면도를 한다.

- **잔소리** : 뇌졸중 생존자는 자신이 무엇을 하고 있는지 지속적으로 설명한다.
- **오른쪽/왼쪽 혼돈** : 뇌졸중 생존자는 왼쪽으로부터 오른쪽을 설명하기 어려워한다. 이런 문제점이 있는 뇌졸중 생존자는 자신의 거울상을 사용하는데 어려움이 있다.

비록 통합운동장애가 운동장애 자체를 다루지만, 문제점은 본질적으로 움직임만이 아니다. 오히려 통합운동장애는 인지문제로, 사용하는 물체에 대한 감각정보를 통합하고, 활동에 다른 단계를 순서화하고, 멈출 때를 아는 것과 같은 동작을 계획하고 실행하는 다른 단계들에서 발생한다.

통합운동장애 치료에 관한 더 많은 연구가 필요하지만, 활동 이전과 활동 동안에 개인에서 주어지는 되먹임(촉각과 고유수용성감각)을 친밀하게 세팅하면 수행이 더 좋아진다는 근거가 있다(Bonfils 1996).

운동효과(Implications for exercise). 통합운동장애는 움직임을 수행하는 개인의 능력을 손상시키고, 통합운동장애가 있는 뇌졸중 생존자는 운동의 실례를 흉내내기가 어렵다. 운동기구사용(즉, 세라밴드)은 문제가 있고 운동전문가는 통합운동장애가 있는 뇌졸중 생존자가 안전하게 운동을 할 수 있는지 철저히 모니터할 필요가 있다. 또한 기구, 일상, 그리고 운동계획에 친밀하도록 운동세팅에서 뇌졸중 생존자와 함께 시간을 보내는 운동전문가를 위해 유익할 것이다. 종종 통합운동장애가 있는 뇌졸중 생존자는 정기적인 연습으로 개선될 것이다; 그러나 되먹임, 활동 및 일상은 활동이 더 자동화되도록 유사하게 남아 있을 필요가 있다.

뇌졸중을 위한 간결한 심리학 지침서(Royal College of Physicians 2008b)는 통합운동장애가 있는 모든 뇌졸중 생존자가 특별한 결합을 치료하거나 보상하도록 적절한 중재가 제공되어야 한다고 주장한다. 따라서 운동 전문가는 운동반에서 더 나은 참여를 위하여 어떻게 운동을 구성해야 하는지 토론하기 위하여 뇌졸중 생존자의 작업치료사와 협력해야 한다.

뇌졸중 이후 감정문제 / EMOTIONAL PROBLEMS AFTER STROKE

영국에서 최근 실시한 뇌졸중 생존자의 설문에서, 감정문제는 응답자의 39%가 뇌졸중 발병 이후에 욕구 충족이 되지 않는다고 응답하였다(McKevitt 등 2010). 뇌졸중 후 감정문제는 불안정한 감정(조절 안 되는 울음이나 웃음), 감정 흔들림, 인내력 감소와 좌절 증가, 자신감 부족, 불만 증가 및 상냥함 감소, 우울증 그리고 두려움이 포함된다(Stone 등 2004). 일부 이런 변화는 뇌졸중의 직접적인 영향으로 발생하고, 나머지는 생존자와 그 가족들의 삶에서 뇌졸중의 심리사회학적 영향으로 발생한다. 원인과 상관없이, 운동 전문가를 위하여 개인의 감정 어려움을 이해하고 공감하는 것이 중요하다.

뇌졸중 이후 가장 일반적인 유형의 감정 질환은 우울증, 두려움, 정서성이며, 아래에서 더 자세히 설명할 것이다.

우울증 / DEPRESSION

우울한 사람은 일반적으로 언짢은 기분, 부정적인 사고, 피로, 수면장애, 태도 변화 및 사회적 회피를 경험한다. 추정은 다양하지만, 뇌졸중 이후 우울증의 유병률은 약 33%이다(Hackett 등 2005). 뇌졸중 이후 우울증은 회복을 방해하고 보호자에게 스트레스를 준다(Berg 등 2005). 때때로 실어증과 같은 의사소통의 문제점이 그들의 감정을 명확하게 표현하는데 어려움을 야기하기 때문에 뇌졸중 이후 우울증을 진단하는 것은 어렵다.

우울증은 언짢은 감정이 정말 우울증인지 뇌졸중의 경험에 대한 '이해할 수 있는' 반응인지 확실하지 않기 때문에 적합한 치료를 할 수 없다. 우울증은 단지 신체기능이 아니라 자율성, 직업, 여가 및 관계까지 뇌졸중의 잠재적 영향으로 고려된다면, 이것이 일부 뇌졸중 생존자가 우울증이 나타난다는 것은 아마 놀라운 일은 아니다. 또한 실어증이 있는 뇌졸중 생존자에서 우울증을 진단하는 것은 어려운 일이다.

뇌졸중 이후 우울증 치료에 대한 중재의 코크란 체계적 고찰은 항우울제가 감정을 개선하지만, 혼돈, 변비 혹은 설사와 같은 부적절한 효과를 야기한다는 것을 증명하였다(Hackett 등 2008). 또한 이 고찰은 노인에서 일반적인 부작용인 간질, 낙상 혹은 섬망이 항우울증치료제의 효과에 대한 혹은 동반질환을 위함 투약과 결합하여 사용하는 것이 정보가 부족하였다. 표준 케어와 비교하여, 어떤 심리치료도 유익하다는 근거는 없다(이 고찰은 인지-행동치료와 동기부여 인터뷰를 포함하고 있다). 이 고찰은 뇌졸중 이후 우울증을 위한 일반적인 치료에 최선의 유형에 대하여 근거가 부족하다고 결론 지었다. 그러나 임상에서, 항우울증치료제는 임상적으로 그리고 가격-효과면에서 광범위하게 사용되며, 모든 뇌졸중 환자가 심리치료 혹은 상담서비스를 접근할 수 있는 것은 아니다.

걱정 / ANXIETY

걱정은 두려움과 불안이 특징이며, 특별한 상황에 대하여 시간마다 걱정을 경험하는 사람이 정상일지라도, 걱정 질환자는 일상생활 동안에 부적절한 불안과 고통(예, 가슴떨림, 과도한 땀 혹은 어지럼증)을 경험한다. 걱정으로 고통받는 뇌졸중 생존자는 뇌졸중 재발, 낙상 발생 혹은 사회적 상황에서 당황할지 두려움을 보고하고, 이것은 사회적 회피와 우울증을 야기한다.

뇌졸중 환자는 퇴원 후에 걱정 증후군이 영구적이며 시간이 지날수록 실제로 증가한다(Langhorne 등 2000). 한 단면연구는 뇌졸중 이후 3개월에 21%(Barker-Collo 2007), 5년에서는 3%~49%로 걱정의 빈도를 보고하였다(Burvill 등 1995, Langhorne 등 2000).

운동효과(Implications for exercise). 운동전문가에게 뇌졸중 생존자의 운동결과 혹은 낙상 경험과 마찬가지로 뇌졸중 재발 위험에 대한 걱정이 있다는 것을 이해하는 것이 중요하다. 불필요한 낙오와 회피를 피하기 위하여 뇌졸중 생존자에게 실제 위험과 이점을 자세히 설명하고 두려움을 관리하는 것이 중요하다.

정서성 / EMOTIONALISM

정서성(감정적 불안정이라고 알려진)은 감정표현을 조절하기 어려운 것을 말한다. 감정적으로 불안정한 뇌졸중 생존자는 갑자기 웃거나 울기 시작한다. 이러한 폭발에 대한 자극은 항상 명확하지 않고, 감정적 반응은 비례하지 않고 때때로 폭발한 내용도 부적절하다. 뇌졸중 생존자와 가족들의 시선에서, 이런 폭발은 '성격에 맞지 않는다고' 느끼고 고통의 원인이 된다. 정서성은 뇌졸중 생존자의 약 10%~15%가 1년에 일부 정서성을 경험하지만, 뇌졸중 이후 첫 6개월에 생존자의 20%~25%에서 손상된다(Hackett 등 2010).

뇌졸중 이후 정서성을 위한 치료에 관해 모든 유용한 근거를 논한 한 체계적 고찰은 항우울제 약물의 사용을 보고하였다. 항우울제는 정서성의 증상을 줄이는데 효과가 있었지만(Hackett 등 2010), 부적절한 효과에 대한 정보는 부족하다. 뇌졸중 이후 정서성을 위한 심리적 중재에 대한 무작위 조절된 연구는 없었으며, 향후 연구는 뇌졸중 이후 정서성 치료를 위한 최선의 방법을 추천해야 할 것이다.

운동효과(Implications for exercise). 운동 전문가는 정서성을 가지고 있는 뇌졸중 생존자를 인식해야 하고 그들의 욕구에 민감해야 한다. 뇌졸중 생존자는 폭발을 경험할 때 당황하며, 회복을 준비할 때까지 운동을 중지하기를 원할 것이다. 운동 전문가는 개별 뇌졸중 생존자에게 폭발을 경험할 때 운동전문가가 어떻게 행동하기를 원하는지 사적인 일을 부탁한다.

기타 뇌졸중 후 문제점 / OTHER POST-STROKE PROBLEMS

말과 언어문제 / PROBLEMS WITH SPEECH AND LANGUAGE

의사소통은 언어처리과정을 요구하며 뇌졸중 이후 다양하게 손상되고 뇌졸중의 위치와 정도에 의존한다. 뇌의 많은 영역이 의사소통할 때 각각 다른 방법으로 포함된다; 그러나 언어처리과정이 주로 손상되는 사람은 대부분 왼쪽 대뇌반구 손상이다.

왼쪽 대뇌반구에 뇌졸중 이후 구두적으로 이해하고 표현하는데 더 심한 어려움을 경험한다.

언어처리과정은 다음을 포함한다:

- 말하는 것을 이해
- 올바른 단어를 찾아서 유창하게 의사소통
- 읽은 것을 이해
- 의미 있는 메모를 쓰기

위의 과제 모두를 성공하기 위하여, 뇌의 다른 영역이 활성화된다. 예를 들면, 뒤통수엽은 읽기와 쓰기에 요구되는 시지각과 처리에 포함되고, 신호는 마루엽으로 가서 청각과 시각신호를 해석하고, 관자엽은 말의 표현을 담당하고 이마엽은 구두반응의 계획 및 생산을 담당한다. 이 모든 영역이 의사소통 과정의 파괴를 피하기 위하여 함께 잘 처리한다. 뇌졸중 후 후천적 언어문제를 실어증이라고 하며(때로는 눌어증이라고 함) 뇌졸중의 본질과 정도에 의존하여 많은 다른 방법으로 나타난다.

또한 언어장애에서 운동언어장애가 있는 사람을 표현하는데, 말더듬증(dysarthria)이라고 한다. 뇌졸중 이후 영구적인 말더듬증은 종종 겉질 밑, 뒤쪽 순환 혹은 뇌줄기와 연관이 크며 이들은 얼굴, 입, 그리고 목의 근육을 조절하는 신경이 손상되어 결과적으로 명확하고 지적인 말을 구사하기 어려워진다.

의사소통장애의 유형이 무엇이든지 뇌졸중 환자를 강하게 좌절시킨다. 언어장애(실어증)과 말장애(말더듬증) 사이에 차이는 의사소통의 장애를 최소화하기 위하여 더 적절한 전략을 선택하기 위하여 구분하는 것이 중요하다.

운동효과(Implications for exercise). 좋은 의사소통은 뇌졸중 생존자와 운동전문가 간의 성공적인 협력이 필수적이다. 의사소통 주제를 다루는 제7장은 성공적인 의사소통의 복잡한 사항을 더 자세히 설명하고 운동 중 뇌졸중 생존자에게 의사소통 장애의 의미를 탐구할 것이다.

피로 / FATIGUE

피로는 뇌졸중 환자에게 일반적이다: 연구된 인구와 사용된 피로의 정의에 따라 뇌졸중 이후 피로의 유병률은 16%~70%까지 다양하다(Lynch 등 2007). 지역사회 뇌졸중 생존자에서, 피로는 '지난달, 최소한 2주 동안 뇌졸중 생존자가 피로를 경험할 때 매일 혹은 거의 매일 휴식의 요구가 증가하거나 에너지가 부족한' 상황으로 정의한다. 이 피로는 매일 활동을 어렵게 한다(Lynch 등 2007). 영국에서 뇌졸중 생존자를 대상으로 최근 요구 조사에서, 응답자의 43%가 '욕구 불충족' 으로 피로를 응답하였다(McKevitt 등 2010).

때때로 신경학적 질환에서 피로에 대한 문헌은 중추성 피로(뇌의 문제를 암시)와 말초성 피로(근육의 문제를 암시)로 구분한다. 뇌졸중 이후 피로에 대한 개념적 기본틀이 적당한지는 불분명하다. 일부 뇌졸중 생존자는 '신체' 보다 '정신' 이 더 피로하다고 말하고 일부는 정신피로와 신체피로가 결합되었다고 하며, 다른 이들은 정신피로와 신체피로를 구분하지 않는다.

뇌졸중 이후 피로는 뇌졸중 이전에 피로를 가지고 있던 뇌졸중 생존자에서 더 일반적으로 나타나고(Choi-Kwon 등 2005), 우울증과 연관된 것으로 나타났는데(de Groot 등 2003), 피로가 우울증의 원인인지 혹은 우울증이 피로의 원인인지는 불분명하다. 뇌졸중 생존자에 대한 대형 연구는 노인과 여성을 대상으로 피로와 언짢은 기분 사이에 연관성을 보공하였지만, 다양한 피로의 약 30%에서 이런 요인이 설명된다. 이것은 아직 확인되지 않은 다른 요인이 뇌졸중 이후 피로를 야기한다는 것을 제언한다(Mead 등 2011). 피로는 운동에 대한 동기부여가 높은 사람에서도 나타난다. 향후 연구는 피로와 관련된 요인을 조사하고 피로를 어떻게 치료할지 알아봐야 한다.

한 가지 흥미로운 이론은 피로가 뇌졸중 이후 일반적인 신체 탈조건화와 연관되었다는 것이다(제4장 참조). 또한 피로는 정보처리 능력 감소와 관련이 가능하다. 이미 우리는 뇌졸중의 주의집중 손상과 기억력 손상을 다루었다. 또한 이전에 자동적이었던 많은 활동들(예, 옷입기, 걷기, 혹은 말하기)이 뇌졸중 이후에 재학습해야 할 필요가 있다는 것을 기억하는데 가치가 있다. 이 과정은 주의집중과 기억에 대한 이미 감소된 원인의 추가적인 부담을 말하며 이전에 자동적인 과제를 억지로 표현한다. 요약하면 '피로' 는 신체능력과 심리능력 모두 타협하는 복잡한 현상이다.

현재 피로에 대한 치료법은 알려지지 않았다. 일반적으로, 의료진은 가역적인 의학적 원인(빈혈, 갑상선저하증)을 확인하고 뇌졸중 생존자가 우울증이 있는지 결정하고 특정 약물이 피로의 원인인지 재검토한다. 비록 효과는 알려지지 않았지만, 피로에 대한 치료로서 신체 활동을 점진적으로 증가시킨다.

운동효과(Implications for exercise). 피로는 운동에 참여하는 뇌졸중 생존자의 능력에 영향을 미친다. 운동 전문가는 피로수준을 점검하면서 뇌졸중 생존자가 적응하는데 시작 수준과

진행 비율을 명심해야 한다.

간질 / SEIZURES

한 병원기반 연구는 뇌졸중 생존자의 8.9%가 9개월 안에 간질이 발생하였고 출혈성 뇌졸중과 겉질의 위치가 간질의 위험요인이라고 보고하였다(Bladin 등 2000). 옥스퍼드셔 지역 뇌졸중 조사에서(Bamford 등 1991), 뇌졸중 발병 당시 발생한 간질을 제외하고, 첫 번째 간질의 위험은 뇌졸중 이후 1년에 약 5%이고, 그 후로 1%~2%라고 보고하였다. 뇌졸중 이후 간질을 하는 뇌졸중 생존자의 약 50%가 재발을 경험할 것이다.

일반적으로 대부분의 의사는 약물의 부작용 때문에, 두 번째 간질 이후에 항경련제를 시작한다.

운동효과(Implications for exercise). 참여자가 간질을 경험한 적이 있는지 혹은 항경련성 약물을 복용하는지, 간질을 경험할 경우 무엇을 할지 아는 것이 중요하다.

낙상, 뼈엉성증과 골절 / FALLS, OSTEOPOROSIS AND FRACTURES

낙상 / Falls

낙상은 퇴원 이후에 일반적인데, 뇌졸중 생존자의 절반(Mackintosh 등 2005)에서 3/4 (Forster & Young 1995)에 이르기까지 퇴원 6개월 안에 낙상을 경험한다. 뇌졸중 생존자의 낙상 원인은 뇌졸중 관련요인(예, 근약화, 감소된 반응시간, 균형과 협응력 결핍, 신체 스키마 인식 감소), 환경적 요인(예, 부적절한 양말과 신발, 미끄러운 바닥, 부적절한 지도감독) 그리고 약물(예, 진정제와 혈압강하제) 등을 포함하여 다양하다. 낙상의 5% 이하가 심각한 손상을 야기하지만, 낙상 두려움과 자신감 상실이 일반적으로 나타난다(Nyberg & Gustafson 1995).

이 영역의 향후 연구가 요구되지만, 민첩성 운동을 포함한 집단 운동프로그램이 낙상 위험을 감소시킨다고 제안하는 일부 흥미로운 예비 자료가 있다(Marigold 등 2005). 한 소형 연구는 저함량 비타민 D가 낙상위험을 감소시키고 뇌졸중 이후 여성의 엉덩관절 골절(Sato 등 2005a)은 근력 증가로 감소할 가능성이 있다고 보고하였다. English & Hillier(2010)는 뇌졸중 이후 가동성을 개선하는 순환치료를 재검토하고, 순환운동을 적용하는 동안 대조군보다 중재군에서 낙상이 더 발생하였다고 보고하였다. 이것은 순환운동이 균형기능을 도전시킨다는 사실 때문이라고 생각되었다. 그러나 낙상은 심각하고, 이 재검토는 운동에 참여로 인한 낙상 위험을 철저히 평가해야 한다는 것을 증명한다.

뼈엉성증과 골절 / Osteoporosis and fractures

뼈엉성증, 특히 편마비측은 뇌졸중 생존자의 체중부하 감소를 야기하는 가동성 감소가 발생하고 뼈로부터 뼈 무기질 요구의 감소를 야기한다. 뇌졸중 이후 2년 안에 낙상 위험은 4%이고, 엉덩관절 골절 위험은 1.1%이다(Dennis 등 2002). 엉덩관절 골절 비율은 일반인의 1.4배이다. 골절 위험은 뇌졸중 장애인이 낙상과 뼈엉성증 발달의 위험 때문에 뇌졸중 이후에 증가한다.

비스포스포네이트(bisphosphonate)는 단일 용량으로 정맥내 적용하든지(Poole 등 2007) 뇌졸중 이후 매일 복용하든지(Sato 등 2005b) 골절의 위험을 감소시킨다. 뇌졸중 이후 비스포스포네이트의 향후 시험은 더 많은 뇌졸중 생존자를 대상으로 이런 결과를 확인하도록 계획해야 한다.

운동효과(Implications for exercise). 운동전문가는 뇌졸중 생존자를 위한 낙상 위험을 최소화하기 위하여 적소에 측정을 설계해야 한다(예, 속도 적응, 운동과 방향 변경 사이의 변화, 등). 기타 측정(예, 어질러 놓은 것 제거, 적절한 조명 사용)과 함께 9장에서 더 설명한다.

동반질환 / CO-MORBIDITIES

서론 / INTRODUCTION

동반질환은 가장 중요한 질환에 추가로 존재하는 하나 이상의 진단가능한 의학적 상태를 말한다. 뇌졸중 생존자들은 운동을 할 때 반드시 고려해야 할 하나 이상의 동반질환을 가지고 있을 수 있다.

모든 가능한 동반질환에 대한 광범위한 고찰은 본 장의 초점을 벗어난다. 우리는 STARTER 시험(Mead 등 2007)에서 보고하였던 동반질환에 기초하여, 운동에 참여하면서 뇌졸중 환자들이 경험할 수 있는 가장 일반적이고 중요한 동반질환을 설명할 것이다. 우리는 동반질환의 관리, 안전한 운동을 위한 그들의 관련성에 대하여 토론할 것이고, 운동세팅에서 어떻게 관리해야 하는지 일반적인 조언을 제공할 것이다. 중요한 조언은 글상자 3.2에서 설명할 것이다.

글상자 3.2 뇌졸중 이후 운동에서 동반질환 관리에 대한 추천

우리는 운동 전문가가 뇌졸중 생존자 개인을 운동시킬 때 동반질환의 영향에 대하여 불확실하다면, 그들은 반드시 운동을 처방하기 전에 건강관리 전문가에게 의뢰하여 상담해야 한다고 강하게 추천한다.

고혈압 / HYPERTENSION

혈압은 심장이 얼마나 많은 혈액을 밀어내고 혈류에 얼마나 많은 저항이 가해지느냐에 의해 결정된다. 고혈압은 수축기 혈압이 140 mmHg 이상이고, 이완기 혈압이 80 mmHg 이상인 것을 뜻한다. 대부분의 고혈압 환자는 어떤 증상도 없고 환자의 90%는 원인을 알지 못한다.

고혈압을 감소시키기 위하여 사용할 수 있는 약물은 몇 가지 유형이 있다. 일반적인 약물은 티아지드이뇨제, 안지오텐신전환효소(angiotensin converting enzyme, ACE)억제제, 칼슘길항제(calcium antagonists), 베타차단제, 알파차단제와 같은 중추성 작용약물이 포함된다.

운동하는 동안 고혈압이 어떤 증후군의 원인이 될 것이라는 것은 크게 가능성이 없다. 고혈압를 치료하기 위한 약물이 문제를 야기할 가능성이 더 크다. 예를 들면, 많은 항고혈압약물들은 자세성 고혈압과 어지럼증의 원인이 될 잠재력을 가지고 있는데 특히, 자세를 변경할 때 위험하다(예, 일어나서 서기). 베타차단제를 복용하는 환자들은 운동할 때 보통 심박수 증가를 경험하지 않기 때문에 맥박을 운동강도를 모니터하는 용도로 사용할 수 없다는 뜻이다.

허혈성 심장질환 / ISCHAEMIC HEART DISEASE

이것은 심장으로 가능 혈액공급을 감소시키는 특징이 있는데, 일반적으로 심근에 혈액을 공급하는 동맥이 좁아져서 발생한다.

허혈성 심장질환의 가장 중요한 임상적 특징은 다음과 같다:

- 협심증
- 급성 관상동맥 사고(심장발작을 포함하는)
- 심부전
- 심부정맥(가장 일반적인 유형은 심방세동이다)

뇌졸중 환자의 75%까지 동반성 심장질환을 가지고 있다고 추정하고(Gordon 등 2004), 일부는 '증상 없는' 즉, 증후군이 없이 발병한다. 운동이 허혈성 심장질환 환자에게 유익하지만(뇌졸중 이후에), 특히 경련한 운동은 위험할 수 있다. 뇌졸중 생존자는 운동 전에 일반 트레이너로부터 조언을 얻고 제9장에서 설명하는 철저한 평가를 받아야 한다.

협심증 / ANGINA

협심증의 가장 일반적인 증후군은 휴식할 때는 이완되고 운동 중에 중심가슴통증(혹은 아픔)이 특징으로, 통증이 팔이나 턱에도 영향을 미치고 때때로 운동 동안 호흡곤란이 단일 증상으로 나타난다.

협심증 관리는 일반적으로 아스피린과 삼질산글리세린 스프레이 같은 약물을 사용한다. 일부 환자는 콜레스테롤 수치를 낮추는 약물, 이소소르비드 모노니트레이트(Isosorbide Mononitrate), 질산염 패치, 베타-차단제, 칼슘길항제, 칼륨통로활성제(니코란딜) 등이 필요하다. 일부 환자들은 혈관형성(좁아진 혈관에 '풍선' 을 삽입하여 부풀린다), 덧대기(동맥 안이 좁아지는 것을 막기 위하여 '실린더' 모양의 금속을 삽입) 혹은 관상동맥우회술 등을 적용한다.

즉, 뇌졸중 생존자는 협심증으로 제한된 운동을 해야 한다. 일부 환자는 운동을 하기 전에 삼질산글리세린 스프레이를 적용하도록 조언한다. 뇌졸중 생존자가 운동을 하는 동안 협심증이 나타나면, 운동전문가는 운동을 멈추고 뇌졸중 생존자를 앉힌 후에 필요하면 삼질산글리세린 스프레이를 적용해야 한다. 이 스프레이는 5분 간격으로 3회 적용하고, 이완되지 않으면 운동전문가는 구급차를 불러야 한다.

급성 관상동맥 사고 / ACUTE CORONARY EVENTS

심장발작을 포함한 급성 관상동맥 사고는 심각한 중심가슴통증이 휴식시에도 이완되지 않고 나타나는 것이 특징이며, 구역질과 땀이 동반되는 경우가 종종 있고 심장근육으로 전달되는 좁은 동맥 안에 핏떡이 형성되어 일반적으로 나타난다. 명확하게, 뇌졸중 생존자가 운동을 하는 동안 급성관상동맥 사고의 증상 출현하면, 운동 전문가는 구급차를 불러야 한다.

3

심장발작 / CARDIAC FAILURE

심장발작은 호흡곤란(격한 운동시 또는 누워 있을 때)과 발목 부종이 특징이다. 또한 피로는 심장발작의 일반적인 증상이다. 치료는 이뇨제, ACE 억제제, 스피로노락톤(spironolactone), 베타-차단제, 그리고 심방세동 환자를 위한 디곡신 등이 포함된다. 호흡곤란과 피로는 운동의 지구력을 제한할 가능성이 있고 운동프로그램은 그에 따라 조절되어야 한다. 심장발작 치료에 사용되는 약물은 자세성 고혈압을 촉진하므로, 운동 중 어지럼증을 야기할 수 있다.

부정맥 / ARRHYTHMIAS OR ABNORMAL HEART RHYTHM

가장 일반적인 부정맥은 심방세동이다. 증후군은 가슴떨림, 호흡곤란, 피로이며 심실세동은 종종 아무런 증상이 없다. 의학적 관리는 아스피린이나 와파린(뇌졸중 위험을 줄이기 위하여) 그리고 디곡신(심박수가 너무 높게 상승하는 것을 막기 위하여)을 사용한다. 기타 부정맥은 심장차단(페이스메이커 치료가 요구된다)이 포함된다. 제공된 페이스메이커가 정상적으로 작동하면 뇌졸중 생존자가 운동에 참여하는데는 특별한 문제는 없다. 흔치 않은 부정맥으로는 심실빈맥(ventricular tachycardia)(심실에서 기시하는 빠르고 규칙적인 율동)이 있다. 심실빈맥은 심각한 율동으로 가슴통증, 호흡곤란, 가슴떨림을 야기하고, 치명적인 심실세동(ventricular fibrillation)을 야기할 수 있다. 이전에 심실빈맥을 경험한 적이 있는 환자는 재발을 예방하기 위해 거의 분명히 투약을 하고 있을 것이다.

당뇨 / DIABETES MELLITUS

당뇨는 인슐린 분비, 인슐린 작용, 혹은 이 모두가 결핍되어 발생하는 탄수화물, 단백질 및 지방의 장애를 동반한 고혈당증(hyperglycaemia)으로 정의할 수 있다. 당뇨의 임상적 진단은 다뇨(성인 2.5리터/1일 이상의 소변을 배출하는 것), 다음(수분 섭취량이 크게 증가하는 것) 그리고 설명할 수 없는 체중감소와 같은 증상들의 출현으로 알 수 있고, 비정상적으로 높은 혈당(고혈당증)의 측정으로 확인된다. 당뇨는 뇌졸중과 허혈성 심장질환을 포함한 혈관질환의 위험을 증가시킨다. 운동은 혈당수준을 정상화시키고 혈관 합병증의 위험을 감소시키는데 도움이 된다.

당뇨환자에게 처방되는 약물은 인슐린과 혈당 감소를 위한 구강투약이 포함된다. 치료의 주요 부작용은 저혈당증으로 혈당이 낮아지는 것이다. 저혈당증은 어지럼증, 실신, 혹은 땀과 같은 특징이 나타나며, 치료되지 않으면, 혼수와 사망을 야기할 수 있다.

근육 운동은 당분 공급을 요구하는데 이는 운동이 저혈당증('저')을 촉진한다는 뜻이다. 당뇨를 동반한 뇌졸중 생존자는 운동을 하기 전에 의학적 조언을 얻어야 한다. 다양한 전략이 운동하는 동안 저혈당의 위험을 줄이기 위하여 사용될 수 있는데, 주로 운동 이전에 인슐린 복용을 감소시키기, 운동 이전에 탄수화물 추가 섭취하기, 그리고 근육 운동하는 동안 인슐린 주사는 피하기 등이며, 이는 운동이 인슐린 흡수와 저혈당증 위험을 증가시키기 때문이다. 비록 개별 뇌졸중 환자의 관리를 위한 조언을 다양할지라도, 하나의 근거있는 접근법은 운동 이전에 2회(30분 단위로) 혈당을 점검하는 것이다. 뇌졸중 생존자가 5.5 mmol/l 이하여서 탄수화물을 섭취해야 한다면, 즉시와 30분 이후에 혈당을 점검한다. 뇌졸중 생존자가 새로운 운동을 하거나 운동기간이 증가되면, 혈당은 매 30분마다 점검해야 한다.

당뇨환자의 저혈당증은 흔들림, 혼돈 및 공격적인 행동을 할 것이다. 뇌졸중 환자가 운동을 하는 동안에 저혈당 증세를 보이며, 그들은 운동을 멈추고 탄수화물을 보충해야 한다. 뇌졸중 생존자가 의식을 잃으면, 의학적 응급상황으로 그들은 정맥내 포도당 주사나 간이 포도당을 이완하도록 자극하는 글루카곤 근육주사가 필요하다. 운동 전문가는 구급차를 호출하고 당뇨를 동반한 뇌졸중 생존자에 대한 응급처치법을 알아야 한다.

뇌졸중 생존자가 운동 중에 저혈당이 나타나면, 그들은 인슐린 혹은 경구용 저혈당치료제의 복용이 필요한지 전문의와 상의해야 한다. 베타-차단제는 저혈당증의 증상을 유발할 수 있다는 것을 기억해야 한다. 당뇨 환자가 베타-차단제를 복용한다면, 땀이나 아저럼증과 같은 일반적인 '경고' 신호 없이 저혈당증이 나타날 수 있다.

또한 운동이 저혈당증을 촉진한다. 운동전에 혈당이 13 mmol/l 이상이면, 운동을 해서는 안 되고, 10~13 mmol/l이면 운동 시작 후에 10분 후 다시 검사해야 하며, 혈당수준이 떨어지면 계속해야 한다.

관절염 / ARTHRITIS

뼈관절염은 가장 일반적인 관절염으로, 노인에서 더 호발한다. 뼈관절염은 손, 발, 척추, 엉덩관절, 무릎관절 및 발에 영향을 미친다. 뼈관절염의 원인은 불분명하다. 주요 증상은 통증과 뻣뻣함이다. 치료는 파라세타몰, 비-스테로이드성 항염증제, 국소 스테로이드 주사, 보조기 그리고 인공관절 전치환술 등이 있다. 유산소운동과 근력운동은 부작용 없이 비-스테로이드성 항염증제와 유사한 통증 및 기능개선을 보인다(Bischoff & Roos 2003). 또한 뇌졸중 생존자에게 관절염이 있다면, 그들은 운동이 관절염성 통증을 개선할 것이라고 안심시킬 수 있다. 그러나 철저한 모니터가 필요하며 증상이 악화되면, 뇌졸중 생존자는 건강관리 전문가에 의뢰해서 상담을 통해 조언을 받아야 한다.

천식 / ASTHMA

천식은 임상 진단 중 하나이다. 모든 정의 중심에는 증상(가쁜 숨, 호흡곤란, 가슴의 뻣뻣함, 기침 중에 하나 이상)과 공기 흐름에 다양한 폐쇄가 출현한다. 치료는 흡입성 기관지 확장제, 흡입성 스테로이드제, 그리고 경구용 스테로이드제가 포함된다. 일부 환자들은 운동하는 동안 천식의 악화를 경험하는데, 이런 환자들을 설명할 때 운동-유발성 천식이라는 용어를 사용하지만, 이 표현은 불량하게 조절된 천식을 표현할 때 종종 사용되며 흡입성 스테로이드제를 포함하는 일반적인 치료를 재검토해야 한다.

운동전문가는 운동에서 뇌졸중 생존자의 천식을 어떻게 관리할 지에 대한 일반 트레이너에게 조언을 구해야 한다. 일반적으로 말하면, 뇌졸중 생존자는 천식이 조절되지 않는 상태에서 운동을 해서는 안 된다. 만약 천식이 잘 조절되면, 운동 이전에 약 10분 동안 기관지 확장제를 복용하는 것이 좋은 방법이다. 뇌졸중 생존자가 운동하는 동안 천식이 발달하면, 운동을 멈추고 기관지확장제를 복용하고 증상이 해결되면 다시 운동을 시작한다. 증상이 재발하면 뇌졸중 생존자는 다시 운동을 멈추고 운동을 시작하기 전에 의학적 조언을 얻어야 한다.

만성폐쇄성폐질환 / CHRONIC OBSTRUCTIVE PULMONARY DISEASE

만성폐쇄성폐질환(Chronic obstructive pulmonary disease, COPD)은 만성기관지염(chronic bronchitis)과 폐기종(emphysema)을 포함한 수많은 상태를 설명하는 용어이다. COPD는 허파 안에 손상된 기도가 더 좁아지기 시작하면 허파로 공기 유입과 유출을 더 어렵게 만들어 발생한다. '만성' 이라는 용어의 의미는 문제가 장기간이라는 뜻이다. 운동은 COPD 증상을 개선하지만, 운동에 기본으로 폐재활서비스를 구성해야 한다. 전형적인 폐 재활코스는 폐건강에 관한 조언을 제공하고 호흡곤란을 관리하며 친화적으로 유지되는 대기압 상태에서 개인을 위해 철저히 설계된 신체운동프로그램이 포함된다(British Lung Foundation 2011).

뇌졸중 생존자에게 COPD가 있다면, COPD가 없는 환자보다 운동하는 동안 더 호흡이 곤란할 것이며, 운동프로그램을 구성할 때 이것을 고려해야 할 필요가 있다. 뇌졸중 생존자는 천식처럼 운동 이전에 30분 동안 흡입형 기관지확장제를 복용하는게 유익하다.

뇌졸중 이후 심리사회학적 이슈 / PSYCHOSOCIAL ISSUES AFTER STROKE

많은 뇌졸중 생존자들에게 뇌졸중은 혼란을 의미한다. 8장에서, John Brown은 뇌졸중이 그들의 생활에 어떻게 영향을 미치는지 그리고 사랑하는 사람과 전문가의 지지, 수년간의 결정, 인내, 그리고 완전히 어려운 과제와 함께 생활을 어떻게 재건하는지 통렬하고 유창하게 설명하고 있다. 뇌졸중을 경험한 사람들은 뇌졸중 이후에 생활을 '재건(reconstructed)' 해야 한다고 지적한다(Reed 등 2010). 사회-경제적 어려움을 포함한 심리사회적 이슈는 뇌졸중 이후 삶의 영향을 미치는 가장 지속적인 요인이다. 영국의 뇌졸중 협회에 의해 실시된 뇌졸중 생존자 욕구조사(McKevitt 등 2010)에서, 충족되지 않은 욕구에 대한 완전한 개요를 제공한다. 가장 일반적으로 보고된 것은 기억력 문제, 피로, 집중력 문제, 감정의 어려움과 독서문제 등이다.

위에서 살펴보았듯이, 일부 뇌졸중 후 문제점은 뇌졸중으로 인한 직접적인 결과와 원인이 되지만, 많은 뇌졸중 생존자는 생리학적, 심리학적, 사회학적, 그리고 경제적 요인 간의 복잡한 상호영향에 놓인다. 예를 들면, 직업에 복귀할 수 있을 정도로 충분히 신체적 기능이 회복된 사람은 새로운 개획을 요구하는 직업과 계획을 지탱할 수 없다고 표현하는 실행 기능부전(뇌졸중의 직접적인 효과)을 보이기도 한다. 낙심하고 희망 없는 느낌은 사람을 우울하게 만들고 회피하고 비활동적으로 만든다. 이런 비활동성은 신체적 기능과 자신감에 영향을 주어 활동을 계획하는데 어려움을 주고 수입 감소는 여가시설에 참여하는데 요구되는 경제적 지원을 감소시킨다.

본 장에서 뇌졸중 후 문제점의 개요는 운동전문가가 뇌졸중 이후 복잡한 생활을 더 인식하고 뇌졸중 생존자의 욕구에 더 민감하도록 하고자 하였다. 뇌졸중 생존자의 경험은 뇌졸중 환자들을 위해 설계된 운동프로그램에 참여하는 자신감과 자부심 회복이 그들에게 도움을 주고 그들의 회복을 지지하는 안전하고 즐거운 환경을 만들어 주는 것이 도움이 된다고 지적한다 (Carin-Levy 등 2009, Reed 등 2010, Sharma 등 2011). 그런 기회를 미리 제공하는 것으로, 운동 전문가는 뇌졸중 생존자의 삶에 중요한 기여를 할 수 있다.

요점 / SUMMARY POINTS

- 뇌졸중은 뇌손상의 결과로 직접적으로 혹은 감소된 가동성의 결과로 간접적으로 무수한 기능에 영향을 미친다.
- 정보처리계통으로서의 뇌에 영향을 미치는 뇌졸중에 대하여 운동전문가는 신체활동이 심호흡계와 근육뼈대계에 미치는 요구를 확인하고, 지각계와 인지계도 고려해야 한다.
- 어떤 손상(감소된 움직임)은 직접적으로 시각적이지만, 기타(손상된 주의집중, 기억력, 이해력)는 더 '감춰진' 손상이다. 뇌졸중 환자가 신체활동을 안전하게 수행하기 위하여, 운동전문가는 잠재적인 어려움을 예비하고 주의 깊게 모니터해야 하고, 적절한 활동으로 구성해야 한다. 다음 질문은 운동전문가가 시각적 혹은 비시각적 소상을 찾는데 도움을 주고자 하는 것이다:
  - 뇌졸중 생존자가 지시를 듣고 이해합니까-또는 청각손상, 실어증 또는 인지손상에 의해 지시 따르기가 손상되었습니까?
  - 뇌졸중 생존자는 전문가와 기구를 볼 수 있습니까 ? 혹은 시각 손상이나 편측 공간 무시가 있습니까?
  - 기구를 사용할 때, 뇌졸중 생존자는 지각 손상 혹은 통합운동장애로 인하여 위험에 노출됩니까?
  - 뇌졸중 생존자는 안전에 영향을 미치는 강직이 있습니까(양발을 자전거 페달에 놓거나 양손으로 핸들을 잡는 능력)?
  - 뇌졸중 생존자가 어깨통증을 경험한다면, 그 운동은 안전합니까? 그렇다면, 그들의 통증은 운동에 어떤 반응을 합니까?
  - 뇌졸중 생존자는 반복을 유지할 수 있는가 혹은 실행 기능부전으로 방해받습니까?
- 사회-경제적 어려움을 포함한 심리사회적 이슈는 뇌졸중 이후에 건강과 안녕(well-being)에 가장 지속적으로 영향을 미치는 요인으로 생체-심리사회적과 경제적 요인과의 상호작용으로 더 복잡해진다. 운동전문가는 그들의 참여자와 참여자 가족의 요구를 더 깊게 이해하기 위해 이러한 이슈를 인식하는 것이 중요하다.
- 뇌졸중 생존자는 심장질환 혹은 당뇨와 같은 동반질환을 가지고 있어서, 신체 활동을 수행하는 그들의 능력에 영향을 미친다. 건강관리 전문가로부터 조언은 건강전문가가 뇌졸중과 동반질환을 가진 개인에게 적절한 운동을 안전하게 제공하도록 요구한다.
- 운동을 안전하게 제공하기 위하여 동반질환과 관련성 관리를 토론하였다. 운동세팅을 어떻게 관리해야 하는지 일반적인 조언을 제공하였다. 운동전문가가 뇌졸중 생존자에게 운동을

제공하는데 그들의 동반질환의 영향에 대하여 어떤 불확실성을 가지고 있다면, 그들은 운동을 처방하기 전에 임상 팀에게 의뢰하여 상담해야 한다고 강하게 추천한다.

제9장과 제10장은 뇌졸중 환자를 위한 운동 프로그램을 어떻게 준비하고 설계하고 제공하는지 더 자세히 설명하고 있다.

참고문헌 / References

Ada, L., Foongchomcheay, A., Canning, C.G., 2009. Supportive devices for preventing and treating subluxation of the shoulder after stroke. Cochrane Database Syst. Rev. 1, CD003863. doi:10.1002/14651858.

Ada, L., Dean, C.M., Hall, J.M., et al., 2003. A treadmill and overground walking program improves walking in persons residing in the community after stroke: a placebo-controlled, randomized trial. Arch. Phys. Med. Rehabil. 84, 1486–1491.

Andrews, A., Bohannon, R., 2000. Distribution of muscle strength impairments following stroke. Clin. Rehabil. 14, 79–87.

Archambault, P., Pigeon, P., Feldman, A.G., et al., 1999. Recruitment and sequencing of different degrees of freedom during pointing movements involving the trunk in healthy and hemiparetic subjects. Exp. Brain Res. 126, 55.

Baer, G., Durward, D., 2004. Stroke. In: Stokes, M. (Ed.), Physical management in neurological rehabilitation, second ed. Elsevier Mosby, London, pp. 75–102.

Bamford, J., Sandercock, P., Dennis, M., et al., 1991. Classification and natural history of clinically identifiable subtypes of cerebral infarction. Lancet 337, 1521–1526.

Barker-Collo, S.L., 2007. Depression and anxiety 3 month post-stroke: prevalence and correlates. Arch. Clin. Neuropsychol. 22, 519–531.

Barnes, M.P., 2001. An overview of the clinical management of spasticity. In: Barnes, M.P., Johnson, G.R. (Eds.), Upper motor neuron syndrome and spasticity. Clinical management and neurophysiology. Cambridge University Press, Cambridge, pp. 1–11.

Bender, L., McKenna, K., 2001. Hemiplegic shoulder pain: defining the problem and its management. Disabil. Rehabil. 23, 698–705.

Berg, A., Palomäki, H., Lönnqvist, J., et al., 2005. Depression among caregivers of stroke survivors. Stroke 36, 639–643.

Bischoff, H.A., Roos, E.M., 2003. Effectiveness and safety of strengthening, aerobic and co-ordination exercises for patients with osteoarthritis. Curr. Opin. Rheumatol. 15, 141–144.

Bladin, C.F., Alexandrov, A.V., Bellavance, A., et al., 2000. Seizures after stroke, a prospective multicenter study. Arch. Neurol. 57, 1617–1622.

Bobath, B., 1990. Adult hemiplegia: evaluation and treatment. Butterworth-Heinemann, Oxford.

Boissy, P., Bourbonnais, D., Carlotti, M.M., et al., 1999. Maximal grip force in chronic stroke subjects and its relationship to global upper extremity function. Clin. Rehabil. 13, 354–362.

Bonan, I.V., Yelnik, A.P., Colle, F.M., et al., 2004. Reliance on visual information after stroke. Part II: Effectiveness of a balance rehabilitation program with visual cue deprivation after stroke: a randomised controlled trial. Arch. Phys. Med. Rehabil. 85, 274–278.

Bonfils, K.B., 1996. The Affolter approach to treatment: a perceptual-cognitive perspective of function. In: Pedretti, L.W. (Ed.), Occupational therapy: practice skills for physical dysfunction. Mosby, St Louis.

Borges, C.A.S., Castao, K.C., Souto, P.A., et al., 2009. Effect of resisted exercise on muscular strength, spasticity and functionality in chronic hemiparetic subjects: a systematic review. J. Appl. Res. 9, 147–158.

Bowen, A., Lincoln, N.B., Dewey, M., 2003. Cognitive rehabilitation for spatial neglect following stroke (Cochrane Review). The Cochrane Library, Issue 1, 2003. Oxford. Update Software.

Bowsher, D., 2001. Stroke and central post-stroke pain in an elderly population. J. Pain 5, 258–261.

Bowsher, D., 2005. Allodynia in relation to lesion site in central post-stroke pain. J. Pain 6, 736–740.
British Lung Foundation 2011. Available online at http://www.lunguk.org/you-and-your-lungs/diagnosis-and-treatment/pulmonary-rehabilitation (accessed 09.09.2011).
Burgess, P.W., 2003. Assessment of executive function. In: Halligan, P.W., Kischka, U., Marshall, J.C. (Eds.), Handbook of clinical neuropsychology. Oxford University Press, Oxford, pp. 302–321.
Burridge, J.H., Taylor, P.N., Swain, I.D., 1998. A review of the literature published for the correction of peroneal nerve stimulation for the correction of dropped foot. Rev. Clin. Gerontol. 8, 155–161.
Burridge, J.H., McLellan, D.L., 2000. Relation between abnormal patterns of muscle activation and response to common peroneal nerve stimulation in paraplegia. J. Neurol. Neurosurg. Psychiatry 69, 353–361.
Burvill, P.W., Johnson, G.A., Jamrozik, K.D., et al., 1995. Anxiety disorders after stroke: results from the Perth Community Stroke Study. Br. J. Psychiatry 166, 328–332.
Byl, N., Roderick, J., Mohamed, O., et al., 2003. Effectiveness of sensory and motor rehabilitation of the upper limb following the principles of neuroplasticity: patients stable poststroke. Neurorehabil. Neural Repair 17, 176–191.
Cambier, D.C., de Corte, E., Danneels, L.A., et al., 2003. Treating sensory impairments in the post-stroke upper limb with intermittent pneumatic compression. Results of a preliminary trial. Clin. Rehabil. 17, 14–20.
Campbell Burton, C.A., Knapp, P., Holmes, J., et al., 2010. Interventions for treating anxiety after stroke. Cochrane Database Syst. Rev. 12, CD008860. doi:10.1002/14651858.
Carey, L.M., 1995. Somatosensory loss after stroke. Crit. Rev. Phys. Rehabil. Med. 7, 51–91.
Carey, L.M., Abbott, D.F., Egan, G.F., et al., 2005. Motor impairment and recovery in the upper limb after stroke: behavioral and neuroanatomical correlates. Stroke 36, 625–629.
Carin-Levy, G., Kendall, M., Young, A., et al., 2009. The psychosocial effects of exercise and relaxation classes for persons surviving a stroke. Can. J. Occup. Ther. 76, 73–80.
Carr, J., Shepherd, R., 2003. Stroke rehabilitation. Guidelines for exercise and training to optimise motor skill. Elsevier Butterworth Heinemann, Oxford.
Chakour, M.C., Gibson, S.J., Bradbeer, M., et al., 1996. The effect of age on Aδ- and C-fibre thermal pain perception. Pain 64, 143–152.
Chen, J.I., Ha, B., Bushnell, M.C., et al., 2002. Differentiating noxious- and innocuous-related activation of human somatosensory cortices using temporal analysis of fMRI. J. Neurophysiol. 88, 464–474.
Choi-Kwon, S., Han, S.W., Kwon, S.U., et al., 2005. Post-stroke fatigue: characteristics and related factors. Cerebrovasc. Dis. 19, 84–90.
Choi-Kwon, S., Choi, J.M., Kwon, S.U., et al., 2006. Factors that affect the quality of life at 3 years post-stroke. J. Clin. Neurol. 2, 34–41.
Davis, E.C., Barnes, M.P., 2001. The use of botulinum toxin in spasticity. In: Barnes, M.P., Johnson, G.R. (Eds.), Upper motor neuron syndrome and spasticity. Clinical management and neurophysiology. Cambridge University Press, Cambridge, pp. 206–222.
de Groot, M.H., Phillips, S.J., Eskes, G.A., 2003. Fatigue associated with stroke and other neurologic conditions: implications for stroke rehabilitation. Arch. Phys. Med. Rehabil. 84, 1714–1720.
Dennis, M.S., Lo, K.M., McDowall, M., et al., 2002. Fractures after stroke. Frequency, type and associations. Stroke 33, 728.
De Souza, L.H., 1983. The effects of sensation and motivation on regaining movement control following stroke. Physiotherapy 69, 238–240.
Edwards, S., 2002. Abnormal tone and movement as a result of neurological impairment: considerations for treatment. In: Edwards, S. (Ed.), Neurological physiotherapy. A problem-solving approach. Churchill Livingstone, Edinburgh.
English, C., Hillier, S.L., 2010. Circuit class therapy for improving mobility after stroke. Cochrane Database Syst. Rev. 7, CD007513. doi:10.1002/14651858.
French, B., Thomas, L.H., Leathley, M.J., et al., 2007. Repetitive task training for improving functional ability after stroke. Cochrane Database Syst. Rev. 4, CD006073. doi:10.1002/14651858.
Feys, H.M., De Weerdt, W.J., Selz, B.E., et al., 1998. Effect of a therapeutic intervention for hemiplegic upper limb in the acute phase after stroke: a single-blind, randomized, controlled multicenter trial. Stroke 29, 785.
Forster, A., Young, J., 1995. Incidence and consequence of falls due to stroke: a systematic review. BMJ 311, 83–86.

Gardner, M.J., Ong, B.C., Liporace, F., et al., 2002. Orthopedic issues after cerebrovascular accident. Am. J. Orthop 10, 559–568.

Grieve, J., 1999. Neuropsychology for occupational therapists, second ed. Blackwell Publishing, Oxford.

Gordon, C., Hewer, R.L., Wade, D.T., 1987. Dysphagia in acute stroke. Br. Med. J. (Clin. Res. Ed.) 295, 411–414. doi:10.1136/bmj.295.6595.411.

Gordon, N.F., Gulanick, M., Costa, F., et al., 2004. Physical activity and exercise recommendations for stroke survivors: An American Heart Association scientific statement from the Council on Clinical Cardiology, Subcommittee on Exercise, Cardiac Rehabilitation, and Prevention; the Council on Cardiovascular Nursing; the Council on Nutrition, Physical Activity, and Metabolism; and the Stroke Council. Circulation 109, 2031–2041.

Hackett, M.L., Yapa, C., Parag, V., et al., 2005. Frequency of depression after stroke: a systematic review of observational studies. Stroke 36, 1330–1340.

Hackett, M.L., Anderson, C.S., House, A., et al., 2008. Interventions for treating depression after stroke. Cochrane Database Syst. Rev. 4, CD003437. doi:10.1002/14651858.

Hackett, M.L., Yang, M., Anderson, C.S., et al., 2010. Pharmaceutical interventions for emotionalism after stroke. Cochrane Database Syst. Rev. 2, CD003690. doi:10.1002/14651858.

Heckmann, J.G., Stössel, C., Lang, C.J.G., et al., 2005. Taste disorders in acute stroke: a prospective observational study on taste disorders in 102 stroke patients. Stroke 36, 1690–1694.

House, A., Dennis, M., Warlow, C., et al., 1990. The relationship between intellectual impairment and mood disorder in the first year after stroke. Psychol. Med. 20, 805–814.

Jackson, J., 2004. Specific treatment techniques. In: Stokes, M. (Ed.), Physical management in neurological rehabilitation. Elsevier Mosby, Edinburgh, pp. 393–412.

Jönsson, A.C., Lindgren, I., Hallström, B., et al., 2006. Prevalence and intensity of pain after stroke: a population based study focusing on patients' perspectives. J. Neurol. Neurosurg. Psychiatry 77, 590–595.

Katalinic, O.M., Harvey, L.A., Herbert, R.D., et al., 2010. Stretch for the treatment and prevention of contractures. Cochrane Database Syst. Rev 9, CD007455. doi:10.1002/14651858.

Kong, K.H., Woon, V.C., Yang, S.Y., 2004. Prevalence of chronic pain and its impact on health-related quality of life in stroke survivors. Arch. Phys. Med. Rehabil. 85, 35–40.

Kucukdeveci, A.A., Tenant, P.H., Chamberlain, M.A., 1996. Sleep problems in stroke patients: relationship with shoulder pain. Clin. Rehabil. 10, 166–172.

Langhorne, P., Stott, D.J., Robertson, L., et al., 2000. Medical complications after stroke. A multicentre study. Stroke 31, 1223–1229.

Langhorne, P., Coupar, F., Pollock, A., et al., 2009. Motor recovery after stroke: a systematic review. Lancet Neurol 8, 741–754.

Lannin N.A., Cusick A., McCluskey A., et al., 2007. Effects of splinting on wrist contracture after stroke. A randomized controlled trial. Stroke 38, 111–116.

Lannin, N.A., Herbert, R.D., 2003. Is hand splinting effective for adults following stroke? A systematic review and methodological critique of published research. Clin. Rehabil. 17, 807–816.

Laufer, Y., 2004. The use of walking aids in the rehabilitation of stroke patients. Rev. Clin. Gerontol. 14, 137–144.

Lindgren, I., Jönsson, A., Norrving, B., et al., 2007. Shoulder pain after stroke a prospective population-based study. Stroke 38, 343–348.

Lo, S.F., Chen, S.Y., Lin, H.C., et al., 2003. Arthrographic and clinical findings in patients with hemiplegic shoulder pain. Arch. Phys. Med. Rehabil. 84, 1786–1791.

Lynch, J., Mead, G., Greig, C., et al., 2007. Fatigue after stroke: the development and evaluation of a case definition. J. Psychosom. Res. 63, 539–544.

Mackay, J., Mensah, G., 2004. Atlas of heart disease and stroke. World Health Organisation Press, Geneva.

Mackintosh, S.F., Hill, K., Dod, K.J., et al., 2005. Falls and injury prevention should be part of every stroke rehabilitation plan. Clin. Rehabil. 19, 441–451.

Manly, T., Robertson, I.H., 2003. The rehabilitation of attentional deficits. In: Halligan, P.W., Kischka, U., Marshall, J.C. (Eds.), Handbook of clinical neuropsychology. Oxford University Press, Oxford, pp. 89–107.

Marigold, D.S., Eng, J.J., Dawson, A.S., et al., 2005. Exercise leads to faster postural reflexes, improved balance and mobility and fewer falls in older persons with chronic stroke. J. Am. Geriatr. Soc. 53, 416–423.

Mead, G., Greig, C.A., Cunningham, I., et al., 2007. STroke: A Randomised Trial of Exercise or Relaxation (STARTER). J. Am.

Geriatr. Soc. 55, 892–899.
Mead, G.E., Graham, C., Dorman, P., et al., 2011. Fatigue after stroke: baseline predictors and influence on survival. Analysis of data from UK patients recruited in the International Stroke Trial. PLoS One 6, e16988.
Mehrholz, J., Platz, T., Kugler, J., et al., 2008. Electromechanical and robot-assisted arm training for improving arm function and activities of daily living after stroke. Cochrane Database Syst. Rev. 4, CD006876. doi:10.1002/14651858.
Michael, K.M., Allen, J.K., Macko, R.F., 2005. Reduced ambulatory activity after stroke: the role of balance, gait and cardiovascular fitness. Arch. Phys. Med. Rehabil. 86, 1552–1556.
Michaelsen S.M., Dannenbaum R., Levin M.F., 2006. Task-specific training with trunk restraint on arm recovery in stroke randomized control trial. Stroke 37, 186–192.
Mortenson, P.A., Eng, J.J., 2003. The use of casts in the management of joint mobility and hypertonia following brain injury in adults: a systematic review. Phys. Ther. 83, 648–658.

NHS QIS, 2011. Pain management following acute stroke. Best practice statement 2011. NHS Quality Improvement Scotland. Available online at http://www.gla.ac.uk/media/media_193827_en.pdf (accessed 09.09.2011).
Nudo, R.J., Barbay, S., Kleim, J.A., 2000. Role of neuroplasticity in functional recovery after stroke. In: Levin, H.S., Grafman, J. (Eds.), Cerebral reorganisation of function after brain damage. Oxford University Press, New York, pp. 168–200.
Nyberg, L., Gustafson, Y., 1995. Patient falls in stroke rehabilitation, a challenge to rehabilitation strategies. Stroke 26, 838–842.
Pandyan, A.D., Cameron, M., Powell, J., 2003. Contractures in the post-stroke wrist: a pilot study of its time course of development and its association with upper limb recovery. Clin. Rehabil. 17, 88–95.
Pandyan, A.D., Gregoric, M., Barnes, M.P., et al., 2005. Spasticity: clinical perceptions, neurological realities and meaningful measurement. Disabil. Rehabil. 27, 2–6.
Pomeroy, V.M., King, L.M., Pollock, A., et al., 2006. Electrostimulation for promoting recovery of movement or functional ability after stroke. Cochrane Database Syst. Rev. 2, CD003241. doi:10.1002/14651858.
Pong, Y.P., Wang, L.Y., Wang, L. et al., 2009. Sonography of the shoulder in hemiplegic patients undergoing rehabilitation after a recent stroke. J. Clin. Ultrasound 37, 199–205.
Poole, K.E.S., Loveridge, N., Rose, C.M., et al., 2007. A single infusion of zoledronate prevents bone loss after stroke. Stroke 38, 1519–1525.
Poels, B.J., Brinkman-Zijlker, H.G., Dijkstra, P.U., et al., 2006. Malnutrition, eating difficulties and feeding dependence in a stroke rehabilitation centre. Disabil. Rehabil. 28, 637–643.
Popovic, M.R., Thrasher, T.A., Zivanovic, V., et al., 2005. Popovic neuroprosthesis for retraining reaching and grasping functions in severe hemiplegic patients. Neuromodulation: Technology at the Neural Interface 8, 58–72.
Powell, T., Malia, K., 2006. The brain injury workbook – exercises for cognitive rehabilitation. Speechmark Publishing Ltd., Milton Keynes.

Price, C.I.M., Pandyan, A.D., 2008. Electrical stimulation for preventing and treating post-stroke shoulder pain. Cochrane Database Syst. Rev. 4, CD001698. doi:10.1002/14651858.
Raine, S., 2009. The Bobath concept: developments and current theoretical underpinning. In: Raine, S., Meadows, L., Lynch-Ellerington, M. (Eds.), Bobath concept. Theory and clinical practice in neurological rehabilitation. Wiley-Blackwell, Chichester, pp. 1–22.
Ratnasabapathy, Y., Broad, J., Baskett, J., et al., 2003. Shoulder pain in people with a stroke: a population-based study. Clin. Rehabil. 17, 304–311.
Reed, M., Harrington, R., Duggan, A., et al., 2010. Meeting stroke survivors' perceived needs: a qualitative study of a community-based exercise and education scheme. Clin. Rehabil. 24, 16–25.
Rothi, L.J.G., Heilman, K.M. (Eds.), 1997. Apraxia: the neuropsychology of action. Psychology Press, Hove.
Rowe, F., Brand, D., Jackson, C., et al., 2009. Visual impairment following stroke: do stroke patients require vision assessment? Age Ageing 38, 188–193.
Royal College of Physicians, Intercollegiate Stroke Working Party, 2008a. National clinical guideline for stroke, third ed. Royal College of Physicians, London. Available online at http://www.rcplondon.ac.uk/pubs/books/stroke/stroke_guidelines_2ed.pdf.
Royal College of Physicians, 2008b. Psychology concise guidelines for stroke. Royal College of Physicians,

London. Available online at http://www.rcplondon.ac.uk/clinical-standards/ceeu/Current-work/stroke/Documents/psych-concise-guide-2008.pdf (accessed 01.04.2011).

Sato, Y., Iwamoto, J., Kanoko, T., et al., 2005a. Low dose vitamin D prevents muscular atrophy and reduces falls and hip fractures in women after stroke: a randomized controlled trial. Cerebrovasc. Dis. 20, 187–192.

Sato, Y., Iwamoto, J., Kanoko, T., et al., 2005b. Risedronate sodium therapy for prevention of hip fracture in men 65 years and older after stroke. Arch. Intern. Med. 165, 1743–1748.

Saunders, D.H., Greig, C.A., Young, A., et al., 2008. Association of activity limitations and lower-limb explosive extensor power in ambulatory people with stroke. Arch. Phys. Med. Rehabil. 89, 677–683.

Scottish Intercollegiate Guidelines Network, 2010. Guideline 118: Management of patients with stroke: rehabilitation, prevention and management of complications, and discharge planning: a national clinical guideline. Scottish Intercollegiate Guidelines Network (SIGN), Edinburgh. Available online at http://www.sign.ac.uk/guidelines/fulltext/118/index.html (accessed 08.09.2011).

Sharma, H., Bulley, C., van Wijck, F., 2011. Experiences of an exercise referral scheme from the perspective of people with chronic stroke: a qualitative study. Physiotherapy doi:org/10.1016/j.physio.2011.05.004.

Sheean, G., 1998. Clinical features of spasticity and the upper motor neurone syndrome. In: Sheean G. (Ed.), Spasticity rehabilitation. Churchill Communications Europe Ltd., London, pp. 7–16.

Sheean, G., 2001. Neurophysiology of spasticity. In: Barnes, M.P., Johnson, G.R. (Eds.), Upper motor neuron syndrome and spasticity. Clinical management and neurophysiology. Cambridge University Press, Cambridge, pp. 12–18.

Shumway-Cook, A., Woollacott, M., 2007. Motor control: translating research into clinical practice. Williams and Wilkins, Baltimore.

Smania, N., Montagnana, B., Faccioli, S., et al., 2003. Rehabilitation of somatic sensation and related deficit of motor control in patients with pure sensory stroke. Arch. Phys. Med. Rehabil. 84, 1692–1702.

Steultjens, E.M., Dekker, J., Bouter, L.M., et al., 2003. Occupational therapy for stroke patients: a systematic review. Stroke 34, 676–687.

Stone, J., Townend, E., Kwan, J., et al., 2004. Personality change after stroke: some preliminary observations. J. Neurol. Neurosurg. Psychiatry 75, 1708–1713.

Taylor, P.N., Burridge, J.H., Wood, D.E., et al., 1999. Clinical use of the Odstock Drop Foot Stimulator - its effect on the speed and effort of walking. Arch. Phys. Med. Rehabil. 80, 1577–1583.

McKevitt, C., Fudge, N., Redfern, J., et al., 2010. Stroke survivor needs survey. The Stroke Association, London.

Thomas, L.H., Cross, S., Barrett, J., et al., 2008. Treatment of urinary incontinence after stroke in adults. Cochrane Database Syst. Rev. 1, CD004462.

Thompson, A.J., 1998. Spasticity rehabilitation: a rational approach to clinical management. In: Sheean, G. (Ed.), Spasticity rehabilitation. Churchill Communications Europe Ltd., London, pp. 51–56.

Turvey, M.T., Burton, G., Amazeen, E.L., et al., 1998. Perceiving the width and height of a hand-held object by dynamic touch. J. Exp. Psychol. Hum. Percept. Perform. 24, 35–48.

Van Peppen, R.P.S., Kwakkel, G., Wood-Dauphinee, S., et al., 2004. The impact of physical therapy on functional outcomes after stroke: what's the evidence? Clin. Rehabil. 18, 833–862.

van Vliet, P.M., Sheridan, M.R., 2007. Coordination between reaching and grasping in patients with hemiparesis and normal subjects. Arch. Phys. Med. Rehabil. 88, 1325–1331.

Veldman, P.H.J.M., Reyen, H.M., Evo, E.A., et al., 1993. Signs and symptoms of reflex sympathetic dystrophy: prospective study of 829 patients. Lancet 342, 1012–1016.

Walsh, E.G., 1992. Muscles, masses and motion. The physiology of normality, hypotonicity, spasticity and rigidity. MacKeith Press, London.

Ward, A.B., Ko Ko, C., 2001. Pharmacological management of spasticity. In: Barnes, M.P., Johnson, G.R. (Eds.), Upper motor neuron syndrome and spasticity. Clinical management and neurophysiology. Cambridge University Press, Cambridge, pp. 165–187.

Watkins, C., Leathley, M., Gregson, J., et al., 2002. Prevalence of spasticity post stroke. Clin. Rehabil. 16, 515.

Wolf, S.L., Winstein, C., Miller, J.P., et al., 2008. Retention of upper limb function in stroke survivors who have received constraint-induced movement therapy: the EXCITE randomised trial. Lancet Neurol. 7, 33–40.

Woolley, S.M., 2001. Characteristics of gait in hemiplegia. Top. Stroke Rehabil. 7, 1–18.

Yekutiel, M., Guttman, E., 1993. A controlled trial of the retraining of sensory function of the hand. J. Neurol. Neurosurg. Psychiatry 56, 241–244.

제 2 부

뇌졸중 이후 운동과 건강 훈련을 위한 기초

FOUNDATIONS FOR EXERCISE AND FITNESS TRAINING AFTER STROKE

주요 목차

뇌졸중 이후 신체 건강 및 기능

Physical fitness and function after stroke

4

목 차

신체 건강이 쇠약하면 신체활동을 수행하는 개인의 능력을 제한할 수 있다는 것은 널리 알려져 있다. 이것은 신체 건강의 개선이 뇌졸중 이후에 특히, 기능과 가동성이 상실되었을 때 유익하다는 것을 제안할 수 있다. 이 장에서, 신체 건강의 요소에 관하여 약술하고, 뇌졸중 이후 신체 건강에 대하여 우리가 알고 있는 것을 기술한다. 신체 건강에 대한 이런 변수의 이해는 뇌졸중 이후 운동 프로그램 발달에 필수적이다.

신체 건강 / PHYSICAL FITNESS

신체 건강은 신체활동을 수행하고 견디는 능력과 관련되는 사람이 소유하거나 성취한 일련의 생리학적 특성을 말한다. 신체활동은 뼈대계 근육이 생산하고 에너지 소모가 지속적으로 증가하는 모든 신체 운동을 말한다(USDHHS 2008). 신체활동은 작업, 여가 및 스포츠 활동을 수행하는 과제와 걷기, 일상생활동작 및 자세유지를 포함한다.

건강에 관한 요소 / COMPONENTS OF FITNESS

심호흡계와 뼈대근육은 신체 건강을 정의하고 영향을 미치는 가장 중요한 생리학적 계통을 구성한다. 이 계통들의 능력은 모든 신체활동을 위한 외적 과제를 생산하기 위하여 상호작용하기 때문에 신체 건강개념의 중심에 있다(USDHHS 2008).

다음은 이 교재가 유산소건강, 근력 및 근파워에 중점을 두는 이유이다:

- 심호흡계 건강(때때로 '유산소건강' 이라고 함)은 산소를 공급하는데 순환계통과 호흡계통의 중심 능력과 산소를 사용하는 뼈대근육의 말초능력에 의해 협의된다. 일반적으로 최대 운동을 하는 동안 달성할 수 있는 최대 산소소모량(VO_2 peak)을 측정하여 평가한다. 심호흡계 건강은 걷기와 같은 연속적인 신체활동을 수행하고 견디는 능력과 연관되어 있다.
- 근력은 특별한 한 근육 또는 근육집단에 의해 생성될 수 있는 최대 근력 또는 토크를 말한다. 측정은 힘은 뉴톤(N)과 토크는 뉴톤미터(Nm)로 보고하고 신체용적으로 표준화할 수 있다($N \cdot kg^{-1}$).
- 근파워 출력은 단일, 빠른 저항된 수축 동안에 성취된 과제의 최대비율로 정의된다. 파워 출력은 움직임에 관한 힘과 속도의 생산을 말하며 보통 신체용적에 대한 파워비율($W \cdot kg^{-1}$)로 표시한다. 파워는 속도-의존성으로 근력과는 다르다. 근력과 파워는 물체를 들거나 신체용적을 올리는 능력, 즉 산에 오르는 능력과 연관이 있다.

신체활동의 성공적인 수행은 단지 근육의 과제가 아니다. 운동조절, 균형, 유연성 (한 관절에 대한 가동범위) 및 신체 요소(즉, 제지방체중)과 같은 기타 요소가 포함된다.

건강의 가소성 / PLASTICITY OF FITNESS

건강한 사람의 신체 건강 변수는 변화와 적응하는 능력인 중요한 변화와 가소성을 보인다(그림 4.1). 건강과 가소성에 영향을 미치는 주요 요인은 다음과 같다:

- *연령과 성별(Age and gender).* 성인에서 연령의 증가는 심폐지구력 년 1%~2% 감소, 근력 년간 1%~2% 감소 및 근파워 년간 3%~4% 감소의 원인이 된다(Young 2001). 이러한 감소에 동반하여 성별의 차이는 20대의 건강은 남자가 여자보다 유의에 있다. 제지방체중의 감소는 45세 이후에 나타난다; 성별 차이와 함께 일부 변화와 가소성이 부분적으로 설명될 것이다(Narici & Maffulli 2010).

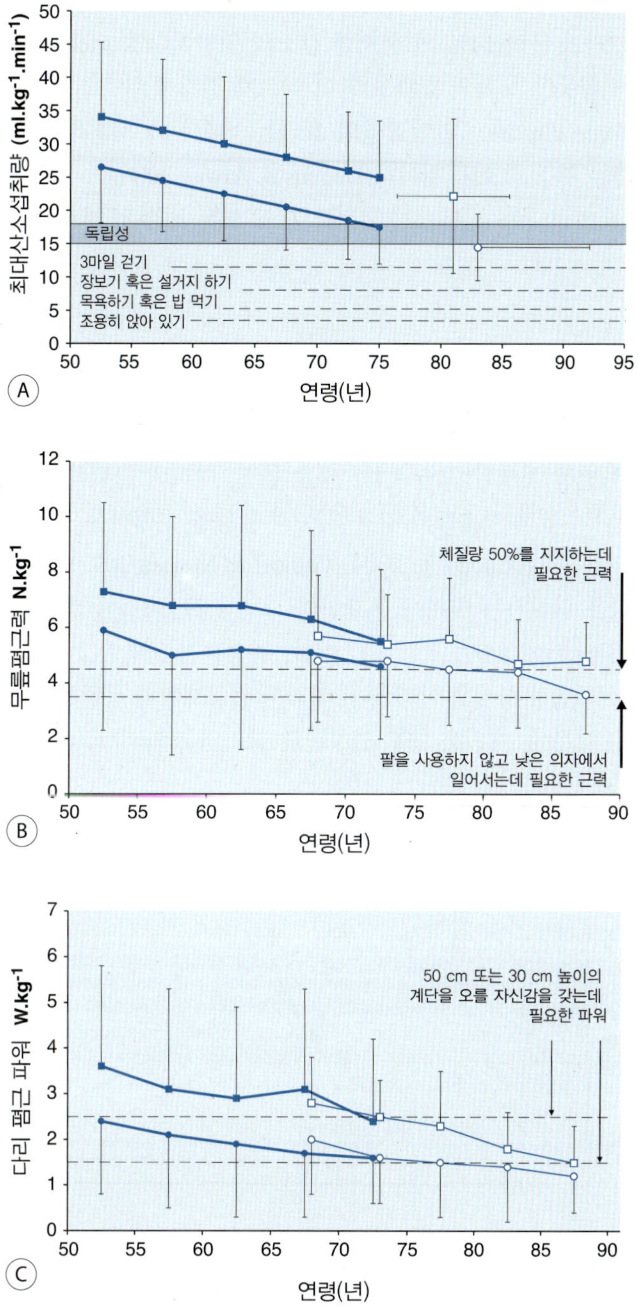

그림 4.1 50세 이상의 건강한 사람에서 연령 및 성별과 관련된 심폐지구력 감소(♂■♀●; Shvartz & Reibold 1990)(♂□♀○; Malbut et al. 2002) 및 근육뼈대계 건강 감소(♂■♀●; Skelton et al. 1999)(♂□♀○; Skelton et al. 1994). 기능적 역치(- - -)는 낮은 건강이 일정한 활동을 제한하거나(Allied Dunbar National Fitness Survey 1992, Ainsworth et al. 2000) 독립성을 위협할 때(Shephard 2009), 지적하는 이 자료들을 표시한 것이다. 이 수치는 평균을 표시한 것이고, 오류범위는 2표준편차이다.

- *비활동(Inactivity).* 완전한 신체 비활동(침상 안정)은 단지 10일 안에 심폐지구력(12%), 근력(13%), 그리고 근력(14%)의 현저한 감소의 원인이다(Kortebein 등 2008). 따라서 신체 비활동은 노화의 효과보다 더 빠르게 건강에 탈조건화 효과를 야기한다.
- *만성질환(Chronic disease).* 만성질환의 효과는 비활동과 계통적 염증과 같은 이차적인 결과로 기인하는 건강 감소일 것이다(Degens & Alway 2006).
- *활동과 운동(Activity and exercise).* 신체건강의 모든 변수는 신체 활동과 운동의 증가로 개선될 수 있다.

건강의 기능적 중요성 / FUNCTIONAL IMPORTANCE OF FITNESS

신체건강의 쇠약은 일정한 활동의 에너지 요구를 충족시키기에 불충한 할 것이며, 따라서 피료와 불편감이 유발될 것이다(그림 4.1). 예를 들면, 다리의 근력과 파워는 모두 계단 오르기, 의자에서 일어나기 및 보행속도와 같은 기능적 활동을 수행하는 능력을 예견하는데, 파워가 가장 강력한 예견자이다(Cuoco 등 2004, Puthoff & Nielsen 2007). '역치(threshold)' 는 독 신체건강의 독립성을 위협하는 아래에 존재한다(그림 4.2). 예를 들면, VO_2 peak 값이 15-18 ml · kg^{-1} · min^{-1}(Shephard 2009; 그림 4.1) 이하, 엉덩관절 근력이 2.3 N · kg^{-1}(Hasegawa 등 2008) 이하는 모두 독립성 상실을 야기한다. 따라서 활동제한과 독립성 상실과 같은 건강 감소(어떤 이유 때문에) 때문에, 개인은 향후 연령관련 감소의 불가피한 영향에 더 취약하게 된다.

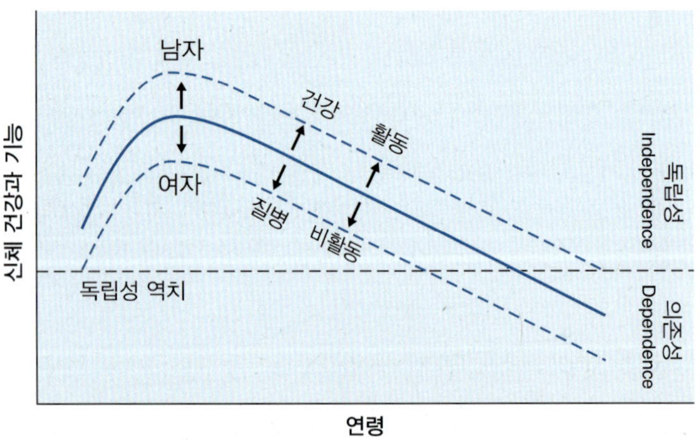

그림 4.2 성인 동안에 보이는 연령에 따른 신체 건강과 기능의 감소(—)와 그 의미는 노후에 독립성 상실을 야기한다는 것이다(Young 1986). 화살표는 성별, 건강상태, 신체활동과 같은 요인이 어떻게 건강과 기능에 긍적적으로(↑) 및 부정적으로(↓) 영향을 미치며 연령에 따른 독립성 상실을 지연시키는지를 지적한다.

뇌졸중 이후 신체 건강 / PHYSICAL FITNESS AFTER STROKE

일상생활동작에 영향을 미치는 건강과 능력은 뇌졸중 이후에 보행거리를 제한하는 피로와 함께 영향을 미친다는 것을 알았다.

뇌졸중 이후 심호흡계 건강 / POST-STROKE CARDIORESPIRATORY FITNESS

보행 가능한 뇌졸중 생존자의 심폐지구력 측정은 VO_2 max가 연령과 성별이 동일한 건강한 사람의 기대치에 절반(50%~60%)이다(그림 4.3A). 전형적으로 관찰된 VO_2 peak는 ~15 ml · kg^{-1} · min^{-1}이었는데, 노인의 독립성 상실에서 나타나는 것과 동일하다(15~18 ml · kg^{-1} · min^{-1}; Shephard 2009). 더 낮은 수치는 VO_2 peak의 높은 비율을 동원하기 때문에 일부 일상생활동작을 수행하는데 어려움이 있고, 결과적으로 피로하거나 활동을 느리게 혹은 조절해야 할 필요가 있다고 제안한다(그림 4.3B).

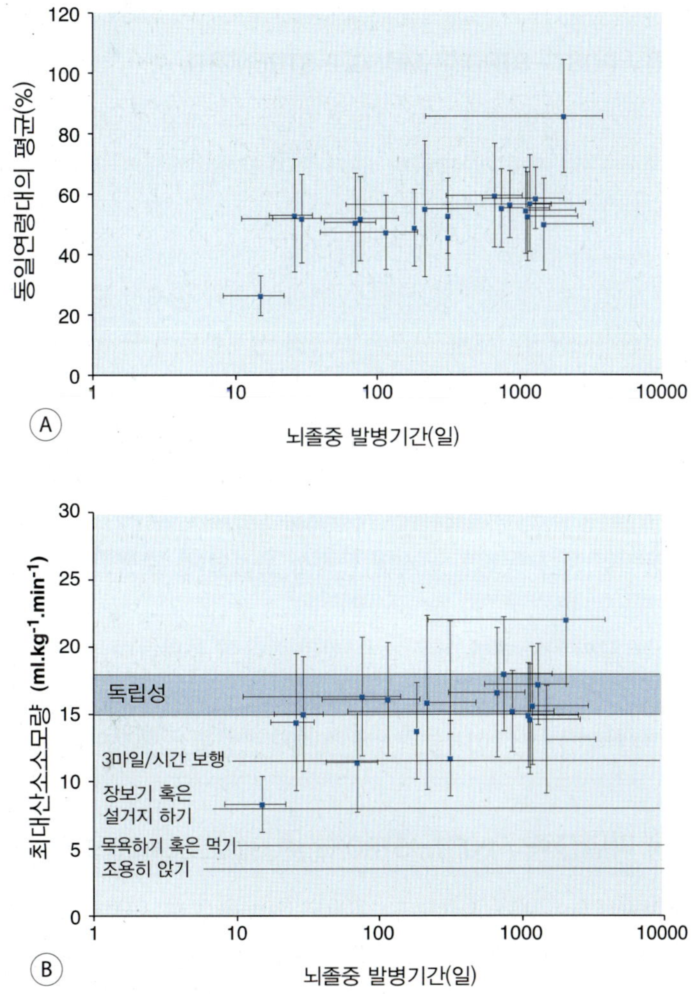

그림 4.3 뇌졸중 이후에 시간에 따른 뇌졸중 환자의 평균 VO_2 peak(19개 연구; 표본=714. 인용되지 않음)은 (A) 상대적으로 건강하고 훈련되지 않은 연령과 성별이 동일한 인구(Shvartz & Reibold, 1990)와 (B) 선택적인 신체활동에 에너지 소비와 비교하여 체질량으로 수정된(Ainsworth et al. 2000) 자료 및 노인에서 독립성 상실이 의미하는 VO_2 제안된 경계(약 15~18 ml · kg^{-1} · min^{-1}) 자료를 설명한다(Shephard 2009). 각 자료의 지점은 각 자료에서 보고된 평균 VO_2 값으로 오류 범위는 표준편차이다.

비정상적인 보행과 느린 보행속도는 비정상적인 유형의 움직임, 보행 보조도구 사용, 편부전마비, 불량한 유연성, 구축, 비정상적인 근긴장, 대항근 동시수축과 불량한 균형과 같은 요인들로 야기되는 일반적인 뇌졸중 후 문제점이다. 결론은 증가된 에너지 소모로 보행에 기여할 수 없기 때문이다. 따라서 더 느린 보행속도의 오염효과를 조절한 후에, 단위거리당 VO_2 소비는 건강한 사람보다 몇 배 더 증가할 것이다(da Cunha 등 2002; David 등 2006, Platts 등 2006). Peak VO_2 는 건강한 사람의 기대수치의 절반이고, 보행에 VO_2 소비는 일반적으로 2배가 된다. 이것은 느린보행에 높은 소비가 이미 감소된 VO_2 max의 높은 비율로 증가시키고, '저장' 이 작아진다. 한 결과는 보행은 피로하고 느리며 보행이 불가능하게 되기 전에 건강은 더 악화될 작은 여지가 있다는 것이다.

뇌졸중 이후 근력 / POST-STROKE MUSCLE STRENGTH

뇌졸중 생존자와 건강한 성인의 등척성 근력을 비교하는 관찰적 연구는 특히 뇌졸중으로 손상된 쪽의 신체에서 근력 약화의 명백한 근거를 보인다. 이것은 정의된 뇌졸중의; 많은 유형의 특징이다(표 4.1).

근력손상 정도는 매우 다양하고, 뇌졸중의 직접적인 영향은 오른쪽 팔과 다리에 약화를 갑자기 야기하는 일반적인 원인인 왼쪽 중간대뇌동맥의 영역에 발생한 뇌졸중이어서 팔다리에 가장 큰 손상이 나타난다(제1장). 또한 이것은 보상적 신체활동이 국소 훈련효과에 기여하는 만성기(1년 이상)에는 더 적게 두드러질지라도, 동일 연령대의 건강한 사람과 비교하여 건측 근력이 낮다(Boissy 등 1999, Maeda 등 2000, Ng & Hui-Chan 2005).

또한 몸통 폄과 굽힘근은 뇌졸중 생존자에서 측정하였는데 급성(Karatas 등 2004)과 만성(Tanaka 등 1998) 모두 동일 연령대 건강한 사람보다 낮았다. 이 연구들은 근력손상이 정적인 움직임(등척성 움직임)보다 동적인 움직임(등속성 움직임)을 수행할 때 더 크게 나타난다고 제언한다.

이것은 뇌졸중 이후 근기능에 대한 매우 소수 횡적 연구에 불과하다. 근력의 변화를 전적으로 한정한 것이지만 근력 증가(Newham & Hsiao 2001), 변화 없는 근력(Carin-Levy 등 2006) 또는 근력 감소(Harris 등 2001) 등의 연구결과와 충돌하는 내용이다.

뇌졸중 이후 근육 파워출력 / POST-STROKE MUSCLE POWER OUTPUT

관찰적 연구들(Dawes 등 2005, Greig 등 2003, Saunders 등 2008)은 노팅엄 파워리그(Nottingham Power Rig)를 사용하여 지역사회 뇌졸중 환자들의 다리 파워를 측정하였다(표 4.2)(Bassey & Short 1990). 동일 성별과 동일 연령대의 건강한 사람의 정상 자료와 비교할 때(Skelton 등 1999, Shelton 등 1994), 가장 손상된 파워는 손상된 다리에서 나타났다(건강한 사람의 50% 이하). 신체의 한쪽에 약화(즉, 편부전마비)가 뇌졸중 이후에 일반적이라는 것은 1장에서 살펴본 것처럼 놀라운 일은 아니다. 중요한 것은 '건측' 다리의 파워출력도 건강한 사람의 50%~60%라는 것이다. 이 자료는 뇌졸중 이후에 신체 양쪽에 영향을 주는(편마비측이 더 크더라도) 적어도 근력보다 더 크게 파워 출력에 현저한 손상을 주었다.

표 4.1 뇌졸중 환자와 동일 연령대의 건강한 통제집단의 등속성근력 양쪽 측정을 비교한 논문들

연구	연구환자			근력측정	%건강한 통제집단	
	연령 평균 (표준편차)	표본	뇌졸중 발병기간 평균 (표준편차)	근육집단	손상측	비손상측
Boissy 등 (1999)	47 (14)	15	1년 이상	손잡기	35%-40%	107%-115%
Brasil-Neto & de Lima (2008)	58 (11)	25	43.8개월 (55.4)	손잡기	16%	80%
Maeda 등 (2000)	69.9	40	3.5년 (~1.0)	무릎관절 폄	63% (남자) 72% (여자)	103% (남자) 108% (여자)
Newham & Hsiao (2001)	61 (5)	12	21일 (1)	무릎관절 굽힘 무릎관절 폄	43% 56%	79% 92%
			6개월	무릎관절 굽힘 무릎관절 폄	70% 82%	90% 96%
Ng & Hui-Chan (2005)	61.7 (7.2)	11	5.6년 (3.3)	발목관절 발등굽힘 발목관절 발바닥굽힘	51% 49%	99% 95%
Horstman 등 (2008)	55.9 (10.4)	14	109일 (46)	무릎관절 폄 무릎관절 굽힘	28% 12%	68% 63%
Gerrits 등 (2009)	54 (10)	18	22개월 (18)	무릎관절 폄	42%	73%

4

표 4.2 건강한 통제집단의 정상자료와 비교하여 지역사회 뇌졸중 생존자에서 전체 다리(무릎관절과 엉덩관절)의 평균 근파워출력($W \cdot kg^{-1}$)를 보고하는 논문들

연구	연구환자		뇌졸중 발병기간	%건강한 통제집단	
	*연령 평균(표준편차)	표본 (남자/여자)**	평균	손상측	비손상측
Dawes 등 (2005)	46.8 (8)	14 (8/6)	6개월 이상	31%†	57%†
Greig 등 (2003)	73.5 (8.7)	11 (9/2)	14개월	48%	51%
Saunders 등 (2008)	71.85 (9.9)	66 (36/30)	152일	42%	54%

*동일한 기구를 사용하여 얻은 동일 연령 및 동일 성별의 자료(Allied Dunbar National Fitness Survey 1992, Skelton et al. 1994, Skelton et al. 1999).
** 남자, 여자
† '비손상'을 가정한 더 강한 쪽

왜 뇌졸중 이후 건강이 쇠약해지는가? / WHY IS FITNESS LOW AFTER STROKE?

많은 뇌졸중 생존자들이 노인이 된 이후에(70세 이상), 연령대비 건강과 체질량의 낮은 수준을 보이는 것이 일반적이다. 또한 뇌졸중과 관련된 수많은 다음의 직접적이고 간접적인 요인들이 건강을 감소시킨다:

- *뇌졸중 전 간접요인(Indirect pre-stroke factors).* 심폐지구력은 뇌졸중 위험요인이고(Hooker 등 2008) 근력은 만성질환의 발달을 더 빠르게 퇴화시키기 때문에(Rantanen 등 1998), 낮은 건강 수준은 뇌졸중을 선행할 것이다. 또한 낮은 건강은 신체 비활동(Wendel-Vos 등 2004), 동반질환(Degens & Alwaky 2006) 및 흡연(Al Obaidi 등 2004)의 영향으로 비롯될 수 있다.
- *뇌졸중의 직접적인 영향(Direct effect of stroke).* 운동신경로(운동겉질, 속섬유막)의 어디든 뇌손상의 직접적인 신경학적 효과는 감소된 운동신경 동원으로 인하여 편부전마비를 기인할 것이다. 신체활동을 수행하는데 활성화될 수 있는 체질량 감소는 신체건강과 보행의 효율성의 모든 측면에서 즉각적인 손상을 야기한다.
- *뇌졸중 후 간접요인(Indirect post-stroke factors).* 뇌졸중 후 신체 비활동은 신체건강의 향후 감소를 기인하는 잠재력을 갖고 있다. 예를 들면, 비-보행 환자는 독립적으로 보행을 할 수 있는 환자(하루의 40.5%)보다 하루 중 비활동 시간이 더 크다(98%)(Bernhardt 등 2007). 또한 동반질환이 뇌졸중 후 건강에 영향을 미치는데, VO_2 peak는 관상동맥질환을 동반한 환자가 그렇지 않은 환자와 비교하여 더 낮다(Mackey-Lyons & Makrides 2002).

건강과 기능 / FITNESS AND FUNCTION

낮은 수치의 신체 건강은 건강한 노인에서와 같은 방법으로 뇌졸중 환자의 기능적인 능력을 제한할 것이다(그림 4.1). 뇌졸중 후에 건강이 낮아지기 때문에, '독립성 역치' 를 가로지르는 위험이 증가한다(그림 4.2).

심호흡계 건강과 뇌졸중 이후 기능 / CARDIORESPIRATORY FITNESS AND POST-STROKE FUNCTION

관찰연구에서 심폐지구력과 보행 수행력 사이의 단순한(이변량) 연관성에 대한 근력을 결정하였다(표 4.3). 자료는 다양하지만, 낮은 VO_2 peak는 편안한 보행속도 감소의 중등도 예측 및 6분보행검사 동안 보행 수행력의 강한 예측을 주는 경향이 있다. 보행과 같은 지속적인 활동은 심폐지구력에 의존한다. 그러나 더 복잡한(다변량) 분석은 건강의 기타 요소와 연합된 추가적인 뇌졸중 손상이 보행에 영향을 준다고 한다(Michael & Macko 2007, Pang 등 2005, Patterson 등 2007). 이러한 분석은 VO_2 peak의 영향을 '압도' 하는 보행 수행의 중요한 결정 요인으로써 균형과 근력 및 긴장을 입증한다. VO_2 peak, 균형, 그리고 다리 근력은 모두 6분보행검사 수행의 독립적인 예측을 한다; 가장 느린 보행자는 균형이 보행을 예견하고, 가장 빠른 보행자는 VO_2 peak가 균형을 예견한다(Patteson 등 2007).

낮은 VO_2 peak와 기타 활동제한 사이의 관계는 높은 보행속도($r=0.68$; Kelly 등 2003)과 90점 미만의 바텔점수가 활동제한의 세계적 지표로 보고되었다(Mackay-Lyons & Makrides 2002).

이러한 자료는 건강과 기능 사이에 연결을 지적한다. 우리는 뇌졸중 후 불량한 가동성이 건강을 퇴화시키는 원인이라는 것을 의심하지 않기 때문에, 낮은 건강은 불량한 기능의 원인이라고 결론지을 수 없다. 그러나 이런 자료는 보행 수행과 같은 기능을 개선하는 운동중재를 통하여 건강을 개선할 수 있다는 가설을 성립시킨다.

근력과 기능 / MUSCLE STRENGTH AND FUNCTION

수많은 연구들이 근력과 뇌졸중 후 기능 사이에 관련성을 검사하였다. 대부분의 유용한 자료는 지역사회 뇌졸중 생존자를 대상으로 다리 근력과 기능의 연관성에 관한 것이다. 예를 들면, 편안한 보행속도와 보행지구력(6분걷기검사; 표 11.1)은 손상측 다리와 비손상측 다리의 무릎 폄근의 역동적인 근력에 의해 예상된다(Patterson 등 2007). 유사한 자료는 보행속도의 지수는 손상측 다리의 역동적인 근력으로 예견되지만, 비손상측은 아니었다(Flansbjer 등 2006). 기타 유사한 자료의 예외 없이 거의 모두 손상측 다리와 가장 강력한 연관성을 보여준다. 특히 손상측 다리 근력은 의자에서 일어나기 계단오르기 등의 수행과 같은 기타 활동 제한에 중요한 역할을 한다(Flansbjer 등 2006, Kim & Eng 2003, Lomaglio & Eng 2005).

몇몇 연구는 연령과 성별과 같은 요인과 균형, 감각, 운동기능과 근긴장을 포함하는 손상과 결합하여 근력과 활동제한의 연관성을 검사하였다(Flansbjer 등 2006, Hsu 등 2003, Le Brasseur 등 2006, Nadeau 등 1999, Patterson 등 2007, Pohl 등 2002, Suzuki 등 1999).

표 4.3 *뇌졸중 이후 VO_2 peak와 지속적인 보행 수행 측정 사이에 이변량 관련성을 보고한 논문들*

연구	대상자		뇌졸중 발병기간 평균(표준편차)	VO_2 peak의 운동 모드	VO_2 peak와 보행의 연관성	
	연령 평균(표준편차)	표본			편안한 보행	6분보행검사
Kelly 등 (2003)	60.8 (16.4)	17	29.2 (11.0)	싸이클 에르고미터	r = 0.736, P<0.001	r = 0.84, P<0.001
Ryan 등 (2002)	65 (9)	60	1096 (1351)	트레드밀	r = 0.53, P<0.001	–
Eng 등 (2004)	62.5 (8.6)	12	1278 (731)	싸이클 에르고미터	r = 0.32, NS	r = 0.37, NS
Michael & Macko (2007)	65	50	314	트레드밀	r = 0.290, NS	–
Patterson 등 (2007)	64 (10)	74	1146 (1796)	트레드밀	r = 0.54, P<0.001	r = 0.64, P<0.001
Courbon 등 (2006)	53.5 (7.65)	21	746 (852)	싸이클 에르고미터	–	r = 0.602, P<0.0032
Pang 등 (2005)	65.3 (8.7)	63	2009 (1790)	싸이클 에르고미터	–	r = 0.402, P<0.005

NS: 유의하지 않음.

이러한 다변량 분석은 모든 요인들이 보행지수(최대 보행속도, 편안한 보행속도, 6분보행검사)에 독립적으로 영향을 미친다고 지적한다. 그러나 보행수행과 적은 영향을 미치지만 계단 오르내리기를 예견하는 주요 인자로서 자주 언급되는 것이 손상측 다리의 엉덩관절 굽힘과 무릎관절 굽힘/폄 동안에 근력이다(Flansbjer 등 2006, Le Brasseur 등 2006).

이러한 자료는 뇌졸중 환자의 낮은 근력, 손상된 다리의 낮은 근력 개선은 보행과 같은 기능적 활동을 개선할 것이다. 또한 기타 뇌졸중 후 손상은 균형을 포함하여 보행에 영향을 미친다. 또한 균형은 운동훈련중재 동안에 관리될 수 있다.

근파워와 기능 / MUSCLE POWER AND FUNCTION

뇌졸중 이후 파워출력과 보행 수행 사이의 연관성을 탐구하는 작은 연구들은 상반되는 결과를 보고한다(Bohannon 1992, Dawes 등 2004). 후반 연구에서는 낮은 다리 폄근 파워는 편안한 보행속도에는 중요한 연관성이 없지만, 다리 사이의 파워에서 비대칭은 편안한 보행속도를 예견한다고 보고하였다.

다변량 분석(몇 개의 다른 요인 사이에 관련성을 설명하는 통계 분석)은 특히 손상측 무릎 폄근의 파워가 편안한 보행속도와 계단 오르내리기 수행을 예견하는 가장 중요한 요인이라고 보고하였다(Le Brasseur 등 2006). 연령, 성별, 뇌졸중 발병기간, 상태, 흡연, 보행보조도구 사용(표 11.1), 주요 동반질환 발병률 등을 포함한 다변량 분석에서 어느 다리든지 상관없이 다리 폄근파워가 편안한 보행속도, 의자에서 일어서기 및 일어나고 걷기 시간을 예견하는 유일한 요인으로 생각된다(Saunders 등 2008).

뇌졸중 이후 근력과 파워에 영향을 직접적으로 비교하는 자료는 편안한 보행속도는 건강변수 모두가 유사하게 예상한다고 제안한다(Bohannon 1992, Le Brasseur 등 2006). 그러나, 파워는 근력보다 계단오르는 시간에 대한 변수를 2배 이상이라고 설명하였다(Le Brasseur 등 2006).

이러한 자료는 근육 파워 증가를 위한 중재는 보행을 포함한 뇌졸중 이후 일반적으로 제한된 광범위한 신체 활동을 수행하는데 유익하다는 가설을 가능하게 한다.

뇌졸중 이후 건강 손상에 관한 역할 모델 / A MODEL OF THE ROLE OF POST-STROKE FITNESS IMPAIRMENT

건강한 노인에서 신체 건강은 종종 낮으며, 활동제한과 의존성에 연관되었다. 뇌졸중 이후 신체 건강은 노화의 효과와 뇌졸중 전과 후 모두 신체 비활동, 동반질환 및 흡연 때문에 낮아진다. 이 장에서 설명한 관찰적 자료는 건강과 기능의 연관성을 보여준다. 이것은 인과관계(즉, 낮은 신체건강은 활동제한과 독립성에 직접적인 원인이다)를 암시하는 것은 아니지만, 기타 손상과 함께 낮은 건강은 뇌졸중의 직접적인 영향으로 악화되고 뇌졸중 후 활동제한을 야기한다는 가설은 가능하다. 이러한 관계의 단순 모델을 그림 4.4에서 요약하고 있다.

신체 건강이 운동 훈련으로 개선될 수 있기 때문에 그림 4.4의 모델은 건강 개선이 낮은 건강과 신체 비활동의 연관된 문제점을 약화시킬 수 있고, 기타 뇌졸중 관련 손상의 효과를 대상할 수 있다는 것을 제안한다. 이러한 인과관계는 조절된 실험자료를 사용하여 다음 장에서 설명할 것이다.

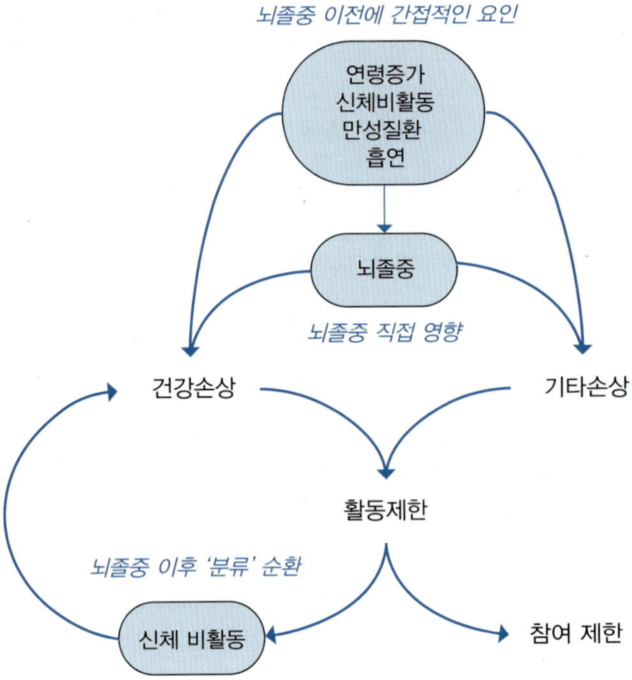

그림 4.4 뇌졸중 이후 건강 손상에 가능한 원인과 영향요인 모델. 뇌졸중 환자의 건강은 뇌졸중 이전에 간접적인 요인과 뇌졸중의 직접적인 신경학적 영향이 결합된 영향으로 낮아진다. 낮은 건강과 기타 손상은 뇌졸중 이후 활동 제한과 참여 제한의 원인 혹은 악화와 상호작용한다; 이것은 건강손상과 활동제한을 지속적으로 발달시키는 '분류 순환'을 기인하는 향후 신체 비활동을 제촉한다.

요점 / SUMMARY POINTS

신체건강 / PHYSICAL FITNESS

- 심폐지구력, 근력, 근파워는 신체활동을 수행하고 편안하게 견디는 능력으로 크게 정의할 수 있다.
- 신체건강은 남자보다 여자에서 더 낮고, 연령이 증가할수록 남자와 여자 모두에서 퇴행된다.
- 신체건강은 신체 비활동, 만성질환 및 흡연으로 손상된다.
- 낮은 신체건강은 활동제한과 연관이 있다.
- 신체건강은 신체활동 혹은 운동으로 개선될 수 있다.

뇌졸중 이후 건강 / FITNESS AFTER STROKE

- 심폐지구력
  - ○ VO_2 peak 건강한 사람의 예상 수치의 50%~60%이다.
  - ○ 보행의 효율성은 건강한 사람보다 보통 낮다.
  - ○ '예비' 심폐지구력은 낮다.

- 근력:
  - 뇌졸중 이후 손상, 손상 정도는 매우 다양하다.
  - 양측 모두 손상되지만 손상측이 더 크다.
- 근 파워:
  - 다리 파워는 건강한 사람의 예상 수치의 40%~60%이다.
  - 양측 모두 손상되지만 손상측이 더 크다.
  - 손상 정도는 적어도 근력보다 더 크다.
- 건강 손상은 뇌졸중의 직접적인 신경학적 효과 및 신체 비활동, 동반장애 그리고 흡연의 영향으로 발생한다.
- 건강 손상은 회복의 만성 단계까지 지속된다.

손상의 기능적 결과 / FUNCTIONAL CONSEQUENCES OF IMPAIRMENT

- 낮은 건강은 일반적으로 일부 뇌졸중 후 문제점 특히 보행과 관련되어 있다.
- 기타 손상으로 균형과 같은 뇌졸중 후 문제점과 기능적 활동에 영향을 주는 건강과 상호 작용 한다.

참고문헌 / References

Allied Dunbar National Fitness Survey, 1992. Main Findings. Sports Council and Health Education Authority, London.

Ainsworth, B.E., Haskell, W.L., Whitt, M.C., et al., 2000. Compendium of physical activities: an update of activity codes and MET intensities. Med. Sci. Sports Exerc. 32 (Suppl. 9), S498–S504.

Al Obaidi, S.M., Anthony, J., Al Shuwai, N., et al., 2004. Differences in back extensor strength between smokers and nonsmokers with and without low back pain. J. Orthop. Sports Phys. Ther. 34, 254–260.

Bassey, E.J., Short, A.H., 1990. A new method for measuring power output in a single leg extension: feasibility, reliability and validity. Eur. J. Appl. Physiol. Occup. Physiol. 60, 385–390.

Bernhardt, J., Chan, J., Nicola, I., et al., 2007. Little therapy, little physical activity: rehabilitation within the first 14 days of organized stroke unit care. J. Rehabil. Med. 39, 43–48.

Bohannon, R.W., 1992. Knee extension power, velocity and torque: relative deficits and relation to walking performance in stroke patients. Clin. Rehabil. 6, 125–131.

Boissy, P., Bourbonnais, D., Carlotti, M.M., et al., 1999. Maximal grip force in chronic stroke subjects and its relationship to global upper extremity function. Clin. Rehabil. 13, 354–362.

Brasil-Neto, J.P.M., de Lima, A.C.M., 2008. Sensory deficits in the unaffected hand of hemiparetic stroke patients. Cogn. Behav. Neurol. 21, 202–205.

Carin-Levy, G., Greig, C., Young, A., et al., 2006. Longitudinal changes in muscle strength and mass after acute stroke. Cerebrovasc. Dis. 21, 201–207.

Courbon, A., Calmels, P., Roche, F., et al., 2006. Relationship between maximal exercise capacity and walking capacity in adult hemiplegic stroke patients. Am. J. Phys. Med. Rehabil. 85, 436–442.

Cuoco, A., Callahan, D.M., Sayers, S., et al., 2004. Impact of muscle power and force on gait speed in disabled older men and women. J. Gerontol. A Biol. Sci. Med. Sci. 59, 1200–1206.

da Cunha Jr., I.T., Lim, P.A., Qureshy, H., et al., 2002. Gait outcomes after acute stroke rehabilitation with supported treadmill ambulation training: a randomized controlled pilot study. Arch. Phys. Med. Rehabil. 83, 1258–1265.

David, D., Regnaux, J.P., Lejaille, M., et al., 2006. Oxygen consumption during machine-assisted and unassisted walking: a pilot study in hemiplegic and healthy humans. Arch. Phys. Med. Rehabil. 87, 482–489.

Dawes, H., Collett, J., Ramsbottom, R., et al., 2004. Measuring oxygen cost during level walking in individuals with acquired brain injury in the clinical setting. J. Sports Sci. Med. 3(2), 76–82.

Dawes, H., Smith, C., Collett, J., et al., 2005. A pilot study to investigate explosive leg extensor power and walking performance after stroke. J. Sports Sci. Med. 4, 556–562.

Degens, H., Alway, S.E., 2006. Control of muscle size during disuse, disease, and aging. Int. J. Sports Med. 27, 94–99.

Eng, J.J., Dawson, A.S., Chu, K.S., 2004. Submaximal exercise in persons with stroke: test-retest reliability and concurrent validity with maximal oxygen consumption. Arch. Phys. Med. Rehabil. 85, 113–118.

Flansbjer, U.B., Downham, D., Lexell, J., 2006. Knee muscle strength, gait performance, and perceived participation after stroke. Arch. Phys. Med. Rehabil. 87, 974–980.

Gerrits, K.H., Beltman, M.J., Koppe, P.A., et al., 2009. Isometric muscle function of knee extensors and the relation with functional performance in patients with stroke. Arch. Phys. Med. Rehabil. 90, 480–487.

Greig, C.A., Savaridas, T., Saunders, D., et al., 2003. Lower limb muscle strength and power following 'recovery' from stroke. Age Ageing 32 (Suppl. 1), 34.

Harris, M.L., Polkey, M.I., Bath, P.M., et al., 2001. Quadriceps muscle weakness following acute hemiplegic stroke. Clin. Rehabil. 15, 274–281.

Hasegawa, R., Islam, M.M., Sung, C.L., et al., 2008. Threshold of lower body muscular strength necessary to perform ADL independently in community-dwelling older adults. Clin. Rehabil. 22, 902–910.

Hooker, S.P., Sui, X., Colabianchi, N., et al., 2008. Cardiorespiratory fitness as a predictor of fatal and nonfatal stroke in asymptomatic women and men. Stroke 39, 2950–2957.

Horstman, A.M., Beltman, M.J., Gerrits, K.H., et al., 2008. Intrinsic muscle strength and voluntary activation of both lower limbs and functional performance after stroke. Clin. Physiol. Funct. Imag. 28, 251–261.

Hsu, A.L., Tang, P.F., Jan, M.H., 2003. Analysis of impairments influencing gait velocity and asymmetry of hemiplegic patients after mild to moderate stroke. Arch. Phys. Med. Rehabil. 84, 1185–1193.

Karatas, M., Çetin, N., Bayramoglu, M., et al., 2004. Trunk muscle strength in relation to balance and functional disability in unihemispheric stroke patients. Am. J. Phys. Med. Rehabil. 83, 81–87.

Kelly, J.O., Kilbreath, S.L., Davis, G.M., et al., 2003. Cardiorespiratory fitness and walking ability in subacute stroke patients. Arch. Phys. Med. Rehabil. 84, 1780–1785.

Kim, C.M., Eng, J.J., 2003. The relationship of lower-extremity muscle torque to locomotor performance in people with stroke. Phys. Ther. 83, 49.

Kortebein, P., Symons, T.B., Ferrando, A., et al., 2008. Functional impact of 10 days of bed rest in healthy older adults. J. Gerontol. A Biol. Sci. Med. Sci. 63, 1076–1081.

Le Brasseur, N.K., Sayers, S.P., Ouellette, M.M., et al., 2006. Muscle impairments and behavioral factors mediate functional limitations and disability following stroke. Phys. Ther. 86, 1342–1350.

Lomaglio, M.J., Eng, J.J., 2005. Muscle strength and weight-bearing symmetry relate to sit-to-stand performance in individuals with stroke. Gait Posture 22, 126–131.

Mackay-Lyons, M.J., Makrides, L., 2002. Exercise capacity early after stroke. Arch. Phys. Med. Rehabil. 83, 1697–1702.

Maeda, A., Yuasa, T., Nakamura, K., et al., 2000. Physical performance tests after stroke: reliability and validity. Am. J. Phys. Med. Rehabil. 79, 519–525.

Malbut, K.E., Dinan, S., Young, A., 2002. Aerobic training in the 'oldest old': the effect of 24 weeks of training. Age Ageing 31, 255–260.

Michael, K., Macko, R.F., 2007. Ambulatory activity intensity profiles, fitness, and fatigue in chronic stroke. Top. Stroke Rehabil. 14, 5–12.

Nadeau, S., Arsenault, A.B., Gravel, D., et al., 1999. Analysis of the clinical factors determining natural and maximal gait speeds in adults with a stroke. Am. J. Phys. Med. Rehabil. 78, 123–130.

Narici, M.V., Maffulli, N., 2010. Sarcopenia: characteristics, mechanisms and functional significance. BMB 95, 139–159.

Newham, D.J., Hsiao, S.F., 2001. Knee muscle isometric strength, voluntary activation and antagonist co-contraction in the first six months after stroke. Disabil. Rehabil. 23, 379–386.

Ng, S.S., Hui-Chan, C.W., 2005. The timed up and go test: its reliability and association with lower-limb impairments and locomotor capacities in people with chronic stroke. Arch. Phys. Med. Rehabil. 86, 1641–1647.

Pang, M.Y.C., Eng, J.J., Dawson, A.S., 2005. Relationship between ambulatory capacity and cardiorespiratory fitness in chronic stroke. Chest 127, 495–501.

Patterson, S.L., Forrester, L.W., Rodgers, M.M., et al., 2007. Determinants of walking function after stroke: differences by deficit severity. Arch. Phys. Med. Rehabil. 88, 115–119.

Platts, M.M., Rafferty, D., Paul, L., 2006. Metabolic cost of over ground gait in younger stroke patients and healthy controls. Med. Sci. Sports Exerc. 38, 1041–1046.

Pohl, P.S., Duncan, P., Perera, S., et al., 2002. Rate of isometric knee extension strength development and walking speed after stroke. J. Rehabil. Res. Dev. 39, 651–658.

Puthoff, M.L., Nielsen, D.H., 2007. Relationships among impairments in lower-extremity strength and power, functional limitations, and disability in older adults. Phys. Ther. 87, 1334–1337.

Rantanen, T., Masaki, K., Foley, D., et al., 1998. Grip strength changes over 27 yr in Japanese-American men. J. Appl. Physiol. 85, 2047–2053.

Ryan, A.S., Dobrovolny, C.L., Smith, G.V., et al., 2002. Hemiparetic muscle atrophy and increased intramuscular fat in stroke patients. Arch. Phys. Med. Rehabil. 83, 1703–1707.

Saunders, D.H., Greig, C.A., Young, A., et al., 2008. Association of activity limitations and lower-limb explosive extensor power in ambulatory people with stroke. Arch. Phys. Med. Rehabil. 89, 677–683.

Shephard, R.J., 2009. Maximal oxygen intake and independence in old age. Br. J. Sports Med. 43, 342–346.

Shvartz, E., Reibold, R.C., 1990. Aerobic fitness norms for males and females aged 6 to 75 years: a review. Aviat. Space Environ. Med. 61, 3–11.

Skelton, D.A., Greig, C.A., Davies, J.M., et al., 1994. Strength, power and related functional ability of healthy people aged 65–89 years. Age Ageing 23, 371–377.

Skelton, D., Young, A., Walker, A., et al., 1999. Physical activity in later life: further analysis of the Allied Dunbar National Fitness Survey and the Health Education Authority National Survey of Activity and Health. Health Education Authority, London.

Suzuki, K., Imada, G., Iwaya, T., et al., 1999. Determinants and predictors of the maximum walking speed during computer-assisted gait training in hemiparetic stroke patients. Arch. Phys. Med. Rehabil. 80, 179–182.

Tanaka, S., Hachisuka, K., Ogata, H., 1998. Muscle strength of trunk flexion-extension in post-stroke hemiplegic patients. Am. J. Phys. Med. Rehabil. 77, 288–290.

USDHHS, 2008. Physical Activity Guidelines Advisory Committee Report. Centers for Disease Control and Prevention, Atlanta.

Wendel-Vos, G.C.W., Schuit, A.J., Feskens, E.J.M., et al., 2004. Physical activity and stroke. A meta-analysis of observational data. Int. J. Epidemiol. 33, 787–798.

Young, A., 2001. The health benefits of physical activity for a healthier old age. In: Young, A., Harries, M. (Eds.), Physical activity for patients: an exercise prescription. Royal College of Physicians, London, pp. 31–42.

Young, A., 1986. Exercise physiology in geriatric practice. Acta Med. Scand. Suppl. 711, 227–232.

5

뇌졸중 이후 운동과 건강 훈련의 근거

Evidence for exercise and fitness training after stroke

목 차

서론 / INTRODUCTION

이 장은 '훈련해야 하는 이유'에 대하여 뇌졸중 생존자를 위한 운동 및 건강 훈련의 이점을 살펴보고 '훈련하는 운동'에 대한 근거를 토론한다.

'운동'(또는 '운동훈련')은 4장에서(77쪽) 정의된 신체 건강의 하나 이상의 요소를 개선하거나 유지하기 위하여 신중하게 계획되고, 구조되고, 반복되고, 수행되는 신체활동의 한 부분집합으로 정의된다. 대부분 운동훈련 중재는 심호흡계(심폐지구력 개선), 저항(근력 및 파워 개선), 또는 혼합(모두 결합)으로 구분한다. 운동훈련 중재를 규정하는 특징 중 하나는 운동 프로그램을 통하여 운동자극을 진행하는 일부 유형이다; 예를 들면, 운동 회기의 빈도, 기간 및 강도는 매주 증가한다. 치료적 중재의 내용에서, 운동 훈련은 이미 건강한 사람조차도 어떤 연령이든지 기능적 이점과 건강 이점을 상담하는 약간 특이하고, 이미 훈련된 사람들도 운동을 계속 할 수 있다.

운동의 이론적 이점 / THEORETICAL BENEFIT OF EXERCISE

운동훈련이 뇌졸중 이후 왜 중요한가? 그들에게 기능적 및 심리사회적 성광에 대하여 무슨 이점이 있는가?

뇌졸중환자의 건강 훈련에 대한 근본적 이유 / RATIONALE FOR FITNESS TRAINING IN PEOPLE WITH STROKE

4장에서 제시한 근거는 신체건강이 뇌졸중 이후에 낮아지고 신체건강을 개선하는데 중점을 둔다고 제안한다. 뇌졸중 이후에 신체 건강이 안전하고 실행 가능한 훈련을 제공하는 신체 건강 훈련으로는 개선될 수 없는 이유에 관한 생리학적 근거는 없다. 건강이 일상생활동작 참여 개선과 근력 및 파워 개선을 포함한 광범위한 잠재적 이득으로 개선된다면, 뇌졸중 환자에게 모두 가치가 있다. 또한 운동은 건강 개선을 항상 의존하지 않는 광범위한 신체적, 사회적 및 심리학적 이점을 제공한다.

신체적 이점 / PHYSICAL BENEFITS

낮은 건강과 뇌졸중 이후 문제점 사이의 연관성에 대한 능력과 본질(4장, 85쪽)은 건강의 개선이 일부 뇌졸중 후 일반적인 문제점을 개선한다고 주장한다.

뇌졸중 후 신체 활동과 건강이 낮고, 이 낮은 수준은 일반적인 뇌졸중 후 기능적 제한과 연관이 있다. 개선된 건강과 신체 기능은 이론적으로 피로, 낙상위험 및 골절을 감소시키고, 편마비 보행의 증가된 에너지 소비를 보상하고, 장애를 감소시키고 독립성, 삶의 질, 감정을 개선하는 것과 같이 기타 뇌졸중 후 문제점에 도움이 된다.

기타 잠재적 이점은 신체 건강의 개선에 의존하지 않는다는 것이다. 물리치료는 구조적 뇌 리모터링을 증진하며(Gauthier 등 2008) 뇌졸중 이후 운동 결함을 개선한다. 일부 일반적인 일상생활동작의 반복 연습은 뇌졸중 환자의 가동성과 일상생활동작에 일부 중등도 개선을 보이다는 체계적 고찰 근거가 있다(French 등 2010). 따라서 반복, 과제관련 훈련의 참여는 건강을 개선하지 못할지라도 기능적 이점이 있다.

심리사회적 이점 / PSYCHOSOCIAL BENEFITS

다른 사람들을 대상으로 한 운동은 뇌졸중 환자에게도 심리사회적 이점을 가지고 있다고 보고되었다(Carin-Levy 등 2009, Patternson & Ross-Edwards 2009, Mead 2005). 자가보고의 이점은 타인의 경험을 나눔으로써 얻어진 사회적 및 동기부여적 지지를 포함한다. 따라서 단순히 운동 참여는 집단 활동에 참여하는 것이 특히 유익하다.

사망률과 이완률 / MORTALITY AND MORBIDITY

운동은 뇌졸중 또는 뇌졸중과 연관된 일반적인 동반질환의 위험요인이 있는 수많은 조건의 사람들에게 유익하다고 알려져 있다. 예를 들면, 체계적 고찰 근거(96쪽)는 운동이 혈압 감소(Dickinson 등 2006), 비만(Shaw 등 2006) 및 2형당뇨(Thomas 등 2006)의 혈관성 위험요인 개선, 관상동맥성 심장질환자의 사망률 감소(Jolliffe 등 2000), 우울증에 이점(Mead 등 2008)이 있다고 보고한다. 따라서 뇌졸중 이후에 운동과 건강 훈련은 특히 심호흡계훈련은 이차성 뇌졸중 및 동반질환 예방을 통하여 이완률과 사망률을 감소시킨다.

이런 연구들은 운동훈련이 건강을 개선하는 주요 목적을 제공하는 단순한 중재가 아니라, 뇌졸중 이후에 다양한 기타 이점을 제공한다고 제언한다.

위험과 위험요인들 / RISKS AND HAZARDS

훈련-유발성 연부조직 손상, 변경된 근긴장, 낙상 및 혈관사고를 포함하지만, 운동과 연관된 위험도 있다. 이 위험들은 운동프로그램 계획할 때 고려와 관리가 필요하고 9장과 10장에서 토론할 것이다.

이점의 근거 / EVIDENCE OF BENEFITS

경험적인 근거를 제공하는 관찰과 경험에 기초한 과학적 연구는 여러 가지 다른 유형이 있다. 증가하는 '근거수준' 을 제공하는 연구설계 안에 계층이 있다; 근거를 만드는데 더 강력하게 권고할 수 있는 더 신뢰할 만한 자료이다.

근거 수준 / LEVELS OF EVIDENCE

관찰연구 / Observational studies

4장에서 건강과 기능을 연결한 많은 자료는 관찰연구에서 얻은 것이다. 이런 설계는 낮은 건강과 뇌졸중 후 문제점의 연관성을 나타내지만, 낮은 건강이 뇌졸중 문제의 원인이나 또는 건강 개선이 문제점을 개선할 것이라는 근거는 없었다. 그러나 그들은 건강 개선이 이점이 있을 것이라는 하나의 *가설*은 가능하게 하였다. 그러나 신체 건강이 뇌졸중 후 문제점을 개선한다는 것을 증명하기 위하여 무작위대조군실험을 수행하여야 한다.

무작위대조군연구 / Randomised controlled trials

이 대조군연구 설계는 동원된 환자의 유형과 같은 기타 요인보다는 오히려 중재 자체에서 한 중재의 관찰된 이점에 원인이 된다고 볼 수 있다. 적격 평가 및 동원 이후지만 연구될 중재를 시작하기 이전에 연구 참여자는 한 치료를 받을지, 아니면 다른 치료를 받을지 무작위로 할당된다. 건강훈련에 관한 실험에서, 이것은 운동중재(추가로 일반적인 뇌졸중 케어) 또는 일반적인 뇌졸중 케어만을 제공한다. 무작위 후에, 두 집단(또는 그 이상)의 환자는 같은 방법으로 정확히 수행한다. 따라서 실험 끝에 성과의 차이는 운동의 경우, 중재 자체의 기여이다.

따라서 무작위대조군시험(RCTs)은 특히 대상자가 많으면, 관찰성 비대조군연구의 효과에 대하여 수준높은 근거를 제공한다. 일반적으로, 임상연습을 변경하려면, RCTs의 확고한 근거가 필요하다. 그러나 규모가 있는 운동 실험 특히 뇌졸중 이후에는 수행하기가 어렵기 때문에, 수많은 연구로부터 자료 수집이 가능한 유용한 근거를 더 많이 제공하는 효과적인 방법이고, 이 기전을 제공하는 것이 체계적 고찰과 메타분석이다.

체계적 고찰 / Systematic reviews

운동과 같은 중재의 효과에 대한 가장 수준 높은 근거는 RCTs 근거에 대한 체계적 고찰을 제공하는 것이다. 체계적 고찰은 건강관리 중재에 대한 한 특별한 질문에 기초한 것이다. 체계적 고찰의 엄격한 방법론을 확인하고 편향을 줄인다(체계적 오류). 메타분석을 통한 수많은 RCTs의 자료 수집은 통계적 검정력을 증가시키고(무작위 오류를 감소시키고) 일관된 효과를 나타낼 수 있다. 코크란 공동연구(http://www.cochrane.org/)에 의해 수행된 체계적 고찰과 메타분석은 지속적인 최신 정보과정과 체계적 고찰의 최소 편향 유형을 고려가 대상이다.

체계적 고찰에 의해 제공되는 근거의 수준은 건강관리 결정과 정책을 안내하는데 상당한 기여를 만드는 현저한 방법이다(103쪽 참조).

무작위연구근거 / RANDOMISED TRIAL EVIDENCE

이 단원에서, 뇌졸중: 운동이나 이완에 대한 무작위실험(Stroke: A Randomised Trial of Exercise or Relaxation, STARTER)을 소개한다. 이것은 운동중재에서 어떻게 무작위 실험을 설계하고 수행하는지에 대한 일례이다. 이러한 중재는 운동에 할당되지 않은 환자에게 이완을 제공하여 사회적 상호작용 효과를 조절하고 사회 상호작용의 효과보다 오히려 운동 자체로 야기되는 운동의 유익한 효과가 있는지 결정하는 자료를 연구자에게 제공한다. STARTER를 제공하는 중재는 지역사회에서 환자집단에 제공될 수 있는 것으로 설계되었다.

STARTER는 뇌졸중 이후에 운동훈련의 가능성을 결정하고 효과적인 건강 훈련이 어떻게 수행되는지 가정하는데 목적이 있는 실험실적인 시도였다. 뇌졸중 재활을 완성하고 타인의

글상자 5.1 무작위대조군실험- 요약	
참여자(Participants)	66명의 뇌졸중 환자
중재(Intervention)	혼합훈련(그룹순환훈련)
비교(Comparison)	비-운동성 주의집중 조절(이완)
결과(Outcomes)	신체건강 활동제한 삶의 질 감정

보조 없이 보행이 가능한 평균연령 72세인 66명의 대상자를 건강훈련이나 이완훈련(통제집단)에 참여하도록 무작위로 할당하였다. 두 집단 모두 주3회 12주 훈련받았다. 운동과 이완(대조군) 중재 모두 동일한 재활병원에서 7명의 참여자까지 집단으로 숙련된 운동 전문가에 의해 주 3회(월요일, 수요일, 금요일) 제공되었다. 성과측정을 포함한 시험의 요약은 글상자 5.1에서 설명한다. 실제 운동의 자세한 설명은 10장에서 설명할 것이다.

프로그램 내용 / Content of the programme

1주 동안, 교육자는 환자들이 기술과 기구에 친숙하도록 하였다. 각 회기의 시작에서, 교육자는 혈압을 측정하고(추가적인 안전 점검으로써) 지난 회기 이후 참여자가 감소되었는지 조사하였다. 각 회기는 1시간 15분 동안 지속되었다(중재 후에 '휴식'을 포함하여). 이동(미니버스 또는 택시)수단을 제공하였다. 12주 프로그램의 매 회기에 참여할 수 없는 환자는 추가 회기를 3회까지 제공하였다.

운동 모드, 초기운동강도 및 진행률은 약한 노인에서 낙상을 감소하기 위해 설계된 운동중재(Skelton 등 2005)와 이전 뇌졸중을 경험한 많은 사람들과 영국자선단체의 '다른 뇌졸중'를 위해 설계된 지역사회 운동회기를 기초로 하였다(http://www.differentstrokes.co.uk/). 중재의 조절은 훈련과정 동안 가능한 한 많은 신체 대칭, 해부학적 배열 및 근긴장을 정상화하기 위한 치료적 목적에 부합하도록 만들어졌다. 향후 적응 즉, 계단오르내리기 운동은 물리치료사 연구에 의해 수행되었다. 특별한 운동을 수행하거나 완성할 수 없는 참여자는 짧고, 조절되거나 대체 과제, 즉 운동을 개별 환자의 요구에 따라 '맞춘 것'을 제공하였다(10장). 비록 우리는 매 2-4주마다 진행을 목적으로 하지만, 개인은 교육자가 이미 평가될 때 그들의 현재 처방과 단지 진행에 남이 있는 진행(불충분한 근력, 지구력 또는 기술)을 미리 준비하지 않는다. 운동 프로그램 기간(12주)은 당시 뇌졸중 참여자의 이전 연구와 유사하게 하였다(Saunders 등 2004).

각 회기는 순환과 가동성을 향상시키기 위한 준비운동으로 시작하였다(15-20분). 운동훈련의 총기간은 15분에서 40분까지 12주 동안 증가시켰다. 각 회기는 심호흡계 훈련요소에서 시작하여 저항훈련요소로 진행하였다.

심호흡계 훈련 / Cardiorespiratory training

심호흡계 훈련 요소는 다음 운동 상황에서 지속적인 '순환'을 시켰다:

- 자전거 에르고미터
- 무게 14 kg과 직경 55 cm의 운동공에 오르내리기
- 셔틀 보행
- '가슴 밀고' 서기(벽을 향하여)
- 계단 오르기/내리기(4주 후에 추가)

모든 운동은 연속적으로 수행되었다. 각 순환 스테이션 사이의 이동 동안에 참여자는 연속적인 운동을 수행하기 위하여 보행하였다. 순환기간은 9분에서 12분까지 12주 동안 증가하였다. 순환강도는 매주 페달저항과 분속수를 약간 증가시켰고, 운동지각검사는 13~16을 유지하였다(Borg 1982). 참여자가 회기에 더 친숙해지도록 더 활발한 노력은 모든 심호흡계 운동에서 강조되었다. 지구력 훈련은 등급화된 마무리운동과 바로선자세 신장으로 끝마쳤다.

저항훈련 / Resistance training

저항 훈련요소는 다음 운동을 포함하였다:

- 윗등 근력강화운동(탄력저항)
- 팔꿉관절 폄, 위팔세갈래근 근력강화운동(탄력저항)
- 폴 들기운동(무거운 폴)
- 앉기에서 서기운동(체중저항)

모든 운동은 12주 훈련 프로그램을 통하여 진행하였다. 윗등과 세갈래근 근력강화운동은 모두 수행되었고 탄력저항훈련밴드를 사용하여 앉았다(세라밴드™; 빨강, 초록, 파랑, 그리고 회색). 빨강밴드(가장 약한 저항)를 사용하여 4회 반복에서 회색밴드(가장 강한 저항)를 사용하여 10회 반복으로 프로그램을 진행하였다. 폴 들기운동은 선 자세에서 수행하였고 가벼운 폴(0.22 kg)를 4회 반복에서부터 더 무거운 폴(3.6 kg)을 15회 반복해서 들기까지로 진행하였다. 앉기에서 서기(양다리에 동일하게 체중 부하) 운동은 4회~10회 반복하고 의자에 앉기 동안 멈추기, 멈춤의 빈도와 기간을 증가시키고 무릎굽힘각과 윗몸통 지렛대 각을 증가(팔)시켜서 더 어렵게 한다.

저항훈련은 부드러운 마무리운동과 유연성운동을 10-15분 동안 지속하고 끝냈다. 글상자 5.2는 운동훈련을 요약한 것이다.

결과 / Findings

광범위한 성과측정은 중재 전과 중재 직후, 이점이 장기간 지속되는지를 결정하기 위하여 4개월 후에 수행되었다. 대상자의 출석률은 훌륭하였고, 개인운동의 준수는 94%-99%이었다. 3개월에 '신체역할'(간소형 36항목을 사용한 삶의 질 측정), 일어나 걷기측정 및 보행효

글상자 5.2 운동훈련 요약	
훈련 유형(training type)	심호흡계 및 저항훈련이 혼합된 그룹순환
프로그램(programme)	12주
빈도(frequency)	주 3일
강도(intensity)	운동지각 13-16(6-20척도)
기간(duration)	15분(1주)에서 점차 40분으로 증가(12주)
특이성(specificity)	과제관련 요소; 계단 오르기/내리기, 의자에서 일어나기 및 보행
진행(progression)	자전거 강도, 운동기간, 반복 수, 과제 복잡성, 저항

율성은 운동군이 유의하게 더 컸다. 중재를 참여한 4개월 후 마지막 평가 이후에, '신체역할'은 집단간에 유의한 차이가 있었다. 신체역할은 신체활동을 수행할 수 있는 내용에 대한 신체건강의 측면이다. 기타 성과측정에서 차이의 결핍은 훈련 이점을 유지하기 위하여 운동훈련을 장기간 지속해야 한다고 제언한다.

결론적으로, STARTER시험은 이 중재가 가능성이 있고, 출석률이 높고 참여자가 주요 개인운동을 수행하고 다양한 운동훈련 프로그램에 안전하게 참여할 수 있다는 것을 증명하였다. 이러한 결과의 관점에서 이 교재의 편집자는 글상자 5.3의 추천을 제공한다.

글상자 5.3 추천
향후 근거가 최적의 운동 '처방'에 대한 기타 시험으로부터 유용하면, 일반적인 재활을 완성한 보행 가능한 뇌졸중 생존자에게 가능성이 있기 때문에 지역사회 기반 서비스가 발달하면 STARTER시험을 위해 발달된 중재를 사용하는 이유가 된다.

체계적 고찰 근거 / SYSTEMATIC REVIEW EVIDENCE

뇌졸중 이후 운동시험은 실외보행훈련(States 등 2009), 체중지지트레드밀훈련(Moseley 등 2005) 및 순환훈련(English & Hillier 2010)과 같은 특별한 운동 모드를 검사하는 수많은 체계적 고찰을 검사하였다. 종종 가동성은 흥미로운 주요 성과 중 하나이다.

뇌졸중 이후 신체 건강에 관한 코크란 체계적 고찰은 심호흡계훈련이 보행을 개선할 수 있다고 증명한 2009에 발표하였다. 이 재검토는 2010년 최신정보화 되었다(Brazzelli 등 2011); 기타 훈련 변수(운동 모드, 제공 유형)와 관련 없는 뇌졸중 이후 모든 운동훈련 시험이 포함되었다. 운동으로부터 나타나는 전 범위의 의심 없는 이점을 이르는 성과측정 스펙트럼이 보고되었다. 이 포괄적인 접근법은 뇌졸중 이후 전반적인 효과의 축적에 유용한 근거의 최선의 현재 원천일 것이다.

포괄적인 조사는 뇌졸중 이후 모든 게재된 RCTs검사 운동 훈련을 찾는 것이었다(Brazzelli 등 2011). RCTs는 심호흡계훈련, 저항훈련 또는 중재 없이 혼합훈련, 비-운동 중재, 또는 뇌졸중 생존자의 일반적 케어와 비교하는 것으로 포함되었다. 시험은 건강 개선의 의도로 사용

글상자 5.4 체계적 고찰 - 무작위대조군시험을 포함한 유형 요약	
참여(participants)	뇌졸중 환자
중재(interventions)	심호흡계 훈련 저항 훈련 혼합 훈련
비교(comparisons)	비 중재 비-운동성 조절 일반적인 케어
성과(outcomes)	사망률과 의존성 위험요인 부적절한 사건 신체 건강 활동 제한 삶의 질 감정

되는 진행성 운동 프로그램에 대한 근거를 포함하는 것은 재검토에 포함하였다.
연구 유형은 글상자 5.4에 요약하였다.

조사기준에 부합하는 총 32개 시험 총 1,414명 참여:

- 심호흡계 훈련 : 14개 시험, 651명 참여
- 저항 훈련 : 7개 시험, 246명 참여
- 혼합훈련 중재 : 11개 시험, 517명 참여

대부분의 이 자료는 뇌졸중 발병 이후 만성기(1개월 이상)에 보행 가능한 뇌졸중 생존자에 관한 것이다. 가능하면, 유사한 중재와 유사한 성과를 보고한 시험 자료는 메타분석으로 모두 수집하였다.

시험결과의 개요는 표 5.1에서 설명한다. 많은 결과에서 성과측정과 시험설계가 자료 수집을 어렵게 만들었다. 저항훈련 연구는 몇 개뿐이다.

주목할 가치 있는 연구는 중재의 끝에서 사망률(5/114), 뇌혈관사고(4/1414) 그리고 심혈관사고(3/1414)로 매우 낮았다는 것과 중재가 관련성이 없다는 것이다.

peak VO_2의 개선은 뇌졸중 위험요인에 대한 유일한 유익한 조절이었다. 이 고찰에 포함된 대부분의 성과는 검사되지 않았거나, 훈련에 대하 중요한 변화를 보이지 않았거나 또는 편향 위험으로 해석에 문제가 있는 것이었다. 그러나 지속적인 결과를 보이는 충분한 자료가 뇌졸중 이후 신체건강과 활동제한에 대한 훈련 효과에 대하여 이야기 하고 있다.

신체 건강에 미치는 영향 / Effects on physical fitness

심호흡계 훈련이 자전거 에르그 측정 동안에 VO_2 peak와 최대 일률 모두에서 심폐지구력

표 5.1 *가동성 성과*

훈련 후와 예후에서 심호흡계 훈련, 저항훈련, 또는 혼합훈련 중재가 보행 수행력에 미치는 영향(평균차이 및 95%CI)을 평가한 RCTs의 메타분석

중재	보행성과	중재후			예후		
		N(n)	평균차이 [95%CI]	유의수준	N(n)	평균차이 [95%CI]	유의수준
심호흡계 훈련	MWS	7 (365)	8.66 m/min [2.98, 14.3]	P = 0.003	3 (186)	8.21 m/min [3.38, 13.05]	P = 0.0009
	PWS	4 (221)	4.68 m/min [1.40, 7.96]	P = 0.005	–	–	–
	6-MWT	4 (219)	47.1 m [19.4, 74.9]	P = 0.0009	2 (107)	69.3 metres [33.4, 105]	P = 0.0002
저항훈련	MWS	4 (104)	1.92 m/min [–3.50, 7.35]	NS	1 (24)	–19.8 m/min [–95.8, 56.2]	NS
	PWS	3 (80)	2.34 m/min [–6.77, 11.45]	NS	–	–	–
	6-MWT	2 (66)	3.78 m [–68.6, 76.1]	NS	1 (24)	11.0 m/min [–106, 128]	NS
혼합훈련	MWS	–	–	–	–	–	–
	PWS	8 (397)	2.93 m/min [0.02, 5.84]	P = 0.05	3 (201)	–2.12 m/min [–4.85, 0.62]	NS
	6-MWT	3 (168)	30.6 m [8.90, 52.3]	P = 0.006	–	–	–

N(n): 시험수(참여자수), MWS: 최대 보행속도, PWS: 선호하는 혹은 편안한 보행 속도, 6–MWT: 6분보행검사

을 개선하였다는 근거는 명확하다. 저항훈련시험군에 결과의 일반적 유형은 다양한 근육집단에서 근력이 개선되었다는 것을 제안한다. 혼합시도에서 건강의 측정은 더 적고 명확하지 않지만, 중재는 건강을 개선하는데 잠재력을 가지고 있는 사고를 제공한다.

활동 제한으로 미치는 영향 / Effects on activity limitation

이 고찰의 가장 지속적인 결과 중 하나는 보행 수행이 운동으로 개선될 수 있다는 것이다(표 5.2). 메타분석은 심호흡계 훈련과 혼합 훈련 수행 이후에 일련의 보행수행검사가 개선되었고 보행이 더 빠르고 지구력이 개선되었다고 하였다. 대조적으로 저항훈련은 이러한 보행효과가 나타나지 않았다. 가장 가능한 이유는 훈련반응의 특이성과 관련된 것으로 신체적응과 이점은 훈련 동안 수행된 운동유형과 활동에 근접한다는 것이다. 많은 심호흡계 훈련과 혼합 훈련중재는 운동모드로 보행을 포함한다.

비록 근거는 운동은 뇌졸중 이후 건강(VO_2peak와 근력)을 개선할 수 있고, 개선된 보행을 위한 기전을 필수적으로 제공하지 않는다; 운동수행은 보행을 포함한 '반복연습' 의 결과로 변경되었다. 그런 특이성 효과는 심호흡계 훈련이 최대 보행속도에 미치는 영향을 메타분석하여 알 수 있다(그림 5.1); 첫째 짧은 기간 최대 보행은 심폐지구력 개선으로 반응하지 않았으며 둘째 효과가 없는 단지 한 연구(Bateman 등 2001)는 중재에 과제-지향적 내용이 포함되

표 5.2 *체력 훈련 프로그램 이후 달성할 수 있는 광범위한 이점에 관한 개요*

성과	심호흡계 훈련	혼합훈련	저항훈련
사망	ns	ns	ns
사망 혹은 의존성	?	?	?
위험요인	↑	?	?
부적절한 사건	↔	↔	↔
체력			
심폐지구력	⬆	↑	?
근육뼈대계 적응	?	↔	↔
활동제한			
전체 (장애) 척도	↔	↔	?
보행 수행력	⬆	↑	↔
의자에서 일어서기	↔	?	↔
계단 오르기	?	?	↔
삶의 질	↔	↔	↔
감정	↔	↔	↔

⬆ 메타분석을 통하여 하나 이상의 실험에 의해 보여준 지속적인 이점
↑ 포함된 시도에서 이점에 대한 일부 근거
↔ 유의하지 않거나 지속적인 이점이 명확하지 않음
? 관련시험자료가 없음
ns 유의하지 않음

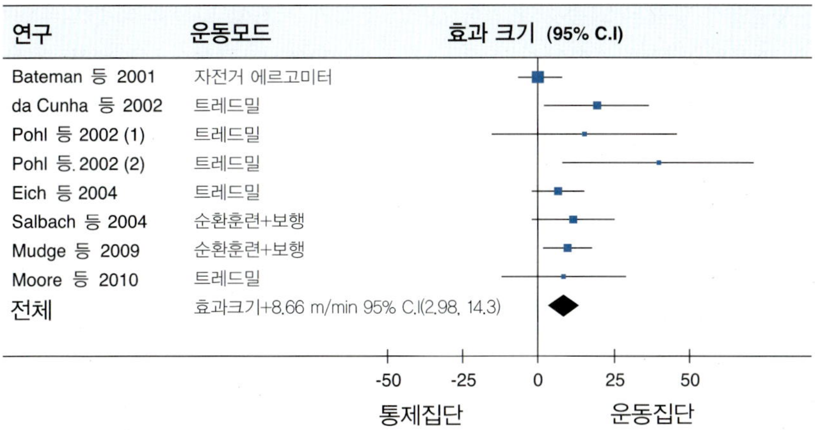

그림 5.1 심호흡계 훈련 중재가 최대 보행속도(m/min)에 미치는 영향을 검사한 7개 실험(n=365)에 관한 메타분석. 긍정적인 효과 크기의 지속적 유형은 유의한 효과크기를 보임(+8.66m/min 95% CI [2.98, 14.3]).

지 않은 유일한 연구이다(자전거 에르고미터). 원인이 무엇이든 보행훈련의 특이성은 '환자-중요' 성과를 위한 중요한 고려사항이어야 한다는 것은 명백하다.

운동훈련의 두 번째 기본 원리는 비가역성으로, 훈련을 그만두면 이점도 퇴화된다는 것이다. 흥미롭게도, 이 고찰의 자료는 심호흡계 훈련 이후에 보행 속도와 지구력의 개선이 영구적이고 훈련이 끝난 후에도 증가하였다고 제언한다. 훈련 동안 획득한 개선이 신체활동 특히 보행이 증가하도록 촉진하였다는 것이다. 이러한 신체활동의 지속적인 증가는 신체건강을 유지하고 보행 속도 및 지구력의 개선을 유지한다. 이것은 '훈련 분류의 순환' (그림 4.4 참조, 88쪽)이 깨질 수 있다는 것을 제언하는 매력적인 관점이다.

그러나 혼합훈련 시험에서, 보행 수행의 측정은 악화되었다. 이것은 모든 시험이 대조군과 비교했지만 일부는 어떤 유형의 중재에 통제집단을 노출시키기 않았기 때문이다. 더 잘 설계된 시험은 대조군에 훈련회기로부터 획득한 신체활동 증가와 같은 요소와 주의집중을 조절하는 비-운동성 중재를 적용하였다(STARTER시험과 같은, 96쪽). 결과가 혼돈되는 연구를 배제하면, 보행운동의 유익한 효과는 심호흡계훈련만으로 제한된다.

즉, 포괄적인 체계적 고찰접근은 뇌졸중 생존자의 낮은 건강을 개선할 수 있다고 주장한다. 심호흡계 훈련을 포함한 중재는 환자를 더 빠르고 더 멀리 걸을 수 있게 한다. 보행의 개선은 보행운동을 포함한 과제-특이적 심호흡계훈련과 연관이 있고, 훈련을 끝마친 후에도 지속적으로 나타난다. 비록 운동이 안정적이고 가능성이 있더라도, 운동이 뇌졸중 환자에 광범위한 이점이 있는지 결정하는데 자료가 거의 없다.

관련 근거 / RELATED EVIDENCE

RCT(96쪽)와 체계적 고찰 근거(99쪽)은 운동중재만을 중점을 두고 토론하였다. 그러나 신체활동과 운동은 복잡한 중재 안의 한 요소로서 제공될 것이다.

복잡한 생활양식 중재는 뇌졸중의 위험요인의 조절과 이차성 뇌졸중 예방하는 역할을 한다. 예를 들면, 12개월 복합한 생활양식 중재(Joubert 등 2009)는 금연, 음주 제한, 추천되는 체질량지수 유지 그리고 혈관성 위험요소 감소시키는 운동과 뇌졸중 생존자의 신체활동을 증가시키는 운동을 포함한다(n=186).

뇌졸중 생존자를 위한 복잡한 생활양식 중재에 대하여 알려진 것은 거의 없다. 그러나 복잡한 생활양식 중재는 심장재활의 근본이고, 현재 추천을 반영한다(SIGN 2002). 많은 동일한 위험요소를 공유하는 관상동맥심장질환과 뇌졸중이 관련 있기 때문에, 이러한 접근법은 뇌졸중에 이점이 있다는 것을 시사한다.

연구근거의 연습으로 전이 / TRANSLATING RESEARCH EVIDENCE INTO PRACTICE

뇌졸중 이후 운동과 신체활동의 추천은 실재하지만, 조절된 RCT와 체계적 고찰근거에 기초하기 보다는 건강한 사람과 건강한 노인을 위한 것에 일반적으로 바탕을 두고 있다(Gordon 등 2004, Nelson 등 2007).

영국에서 뇌졸중 재활과 관리를 위한 현재 임상적 지침서는 건강훈련을 위한 일부 추천을 포함한다(글상자 5.5).

지침서는 종종 체계적 고찰 근거에 영향을 받으며, 추천의 강도는 유용한 근거 수준에 영향을 받는다(95쪽 참조). 예를 들면, 재활을 포함하는(Scottish Intercollegiate Cuidelines Network 2010) 뇌졸중을 위한 SIGN지침서(지침서 118)는 보행을 위한 건강 훈련에 대하여 매우 간단

글상자 5.5 현재 건강훈련에 관한 추천

보건부/혈관 프로그램/뇌졸중 (국립 뇌졸중전략 2007)

'재활 – 안녕(Wellbeing)의 회복지지 – 운동수업과 같은 광범위한 지역사회–기반 서비스로부터 지속적인 지지와 재활 전무가가 요구된다.'

왕립의학대학연합 뇌졸중전문위원회 (2008)

'뇌졸중 이후 모든 환자는 뇌졸중과 연관되지 않은 금기증이 없는 한 유산소운동에 참여해야 한다.'

스코틀랜드 국립건강보험 (Better Heart Disease and Stroke Care Action Plan 2009)

'뇌졸중 관리 임상 네트워크(MCN)를 통하여 NHS 위원회는 뇌졸중 환자의 운동 및 건강 훈련에 접근성을 개선하기 위하여 최고의 훈련 코스(뇌졸중 이후 운동 및 건강 훈련)를 만들기 위하여 레저산업 전문가와 함께 일해야 한다.'

스코틀랜드 대학연합지침서 네크워크 (Scottish Intercollegiate Guidelines Network, SIGN) 지침서 번호. 118(2010)

'보행–지향성 체력훈련은 치료목표가 기능적 보행을 개선하는 것이면, 참여하기 위하여 의학적 안정과 기능적 안전으로 평가된 모든 환자에게 제공되어야 한다.'

한 문장으로 설명한다; 근거가 지속적인 효과를 보이는 양질의 체계적 고찰 연구에 근거하기 때문에 '강한' 추천을 제공한다.

따라서 뇌졸중 이후 운동훈련은 뇌졸중 이후 제공되는 케어로 실행되어야 한다는 광범위한 합의이다(Gordon 등 2004). 그러나 근거는 최적의 운동처방에 기초하고 운동훈련 제공에 관한 최적의 시간은 아직 잘 모른다. 철저한 판단과 함께, 유용한 근거, 일부 상식, 기타 질환과 환자집단으로부터 지식 추정에 기초하여 운동 전문가는 뇌졸중 환자의 운동프로그램을 설계하고 제공한다.

본 교재의 3파트와 4파트는 운동 전문가를 위한 임상 연습에서 최적의 유용한 근거를 실행하는 법에 중점을 두고 있다.

요점 / SUMMARY POINTS

이론적 이점 / THEORETICAL BENEFITS

- 운동에 참여는 뇌졸중 환자에게 다음을 포함한 광범위한 의심 없는 효과를 제공할 것이다:
  - 신체건강과 신체기능 개선
  - 심리사회적 이점
  - 사망률/이완률 감소 및 이차성 뇌졸중 예방
- 운동 참여는 부적절한 사건을 발생시킬 수 있다. 그러나 이것은 철저한 관찰, 맞춤형 중재 및 모니터링으로 관리될 수 있다.

이점의 근거 / EVIDENCE OF BENEFIT

- 뇌졸중 이후 다양한 단기간 건강훈련의 참여는 가능하고 안전하다; 사망률이나 심각한 부적절한 사고는 매우 낮고 중재와 연관이 없다.
- 다음의 효과를 평가하는 자료는 불충분하다:
  - 의존성, 위험요인, 삶의 질, 그리고 감정에 대한 운동
  - 저항훈련과 혼합훈련
- 심호흡계 훈련:
  - 심폐지구력 개선
  - 보행속도와 지구력 개선
    - 보행-지향성 운동모드에서 특별히 개선이 있다.
    - 훈련이 끝난 후에도 개선이 지속된다.
- 저항훈련:
  - 근력은 개선되나 자료가 제한적이다.
- 혼합훈련:
  - 몇몇의 보행과 기능적 이점은 연구결과가 혼돈되기 때문에 혼합훈련 중재의 내용을 기여하는 것이 어렵다.

- 훈련 이점은 훈련 모드를 반영하는 것으로 특이성이 있다. 즉, 보행훈련은 걷기를 개선한다.
- 뇌졸중 환자를 위한 유형과 운동량에 대한 최적의 운동처방은 아직 확인되지 않았다.

관련근거 / RELATED EVIDENCE

- 운동훈련(또는 신체활동)은 기타 생활양식 중재와 결합되어야 한다.
- 복잡한 생활양식 중재는 이론적으로 위험요소를 조절하고 이차 뇌졸중 발병률을 감소시키지만, 이러한 개념을 증명하는 근거는 미비하다.

연습에 대한 근거 전이 / TRANSLATING EVIDENCE INTO PRACTICE

- 영국에서 뇌졸중 재활을 위한 임상적 지침서는 운동의 일부 측면을 추천하고 뇌졸중 생존자를 포함한 체계적 고찰근거에 기초한다.
- 추천과 지침서는 뇌졸중 생존자를 위하여 맞춤형 운동처방을 위하여 임상과 운동전문가의 판단 및 경험이 필요하다.

참고문헌 / References

Bateman, A., Culpan, F.J., Pickering, A.D., et al., 2001. The effect of aerobic training on rehabilitation outcomes after recent severe brain injury: a randomized controlled evaluation. Arch. Phys. Med. Rehabil. 82, 174–182.

Borg, G.A., 1982. Psychophysical bases of perceived exertion. Med. Sci. Sports Exerc. 14, 377–381.

Brazzelli, M., Saunders, D.H., Greig, C.A., et al., 2011. Physical fitness training for stroke patients. Cochrane Database Syst. Rev. 11, CD003316: doi: 10.1002/14651858.

Carin-Levy, G., Kendall, M., Young, A., et al., 2009. The psychosocial effects of exercise and relaxation classes for persons surviving a stroke. Can. J. Occup. Ther. 76, 73–80.

Department of Health/Vascular Programme/Stroke, 2007. National Stroke Strategy. Department of Health, London.

Dickinson, H.O., Mason, J.M., Nicolson, D.J., et al., 2006. Lifestyle interventions to reduce raised blood pressure: a systematic review of randomized controlled trials. J. Hypertens. 24 (2), 215–233.

English, C., Hillier, S.L., 2010. Circuit class therapy for improving mobility after stroke. Cochrane Database Syst. Rev. 7, CD007513. doi:10.1002/14651858.

French, B., Thomas, L., Leathley, M., et al., 2010. Does repetitive task training improve functional activity after stroke? A Cochrane systematic review and meta-analysis. J. Rehabil. Med. 42, 9–14.

Gauthier, L.V., Taub, E., Perkins, C., et al., 2008. Remodeling the brain: plastic structural brain changes produced by different motor therapies after stroke. Stroke 39, 1520–1525.

Gordon, N.F., Gulanick, M., Costa, F., et al., 2004. Physical activity and exercise recommendations for stroke survivors: an American Heart Association scientific statement from the Council on Clinical Cardiology, Subcommittee on Exercise, Cardiac Rehabilitation, and Prevention; the Council on Cardiovascular Nursing; the Council on Nutrition, Physical Activity, and Metabolism; and the Stroke Council. Stroke 35, 1230–1240.

Intercollegiate Stroke Working Party, 2008. National Clinical Guideline for Stroke, third ed. Royal College of Physicians, London.

Jolliffe, J.A., Rees, K., Taylor, R.S., et al., 2000. Exercise-based rehabilitation for coronary heart disease. Cochrane Database Syst. Rev. 4, CD001800. doi:10.1002/14651858.

Joubert, J., Reid, C., Barton, D., et al., 2009. Integrated care improves risk-factor modification after stroke: initial results of the Integrated Care for the Reduction of Secondary Stroke model.

J. Neurol. Neurosurg. Psychiatry 80, 279–284.

Mead, G.E., Greig, C.A., Cunningham, I., et al., 2007. Stroke: a randomized trial of exercise or relaxation. J. Am. Geriatr. Soc. 55, 892–899.

Mead, G.E., Morley, W., Campbell, P., et al., 2008. Exercise for depression. Cochrane Database Syst. Rev. 4, CD004366. doi:10.1002/14651858.

Mead, G., 2005. Exercise or relaxation after stroke? BMJ 330, 1337.

Moseley, A.M., Stark, A., Cameron, I.D., et al., 2005. Treadmill training and body weight support for walking after stroke. Cochrane Database Syst. Rev. 2, CD002840. doi:10.1002/14651858.

Nelson, M.E., Rejeski, W.J., Blair, S.N., et al., 2007. Physical activity and public health in older adults: recommendation from the American College of Sports Medicine and the American Heart Association. Med. Sci. Sports Exerc. 39, 1435–1445.

NHS Scotland, 2009. Better heart disease and stroke care action plan. The Scottish Government, Edinburgh.

Patterson, S., Ross-Edwards, B., 2009. Long-term stroke survivors' needs and perceptions of an exercise maintenance model of care. Int. J. Ther. Rehabil. 16, 659–669.

Saunders, D.H., Greig, C., Young, A., et al., 2004. Physical fitness training for stroke patients. Cochrane Database Syst. Rev. 1, CD003316. doi:10.1002/14651858.

Scottish Intercollegiate Guidelines Network (SIGN), 2002. Cardiac rehabilitation. SIGN Publication no. 57 edn, SIGN, Edinburgh.

Scottish Intercollegiate Guidelines Network (SIGN), 2010. Management of patients with stroke: rehabilitation, prevention and management of complications, and discharge planning, SIGN Publication no. 118 edn, SIGN, Edinburgh.

Shaw, K.A., Gennat, H.C., O'Rourke, P., et al., 2006. Exercise for overweight or obesity. Cochrane Database Syst. Rev. 4, CD003817. doi:10.1002/14651858.

Skelton, D., Dinan, S., Campbell, M., et al., 2005. Tailored group exercise (Falls Management Exercise – FaME) reduces falls in community-dwelling older frequent fallers (an RCT). Age Ageing 34, 636–639.

States, R.A., Pappas, E., Salem, Y., 2009. Overground physical therapy gait training for chronic stroke patients with mobility deficits. Cochrane Database Syst. Rev. 3, CD006075 doi:10.1002/14651858.

Thomas, D.E., Elliott, E.J., Naughton, G.A., 2006. Exercise for type 2 diabetes mellitus. Cochrane Database Syst. Rev. 3, CD002968. doi:10.1002/14651858.

6

뇌졸중 이후 운동 행동 이해와 향상

Understanding and enhancing exercise behaviour after stroke

목 차

서론 / INTRODUCTION

5장에서 설명한 뇌졸중 이후 운동의 이점은 그들의 건강과 안녕을 개선하기 위한 운동 프로그램에 참여하는 뇌졸중 생존자에게 용기를 주어야 한다. 운동 회복은 개인의 건강상태와 연관된 행동인 건강행동의 일예이다(Ogden 2004). 그러나 건강행동의 회복 및 장기간 유지는 건강한 사람들을 위한 잘 알려진 도전 중 하나(Dugdill 등 2005, Willians 등 2007)이고, 뇌졸중 생존자를 위한 도전일 수 있는 가정에서 이유가 있다.

예를 들면, STARTER 시험(Mead 등 2007)에서 알맞은 환자 절반 이상이 참여를 바라고 일부는 초기 동의를 변경했다고 지적한다. 참여에 동의한 사람들에 대하여 운동교육 출석은 12주 프로그램 동안 훌륭하였고(5장), 높은 수준의 동기부여를 지적한다. 그러나 시험의 끝에서, 전형적인 운동교육의 지원을 그만둘 때, 일부 참여자는 운동을 지속하지 않는다.

이런 연구는 일부 흥미로운 질문을 제기한다. 일부 환자가 운동 참여를 선택하고 일부는 선택하지 않는 이유는 무엇인가? 운동 참여를 희망했던 사람들 중 일부가 마음을 변경한 이유는 무엇입니까? 운동훈련 프로그램에 참여한 사람들이 그 프로그램이 끝날 때가 되어서 운동을 중지한 이유는 무엇입니까? 또한 운동이 끝날 때 운동의 이점이 감소한 이후로(Mead 등 2007), 뇌졸중 생존자가 정식 훈련프로그램 이후에 신체적으로 능동적인 운동을 계속하도록 권장할 수 있는 방법은 무엇입니까?

이 장에서, 우리는 뇌졸중 이후 운동에서 장애요인과 동기부여 요인이 무엇이며, 특히 자기-효능감과 통합이론모형(Transtheoretical Model)(변화 단계를 포함하는)에서 행동과 행동변화를 기술하고 설명하는 이론적 개념을 탐구할 것이다. 우리는 이런 개념이 동기강화 상담과 목표설정을 포함한 기술을 통해 뇌졸중 생존자의 운동 행동을 향상시키는데 어떻게 영향을 주었는지 탐구할 것이다.

마지막으로, 우리는 이런 정보의 이용이 어떻게 운동을 시작하는 뇌졸중 환자들에게 도움을 주고 장기간 운동을 지속하도록 하는지에 관하여 운동전문가와 건강전문가에게 일부 제안을 제공할 것이다.

운동에 대한 장애인자와 동기부여인자 / BARRIERS AND MOTIVATORS TO EXERCISE

뇌졸중 생존자의 신체 건강 훈련의 이점을 보이는 근거(5장)는 운동훈련이 뇌졸중 후 신경로 일부로 제공되어야 하는 추천을 유발한다(Best 등 2010, Royal College of Physicians 2008, Scottish Government 2009, Scottish Intercollegiate Guidelines Network 2010). 운동 참여는 일부 뇌졸중 생존자에게 어려움으로 생각되고, 많은 환자들이 앉아만 지낸다(Shaughnessy 등 2006). 앉아 지내는 행동 유형은 뇌졸중의 신경학적 효과의 직접적인 결과(즉, 보행을 더 어렵게 만드는 마비), 혹은 운동에 심리적 장애요인이 된다(즉, 낙상의 두려움). 또한 뇌졸중 생존자는 뇌졸중 발병 이전에 신체적으로 능동적이지 않았고 뇌졸중 발병 이후 처음으로 운동훈련을 참여한다면 상당한 도전이 필요할 것이다. 이러한 개인적 장애요인에서, 개인의 선택이 감소하고 참여를 방해하는 환경적 장애요인이 있다. 이러한 장애요인은 접근하기 어려운 프로그램, 지역사회 여가시설의 부족, 이동의 어려움, 건축적 장애, 시스템 및 정책적 장벽과 사회적 태도가 포함된다(Rimmer 등 2000).

비록 뇌졸중 이후 운동에 대한 장애인자와 동기부여인자를 탐구하는 소형 연구에 불과하지만, 이 인자들은 운동참여에 영향을 주는 요인으로 일부 중요한 통찰을 가져다 준다.

뇌졸중 이후 운동참여의 장애인자 / BARRIERS TO EXERCISE PARTICIPATION AFTER STROKE

뇌졸중 생존자 83명을 대상으로 한 북미의 한 조사는 운동에 대한 수많은 장애인자를 확인하였다. 가장 일반적인 것은 다음과 같다: 프로그램 비용(응답자 61%), 지역의 건강 중심에 대한 인식 결여(57%), 이동 수단 없음(57%), 가장 일반적인 장애인자는 흥미 결핍으로, 운동방법에 대한 지식 없음(16%), 시간 부족(11%), 그리고 운동이 자신의 상태를 재발시킬 것이라는 염려(1%)(Rimmer 등 2008). Damush 등(2007)은 현재 연구로부터 동원된 13명의 뇌졸중 생존자를 3개 중점집단으로 구분하고 운동참여를 방해하는 장애인자가 뇌졸중 이후 신체적 손상, 운동에 대한 동기부여 결핍과 유용한 시설 결핍 등이다. Hammel 등(2006)는 특히 지역사회에서 동원된 20명의 뇌졸중 생존자를 대상으로 참여하는 동작 연구에서 개인과 환경 장애 모두를 확인하였다; 신체와 인지손상과 관련된 개인 장애인자는 보행의 어려움, 피로와 통증, 뇌졸중과 관련된 운동손상, 부주의와 기억상실을 포함한다; 환경적 장애인자는 신체적 접근, 이동(transportation) 및 사회적 지지 결핍을 포함한다. Robison 등(2009)는 기구, 가정 및 사회적 역할과 같은 가치 있는 활동으로 되돌아가는데 뇌졸중 생존자를 방해한 장애인자를 탐구하였다. 개인 장애인자는 신체적 손상과 인지적 손상과 연관되어 있지만, 환경적 장애는 집으로 들어오고 나가는데 안전성을 개선하는데 적응력 결핍, 사회적 지지와 전문적 도움 결핍 등이 포함된다.

뇌졸중 이후 운동 참여에 동기부여인자 / MOTIVATORS TO EXERCISE PARTICIPATION AFTER STROKE

트레드밀 연구에 참여한 29명의 뇌졸중 생존자의 동기부여에 관하여 탐구하는 질적 연구(Resnick 등 2008), 개인 목표의 중요성(보행 및 계단 오르기의 능력 개선), 신체적 이점(더 강한 자신감, 개선된 보행과 균형) 및 심리적 이점(감정과 독립성 개선)을 강조한다. 또 다른 연구는 뇌졸중 생존자와 운동참여를 촉진하는 전문가를 짝짓게 하는 가족의 사회적 지지를 증명하였다(Damush 등 2007). 또한 사회적 지지 및 전문적 지지와 개인의 적응력은 뇌졸중 이후 가치 있는 활동을 다시 시작하는데 도움이 된다는 것을 증명하였다(Robison 등 2009). 호주의 한 질적연구는 지역사회에서 주 1시간 운동 프로그램에 참여하는 뇌졸중 생존자의 욕구와 지각을 검사하였다. 만성 뇌졸중 생존자 10명이 면담하였다. 연구결과는 운동교육의 참여가 대상자의 자신감을 심어주고, 동기부여가 증가하며 운동 참여와 사회성 모두 기회를 제공하였다(Patterson & Ross-Edwards 2009).

운동참여 이해를 위한 지식관련성
/ RELEVANCE OF THIS KNOWLEDGE TO UNDERSTANDING EXERCISE PARTICIPATION

위에서 설명한 연구들은 소규모이고 일부는 현재 연구에서 환자를 동원하였지만(내재적 편향을 가지고 있음), 주제는 신체의 근거로부터 나타난 것은 다음을 포함한다:

- 운동 참여에 영향을 미치는 개인적 및 환경적 장애인자의 중요성. 개인적 장애인자는 뇌졸중 재발의 두려움, 피로, 통증, 지각된 시간 결핍 등이고, 환경적 장애인자는 적절한 시설과 이동수단의 접근성 부족이다. 두 장애인자 모두 뇌졸중 서비스 이후 운동을 제공하고 새로운 서비스를 구성할 때 고려될 필요가 있다.
- 운동에 대한 뇌졸중 생존자에게 도움이 되는 사회적 지지의 중요성. 따라서 뇌졸중 이후 운동에 포함되는 운동과 건강 전문가는 운동에 대한 뇌졸중 생존자를 지지하는 가족구성원과 케어자를 포함하는 최선의 방법을 고려할 필요가 있다. 또한 다른 뇌졸중 생존자와 함께 한 집단에서 운동을 하는 것은 자신감과 소속감을 향상시킨다; '같은 보트 안에 있는' 다른 뇌졸중 생존자와 함께 운동하는 이런 긍정적인 경험은 다른 연구에서 기술되었다(Carin-Levy 등 2009, Mead 2009, Reed 등 2010).
- 개인 목표 성취. 이것은 신체적 목표가 포함되는데, 즉 보행 개선, 직업 복귀 등이다. 이 장의 후반부에서 우리는 뇌졸중 재활에서 목표 설정에 대하여 무엇을 알아야 하고 운동을 바라는 뇌졸중 생존자에게 그것을 어떻게 적용할지 학습할 것이다.

뇌졸중 생존자에서 운동행동의 기타 가능한 영향
/ OTHER POSSIBLE INFLUENCES ON EXERCISE BEHAVIOUR IN STROKE SURVIVORS

운동 행동은 복잡하고(Biddle & Mutrie 2008) 뇌졸중 생존자가 운동 참여 부여와 상관없이 운동에 대한 그들의 태도에 의해 영향을 받을 것이다. 이것은 뇌졸중으로 인한 결과의 변화로 장기간 믿어왔다. 이런 태도는 가족, 친구, 전문가의 관점으로 일부내용에 영향을 줄 가능성이 있다.

신체활동을 수행하거나 피하는 것은 운동에 대한 우리의 지식, 믿음 및 감정에 의해 영향을 받는다. 이것은 운동참여에 대한 우리의 태도가 알려준다; 우리 태도가 긍정적이면, 규칙적인 신체활동 참여가 더 가능하다. 태도는 특별한 방법 안에 행동의 심리적 경향으로 정의될 수 있다. 태도는 개성과 동기부여 같은 기타 심리적 구성요소처럼 가설이며, 직접적으로 관찰할 수 없다. 운동전문가는 운동 참여에 대한 뇌졸중 생존자 개인의 태도(즉, 당신이 원하는 행위를 할 때 운동이 어떤 도움을 준다고 생각하십니까?)와 자신감(자기-효능감)(자신이 이 운동을 할 수 있다고 얼마나 자신하십니까?)을 더 자세히 통찰하여 얻을 수 있도록 표현된 질문을 철저히 사용한다.

운동행동의 이론적 설명
/ THEORETICAL EXPLANATIONS OF EXERCISE BEHAVIOUR

수많은 이론과 모델이 사람의 건강행동을 시도하고 기술하고, 설명하며 예견하면서 발달되었다(Connor & Norman 2005). 일반적으로 건강행동, 특히 운동행동에 관한 이론은 건강 및 운동 심리학자뿐만 아니라 임상과 비 임상에서 30년 이상 행동 변화에 영향을 주는 건강 증진 전문가에 의하여 적용되어 왔다(Connor & Norman 2005). 최근에, 건강관리 전문가는 만성질환자를 위한 자기-관리 중재를 제공하는데 일부 이러한 이론들을 사용하였는데(Jones 2006), 예를 들면, 자신감 혹은 자기-효능감 향상(Jones 등 2009) 및 재활내용에서 목표설정(Scobbie 등 2009) 등이다.

이 장에서 소개한 이론들은 문헌에서 현재 제공하는 것으로써 뇌졸중 생존자에 대한 타당성을 위해 선택되었다. 그러나 뇌졸중 재활에 적용된 건강과 운동 심리학은 상대적으로 새로운 연구분야이며, 이러한 이론들이 뇌졸중 이후 운동 행동을 향상시키기 위하여 어떻게 적용해야 하는지 많은 의문을 가지고 있다.

자기-효능감 / SELF-EFFICACY

자기-효능감은 '정해진 기능을 생산하는데 요구되는 일련의 동작을 구성하고 실행하는 자신의 능력에 대한 믿음' 으로 정의되는 심리학적 구성개념이다(Bandura 1997, 3쪽). 자신감을 측정하고 개인의 감성 소설과 관계가 있다. 사람은 문제를 해결할 수 있는 동작을 수행할 수 있다고 믿으면, 그들은 더 잘 수행하고 과제에 더 헌신적일 것이다(Bandura 1977). 자기-효능감은 개개의 행동(behaviour)이나 동작(action)의 성과와 행동을 수행하는데 요구되는 기술에 대한 정확한 판단을 만드는 능력에 대하여 개인의 믿음을 유지한다. 자기-효능감 믿음은 과제를 성취하는데 쏟은 노력의 정도와 역경을 직면하고도 과제를 지속하는 인내와 관계가 있다(Bandura 1997).

정보의 4대 원인은 개별 행동에 대한 자기-효능감을 평가하고 향상시키는 것으로 설명된다(Bandura 1997):

1. **수행 성취** : 행동의 성공적인 수행은 자기-효능감을 증가시키는 경향이 있고, 반복되는 수행 실패는 자기-효능감을 감소시키며 특히 초기에 그렇다.
2. **대리 경험** : 이것은 유사한 상황에 있는 다른 사람이 성공적으로 행동을 수행하는 것을 보고 그들에게 자신의 수행을 비교하는 것과 관련이 있다.
3. **구두 설득** : 개인이 행동을 약속하는데 유능하다는 그들의 믿음을 증명하는 타인으로부터의 격려.
4. **감정적 각성** : 과제나 상황을 다루는 자기-효능감이 부분적으로 스트레스 신호에 기초하여 판단된다. 증상 감소와 오해 수정이 자기-효능감을 향상시킬 것이다.

5,501명의 건강한 성인을 대상으로 한 27개의 연구를 체계적 고찰 및 메타 분석한 최근 한 논문은 생활양식과 여가 신체활동을 증시키는 현상황 속에서 자기-효능감의 변화를 목적으

로 제공된 중재를 분석하였다(Ashford 등 2010). 연구결과 참여자 수행에 관한 되먹임을 타인에게 신체활동과 관련된 자기-효능감을 증가시키는 가장 영향력 있는 요소와 비교하였다. 또한 대리 경험과 병합한 중재가 더 성공적이었다. 흥미롭게도, 구두 설득은 자기-효능감 혹은 운동행동을 증가시키는데 불충분하였다.

이 메타분석 결과를 뇌졸중을 대상으로 한 다른 연구와 어떻게 비교합니까? 지역사회-기반 운동에 대한 뇌졸중 생존자의 관점을 탐구한 2개 연구에서, 참여자들은 각자가 배우고 그들의 수행을 타인과 비교할 수 있어서 뇌졸중-특이성 집단에서 운동하는 것을 긍정적으로 언급하였다(Reed 등 2010, Sharma 등 2011). 이것은 뇌졸중-특이성 운동환경이 자기-효능감을 재건하는데 도움을 주는 대리 학습에 대한 기회를 제공한다. 구두 설득은 불충분하다는 결과는 314명의 뇌졸중 생존자를 대상으로 한 다국적 무작위대조군 시험의 결과를 반영한다; Boysen 등(2009)는 반복적인 격려와 구두 조언은 신체활동을 증가시키지 못한다고 하였다. 명백하게, 뇌졸중 이후에 신채활동을 증가시키는 중재는 단지 구두 지지보다 더 포함되어야 한다.

지각한 동작 조절을 증가시킬 목적으로, Sniehotta 등(2005)는 240명의 심장재활 환자를 대상으로 종단연구를 실시한 결과 자세한 동작 계획, 예후에서 더 많은 신체활동을 유지하고자 하는 장애-중심 정신전략과 일과를 포함한다고 보고하였다. 계획과 동작 조절 같은 자기-조절기술도 개선되었다. 저자는 목표한 자기-조절기술은 행동 위험요인을 감소시키고 더 건강한 생활양식 변경을 촉진하는데 재활후 심장환자에게 도움을 줄 수 있다. 이러한 결과는 비록 더 많은 연구가 요구되지만, 뇌졸중 환자에게 잘 적용할 것이다.

자기-효능감에 관한 이론을 기초로, 뇌졸중 생존자를 위한 심리적 중재는 자신감을 증가시키고, 개인의 노력에 관한 인지를 촉진하고, 목표설정을 가능하게 하고, 운동행동을 증가시킨다(Johnston 등 2007, Jones 등 2009, Jones & Riazi 2011, Shaughnessy & Resnick 2009). Shaugnessy 등(2006)는 자기-효능감과 운동행동 사이의 관계를 지지하는 연구를 실시하였다. 그들은 312명의 뇌졸중 생존자를 대상으로 자기-효능감과 성과 기대(즉, 개인적 동작으로 생산된 일정한 성과에 대한 믿음)는 운동행동과 긍정적인 관계가 있다고 보고하였다. 또한 뇌졸중 이전에 운동을 수행했던 사람은 뇌졸중 이후 규칙적인 운동에 참여할 가능성이 더 높고, 의사 추천이 참여에 영향을 준다. 그러나 이런 요인들은 운동행동에서 보고된 다양한 변수들의 33%를 설명하는 것이고, 뇌졸중 이후 운동 참여를 예견하는 다른 인자들을 고려해야 한다고 제안한다.

Jones & Riazi (2011)는 뇌졸중 이후 성과에 대한 자기-효능감의 영향과 자기-효능감에 기초한 자기-관리전략에 대한 효과에 관하여 체계적 고찰을 실시하였다. 총 18개 연구 1418명을 대상으로 삶의질, 감정, 일상생활독립성 및 보행과 같은 신체적 기능측면에 대한 자기-효능감의 영향을 지적하는 재활성과에 대한 자기효능감에 영향을 관찰하였다. 총 4개 연구 343명에서 자기-효능감 이론에 기초한 자기-관리 전략의 효과를 탐구하였다. 단지 2개의 무작위대조군시험이 포함되었기 때문에, 결과 해석은 주의가 필요하다. 비록 자기-효능감 원리에 기초한 자기-관리 전략을 일부 지지하는 연구가 있었지만, 뇌졸중 생존자에게 그런 중재를 전달하는 최선의 방법(집단-기반 혹은 개인)을 포함한 많은 질문들이 남아 있다.

자기-효능감은 자기-조절의 중대한 결정요인 중 하나로, Bandura (1986)에 의하여 설명되었고, 그들이 자신의 미래 행동을 조절하도록 확인된 기대와 바람에 대하여 그들 자신의 동작을 개인이 평가하는 것이다. 이런 기능에 기초하여, 성취하고자 하는 것이 무엇이고 성취하고자 생각하는 것은 무엇인지에 관한 자신의 관점을 성립하는 것이 중요할 것이다. 예를 들면, 현재 자신의 능력과 자신이 성취하고자 하는 것 사이의 불일치를 인식한다면, 뇌졸중 생존자는 보행을 개선하는 운동에 동기부여가 될 것이다. 그러나 그들의 동기부여는 개선을 성취하고자 하는 것을 자신이 인식하지 못하면 낙담하게 될 것이다. 동기강화상담은 운동 전문가가 뇌졸중 생존자의 관점을 달성하고 자기-조절 기술을 향상하는데 사용하기 원하는 한 기술이다. 이 기술은 이 장의 후반부에서 설명한다.

범이론적 모형(변화에 관한 상호 단계) / TRANSTHEORETICAL MODEL (INCORPORATING STAGES OF CHANGE)

운동과 같은 건강 행동의 회복은 행동보다 더 쉽게 말한다(단지 새해에는 체육관에 운동을 하러 가다는 생각). 금연에 관한 이전 연구에 기초하여(DiClemente 등 1985), 우리는 건강행동을 시작하는 것이 스위치를 탁 켜는 것과는 다르지만 과정이 변화한다는 더 많은 이해를 할 수 있다.

범이론적 모형은 역동적인 행동변화를 설명하고자 한 시도로 구성되었는데, 한 포괄적이고 다양한 계층의 '위층(supra)' 구조 안에 다른 사회적 인식 모형을 합성한 사고이다(DiClemente 등 1985). 범이론적 모형은 다음의 3가지 주요 관점으로 설명된다:

- 첫째, 행동변화는 다음 단계에서 발생하는 역동적 과정으로 보인다.
    - ○ **전숙고단계**(Pre-contemplation) : 이 단계는 위험 인식 부족과 변화에 대한 의도 부재가 특징이다; 즉 뇌졸중 환자가 그들의 앉아만 있는 행동의 위험을 인식하지 못하고 신체적으로 더 능동적이려고 노력하지 않는다.
    - ○ **숙고단계**(Contemplation) : 이 단계는 행동 변화를 의도하지만, 실재 동작은 부재인 것이 특징이다; 즉, 뇌졸중 생존자는 운동을 고려하지만, 실재로 운동을 시작하지는 않는다.
    - ○ **준비단계**(Preparation) : 이 단계는 일부 동작을 하지만 특별한 목표를 달성하기에는 부족하다; 즉, 뇌졸중 생존자는 몇 번 운동교실에 출석하지만, 주 3회 1시간으로 추천된 운동시간을 채우지 못한다(Best 등 2010).
    - ○ **행동단계**(Action) : 이 단계의 사람들은 6개월 동안 목적 행동을 성공적으로 견딘다.: 즉, 뇌졸중 생존자는 6개월 동안 주 3회 1시간 운동회기를 수행한다.
    - ○ **유지단계**(Maintenance) : 이 단계의 사람들은 6개월 이상 자신의 목표를 달성하기 위하여 지속한다; 즉, 뇌졸중 생존자는 6개월 이상 운동교실에 출석하거나 추천을 달성하는데 충분한 일상생활에서 규칙적인 신체활동을 유지한다. 그림 6.1에서 설명하는 것처럼, 재발은 어떤 단계에서도 가능하다.
- 둘째, 이 단계들은 개개의 단계에서 '의식상승'(운동에 도움이 되고 운동교실에 접근하는 방법에 대한 정보를 받음), '역-조건화'(미래 건강에 대한 두려움과 걱정을 역으로 운동의 긍정적인 측면으로 사용), '자극통제'(운동교실에서 낙오되는 자극을 조절하는 상

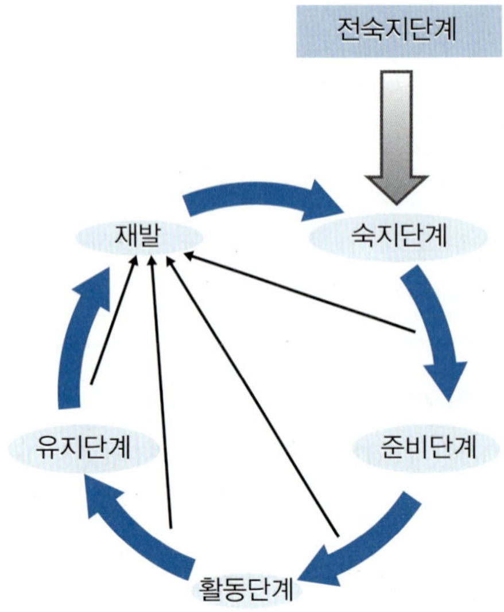

그림 6.1 범이론적 모형에서 행동변화의 순환단계에 관한 도식화. 재발은 변화순환에 어떤 지점에서든지 발생할 수 있다.

황) 등을 포함한, 일련의 특별한 10개 과정에 의해 작동되는 진행을 추천한다. 기타 과정은 '위험경고'(운동의 위험과 그 위험을 어떻게 감소할지 정보를 받는), '결과케어'(운동에 관하여 어떤 느낌인지 토론), '건강대안 증가'(일상생활에서 신체활동 증가), '이점 이해'(운동 참여의 가능성을 믿음), '도움관계'(운동차명에 대한 사회적지지 자극), '환경재평가'(지역사회에서 신체활동 기회에 대하여 학습), 그리고 '강화관리'(신체활동을 위한 자신의 보상 혹은 타인의 보상 받음) 등이 포함된다.

- 셋째, 불이익에 대항하여 변화가 이득으로 집중된다는 개념은 성공적으로 행동을 변화하는데 도움이 될 수 있다. 예를 들면, 뇌졸중 생존자는 보행을 개선할 수 있고 규칙적이 운동이 더 개선한다고 느낀다면, 규칙적인 운동이 피곤할 것이라고 느끼는 뇌졸중 생존자보다 운동을 시작하기를 더 원할 것이다. 앞에서 우리는 운동의 목적이 실재 운동행동과 동일하지 않다고 경고하였다. 이 단계 이론의 강점 중 하나는 동기부여단계와 행동단계를 구분하는 것이다. 동기부여단계 동안에, 뇌졸중 생존자는 자기-믿음, 위험인식에 관한 기술, 기대성고 및 인식한 자기-효능감에 기초하여 운동에 참여하는 의도를 증명할 것이다. 행동 단계에서, 운동은 계획, 시작, 유지 그리고 재발을 관리해야 한다.

범이론적 모형(Transtheoretical Model)은 참여 평가단계에서 가장 연구된 모형 중 하나이고, 각 단계에서 개인의 중재를 통해 사람을 상담하고 안내하는 운동을 사용하며 건강관리 전문가로부터 잘 받아들여야 한다. 그들의 중재를 달성하기 위해 건강 혹은 운동 전문가를 도와야 한다. 예를 들면, 다양한 운동을 제공하는 것은 뇌졸중 생존자가 준비단계일 때 적절하지만, 인식단계에는 부적절하다.

즉, 이 단원은 광범위한 모집단과 다른 건강 행동을 제공하는 건강관리 전문가에 의하여 사용된 자기-효능감의 개념과 한 두드러진 건강 행동 이론의 개념을 소개하였다. 뇌졸중 생존자와 뇌졸중의 장기관리에 운동참여를 증가시키는 것을 검사해봐야 하지만, 연구는 건강행동을 설명하고 예견하고 중재를 제공하는데 이러한 개념과 이론을 사용하는 것에 약간의 가치를 지적한다.

연습에 대한 적용 이론 / APPLYING THEORY TO PRACTICE

운동 및 건강관리 전문가는 뇌졸중 생존자의 운동참여를 촉진하는 광범위한 기술을 발달하는데 자기-효능감 이론에 기초하여 운동과 중재에 대한 장애인자와 동기부여인자를 연구한 결과를 사용할 수 있다. 글상자 6.1은 이 기술들을 요약하고 있다. 일부는 친숙하고 쉽게 적용가능하지만, 다른 이론(뇌졸중 생존자의 행동 변경을 예방하기 위한 사건에 양면성을 가지고 성가신 도전)들은 일부 향후 연습성 훈련을 요구할 것이다.

동기강화 상담은 내재적 동기부여, 자기-효능감, 및 자기-조절 기술을 증가시키는데 관여한다. 물질사용(담배, 술, 약물, 마리화나) 및 건강관련 행동(식이요법, 운동, 안정적인 성생활)과 관련된 119개의 연구를 검토한 메타분석에서, 동기강화 상담은 작은 효과 범위 안에서 통계학적으로 유의한 결과를 보여주었는데, 이것은 행동변화를 촉진하는 유용한 상담법 중 하나라고 제언하였다(Lundahl 등 2010).

수많은 생활양식에 행동 변화를 촉진하는 건강증진을 사용하는 접근법으로 금연, 술과 약물 재활뿐만 아니라, 건강한 사람 및 만성 심장병 환자(즉, Hardcastle 등 2008)와 운동 참여 등이다. 동기강화 상담기술은 그들의 의사결정에서 운동과 지지에 대한 그들의 감정과 믿음을 표현하도록 뇌졸중 생존자에게 허락되는 접근법과 운동 및 건강관리 전문가를 제공한다. 다음의 동기부여 인터뷰에서, 우리는 신체적으로 더 능동적으로 되도록 결정하는데 더 특별한 목표를 설정하는데 사용하는 목표설정의 개요를 설명할 것이다.

동기강화 상담 / MOTIVATIONAL INTERVIEWING

동기강화상담은 변화를 위한 동기강화를 자극하고 강화하도록 안내하는데 협력적인 개인-중심 유형을 말한다(Miller & Rollnick 2009). 동기강화 상담은 무엇을 달성하고 싶어 하는지 사람들에게 알려주는 유용한 접근법이지만, 왜 달성할 수 없는지에 관한 부정적인 사고의 순환으로 빠뜨릴 수 있기 때문에 목표 달성을 방해하게 된다. 동기강화 상담의 개념은 문제성 음주자와 상담하며 두드러졌고(Miller & Rollnick 1991) 만성심장 질환자뿐만 아니라 운동을 조언받은 당뇨환자에게 운동 회복과 같은 생활양식 변화를 촉진하도록 전이된다.

동기강화 상담을 통한 접근법은 파트너 같은 관계에서 의사사통으로 안내되는 방법 중 하나이다. 전반적인 목표는 관점, 기대 및 행동을 평가하도록 동기부여하여 동기강화를 증가시키는 것으로, 변화는 안에서 표출되고 강요되지 않는다. 이 접근법의 주요 개념은 다음에서 요약하고 있다:

글상자 6.1 뇌졸중 이후 신체활동 독려하기: 건강행동이론 적용

- 뇌졸중과 뇌졸중 회복에 관한 정보를 제공한다. 이것은 뇌졸중 생존자가 사건의 심각성과 향후 뇌졸중에 대한 위험을 고려하도록 한다.
- 앉아있는 생활과 관련된 위험과 운동 참여와 관련된 위험을 포함한 운동의 이점에 관한 정보를 제공한다.
- 뇌졸중 생존자에게 운동에 대하여 어떻게 느끼는지와 운동 참여에 관해 할 수 있다고 믿는 것이 무엇인지를 질문한다.
- 뇌졸중 생존자가 운동 프로그램에 성공적으로 참여하는 능력에 대하여 얼마나 자신감 있는지 탐구한다.
- 운동참여에 대한 자심감이 있는 것과 없는 것에 관하여 이전 경험에 대하여 질문한다.
- 그들의 자신감을 개선할 수 있는 행동에 대하여 토론한다. 다음이 포함될 것이다: 다른 뇌졸중 생존자와 대화하기, 운동교실을 관찰하기, 지도감독하에 운동회기를 수행하는 자신의 능력을 검사받기.
- 신체활동과 기능을 개선하는데 성취한 것이 무엇이고 그들이 성취할 수 있다고 생각하는 것과 방법을 탐구한다.
- 운동에 대한 장애인자와 참여를 그만두게 하는 것이 무엇인지 질문한다.
- 목표달성을 대한 사회 및 환경적 장애와 촉진자가 무엇인지 알아본다.
- 그들의 행동변화로부터 뇌졸중 생존자를 방해하는 사건을 꺼내어서 양가감정에 도전한다.
- 그들이 원하는 신체활동과 기능에 대하여 뇌졸중 생존자를 향상시키는데 변화의 중요성을 토론한다.
- 지각적 혹은 실재 장애인자를 극복하기 위하여 그들과 함께 문제해결 운동을 실시한다.
- 의사나 물리치료사로부터 운동교실 소개받기, 지역사회에서 제공하는 것 확인하기, 이동을 위하여 가족이나 친구의 협조 구하기와 같은 신체활동 참여를 촉진하는 것이 무엇인지 토론한다.
- 일주일의 대부분을 단거리 보행할 수 있는 지점을 주장하기와 같이 운동참여를 증가시키기 위하여 일상적으로 할 수 있는 것이 무엇인지 알아본다.
- 운동참여에 관하여 되먹임 제공하고 동기부여를 증가시키는데 사용될 수 있는 보상방법을 토론한다.
- 뇌졸중 생존자에게 운동회기를 기록하고 예를 들면, 운동의 단점과 장점, 성취한 목표, 장애를 극복할 수 있는 동작과 같은 기타 정보를 기록하는 일기를 작성하도록 독려한다.
- 운동참여로부터 재발과 어떻게 관리할지 토론한다. 뇌졸중 생존자에게 의미 있는 전략을 생각하도록 뇌졸중 생존자를 독려한다.

- 건강과 운동 전문가는 뇌졸중 생존자에게 최선의 일이 무엇인지 찾는 그들의 관점, 믿음 및 가치에 대하여 학습한다.
- 변화에 대한 동기부여는 개인에게서 나오며 강요되지 않는다-직접적인 설득은 하지 않을 것이다.
- 의사소통 방식은 적절하게 도전하는 개방성 질문을 사용하고, 개인의 의도에 관한 단언을 제공하고 성공을 할 수 있다는 개인의 믿음을 지지하기 위하여 실시된 행동과 의사결정을 반영하도록 촉진한다.
- '준비도 측정자' 는 0~10척도를 사용하고 개인의 변화준비도를 탐구할 수 있다. 이 척도는 변화단계를 수평적으로 재현한다. 점수가 낮을수록 변화준비가 되지 않은

것이고, 점수가 높을수록 변화준비가 된 것으로 알 수 있다[1]. 5점 이상의 점수는 그들이 변화를 고려하고 있다는 것이다. 개방성 질문의 사용은 의뢰인에게 그들에게 변화가 얼마나 중요한지, 그리고 변화를 달성할 자신감이 얼마나 있는지에 관하여 질문한다. 그들의 응답에 모순을 관리하고 그들 자신의 의사결정을 위하여 자신의 믿음과 태도에 도전을 돕고, 스스로를 척도의 특정 지점으로 보는 이유를 증명하고 도전할 수 있다.

동기강화 상담은 근본적인 원리를 포함한다:

1. **효과적인 듣기** : 어떤 판단없이 개인의 감정과 기대를 이해하기 위하여 개인이 무엇을 말하고 보는지를 듣기.
2. **변화 중요성** : 토론을 통한 변화 중요성은 개인이 원하는 것을 어떻게 사는지와 기능, 건강, 가족 및 행복에 관하여 현재 어떻게 느끼는지의 불일치에 관하여 중점을 준다. 예를 들면, 개인이 운동에 참여하는 방법은 그들의 현재 기능과 그들이 원하는 기능 사이에 불일치를 극복하는데 도움이 될 때 변화 결정에 미치는 영향이 더 클 것이다.
3. **저항과 함께 구르기** : 예를 들면, 변화에 대한 저항은 뇌졸중 생존자와 운동 전문가가 문제를 보고 해결하기 어려울 때 표출된다. 동기강화 상담은 직면을 피하고 문제해결을 능동적으로 포함하는 저항을 재구성할 기회를 제공한다.
4. **자기-효능감 지지** : 동기강화 상담의 일반적 목표는 장애를 극복하고 성공적으로 수행할 수 있도록 개인의 자신감을 향상시킨다.

어떤 기술을 적용할 때 운동 및 건강관리 전문가에 의해 실시된 접근법은 능동적인 듣기를 포함한 협력과제중 하나를 해야 하며(7장), 뇌졸중 생존자가 그들의 의사결정 안에서 운동과 지지하는 팀에 대한 그들의 느낌과 신념을 표현하도록 한다. 개방성 질문은 운동참여를 토론할 때 무엇을 이야기하는지 확인하고 도전하거나 반영하는데 사용한다. 뇌졸중 생존자가 그들을 위하여 최선을 다할 것이라고 생각하는 것과 참여에 대한 장애인자와 동기부여인자를 토론할 때 항상 뇌졸중 생존자가 해결을 제공하기 위해 어떻게 생각하는 것을 탐구하는 것은 중요하다.

글상자 6.2는 글상자 6.1에서 설명한 일부 기술을 적용함으로써 연습에 어떤 이론을 적용할 수 있는지에 대한 사례연구를 설명한다.

목표설정 / GOAL SETTING

동기강화상담은 운동과 같은 건강행동을 회복하고 신체적으로 더 능동적이 되도록 일반적으로 개인을 독려하는데 도움이 될 것이다. 그들이 준비되었다고 할 때, 목표 설정은 더 특별한 사건을 정의하고, 진행을 기록하고 자기-효능감을 증가시키는데 사용할 수 있다.

---

1 Price 등(1999)은 뇌졸중 생존자는 이런 유형의 '룰러'를 사용하는 것이 어렵다고 보고하였다; 그리고 운동전문가들은 그 룰러를 사용하는데 주의해야 할 필요가 있으며, 이런 방법이 개인에게 안정적인 적응증에 대응하여 모순을 점검해야 한다.

글상자 6.2 사례연구

존은 59세의 선생님으로 오른쪽 대뇌반구 뇌졸중으로 왼쪽 경증 편부전마비를 앓고 있다. 뇌졸중 이전에 존은 텔레비젼을 보고 친구와 영화관에 가면서 여가시간을 보냈다. 그녀는 스포츠 활동이나 신체활동을 거의 하지 않았고, 걷거나 대중교통을 이용하기보다 운전하기를 선호하였다. 현재 존은 걷기가 개선되기를 원하고 운동이 걷는데 도움이 될 것이라는 것을 알고 있지만 그녀의 성공을 위하여 자신감이 부족하였다. 존은 집안과 짧은 거리의 실외보행을 할 수 있었다. 존은 최근에 은퇴하여서 규칙적인 운동을 수행할 시간이 있다고 느끼고 있다.

그녀는 운동전문가 데이비드를 만나서 운동을 시작하는 방법에 대하여 토론하였다. 데이비드는 그녀가 현재 어떻게 신체 건강을 회복할지와 그녀가 미래에 원하는 것을 얻는 방법을 탐구한다. 존은 자신의 현재 신체활동 수준을 씻기, 옷입기, 음식하기, 일부 가벼운 집안일과 때때로 친구집에 방문하기 위하여 차에서 나가기를 포함한다고 설명한다. 존은 데이비드와 비활동으로 남아있으면 뇌졸중 재발 위험성이 높다고 토론한다. 뇌졸중 재발위험을 줄이고 보행을 개선하는데 주 5회의 운동의 중요성을 존에게 인식시키기 위하여, 규칙적인 운동을 포함한 앉아있는 생활의 변화를 위하여 동기부여와 의도를 강화한다. 데이비드는 그녀가 운동에 대한 가능한 장애인자를 인식하는 것을 탐구하고 그녀가 할 수 있는 것과 어렵다고 생각하는 것에 대하여 증명하기 위하여 주의 깊게 듣는다. 존은 장애인자 중 하나가 피로라고 하며 호흡곤란이 올까 걱정되고 운동교실에 갈 에너지가 없을 것을 걱정한다고 한다. 데이비드는 그녀에게 왜 그런 일이 벌어질 것이라고 생각하는지 물었고, 이전에 어떤 상황을 경험하였는지, 만약에 운동교실에 참여하면 최악의 성과가 무엇인지 탐구한다.

이 토론 이후에, 존은 그녀가 운동교실을 계속할 수 없다는 걱정을 재평가한다. 그녀가 단지 개단을 오를 때 호흡곤란이 있다는 근거에 기초하여 데이비드는 운동교실 참여자가 단지 자신의 유산소 능력 안에서 운동하도록 안심시키고, 그녀는 운동 교실에 참여하는 자신의 능력에 대하여 걱정이 줄었다. 데이비드는 존에게 운동을 시작할 때 어떻게 준비하는지와 운동에 계속 출석할 수 있는 자신감을 부탁한다. 존은 결코 운동교실에 참여할 수 없지만 병원에서 매우 도움을 주는 물리치료사와 함께 운동을 참여하였다고 설명한다. 존은 그녀의 동기와 의지는 운동을 시작하고자 하는 것이 크지만 그녀의 송공에 대한 자신감과 프로그램을 즐기는 것은 아직 낮다고 설명한다. 데이비드는 그녀가 교실에 사람들을 만나러 혼자 오고, 그녀가 자신의 출석을 결정하기 이전에 그녀는 그들의 경험에 대하여 그들에게 말할 수 있다고 제안한다. 존은 그들의 경험을 제평가한다. 그녀는 그들이 뇌졸중을 앓고 있음에도 잘 할 수 있다면, 나도 할 수 있다고 생각한다. 자신과 다른 뇌졸중 환자를 비교하고 그들이 신체적으로 할 수 있는 것과 없는 것에 유사점을 찾는 것은 그녀가 운동 프로그램에 참여하는 자신감을 증가시킬 것이다.

다음 면접면담에서, 데이비드는 존의 예상되는 인자(즉, 이동 – 교실에 가는 방법과 참여비용), 장애인자를 어떻게 해결할 것인지 탐구한다. 또한 그들은 극복전략을 토론하고 존이 좌절하면 어떻게 과정으로 돌아올 수 있는지 토론한다. 존은 주마다 운동회기에 참여하고 이전과 이후에 어떻게 느끼는지에 대하여 주목하는 일기를 작성한다. 또한 그들은 이점(보행 능력, 안녕에 대한 감정)과 상실(즉, 시간약속과 참여비용)이 주마다 어떻게 주목되는지 그리고 운동을 지속하는 것에 최적의 느낌은 무엇인지 토론한다. 존은 2주 후에 운동교실을 시작한다.

배경 / Background

목표설정은 '환자, 치료사 혹은 팀이 특별한 기간 동안 수행할 행동적 목표에 대한 확인과 동의' 라고 정의할 수 있다(Royal College of Physicians 2008, 37쪽). 목표설정은 수행을 설명하고 최적화하기 위한 관점과 함께 구성 심리학을 포함하는 것으로 수십 년 전에 발달되었다(Locke & Latham 2002). 목표설정은 기타 영역에 적용한 이후 현재 스포츠와 운동영역에서 요소가 잘-성립되었고(Schmidt & Wrisberg 2008), 재활에 통합은 최근 더 발달하였다. 비록 근거기반이 아직 발달되고는 있지만, 목표설정은 뇌졸중을 위한 광범위한 임상 지침서를 포함하고 있다(Royal College of Physicians 2008, Scottish Intecollegiate Guidelines Network 2010). 목표설정은 재활이나 훈련 프로그램에 대한 동기부여와 참여를 향상시키고, 유착을 증가시키며, 진행을 평가하고 다학제적 팀워크를 개선하고 궁극적으로 성과를 개선하는데 사용될 수 있다(Levack 등 2006, Wade 1999).

가장 빈번하게 증명된 자기-효능감 개념을 구성하는 사회인식이론(Scobbie 등 2009)과 함께, 수많은 다른 이론들이 목표설정을 지지한다(Playford 등 2009). 이 장의 앞에서 소개된 자기-효능감 개념은 특별한 한 행동을 수행하는데 자신이 가지고 있는 능력에 대한 개인의 자신감을 말한다(Bandura 1997). 특별한 한 행동에 관한 성과에 다한 기대와 결합하여(즉, 기대성과), 자기-효능감은 개인의 목표를 설정하는 동기부여와 장애물에 직면했을 때 그 목표들을 계속하는 개인의 동기부여에 영향을 줄 것으로 생각된다.

Scobbie 등(2011)은 최근 재활에서 목표설정과 행동계획을 위한 이론적 기본틀을 제안하였다. 이것은 4가시 주요 요소로 되어 있다. 목표 딤색(현재 싱황을 평가하고 관련된 시긴을 탐색하는 것), 목표설정(특별한 행동에서 목표가 어떻게 달성되는지 확인하고 장애인자 혹은 지연인자를 극복하기 위한 전략들), 그리고 마지막으로 평가와 되먹임(과정을 평가하고 행하 행동을 위한 이미를 고려하는 것). 이 약속된 이론적 기본틀은 실재 연습에서 효과를 확인하기 위하여 실증적으로 평가하는 게 필요할 것이다.

뇌졸중 생존자의 목표설정에 대한 근거 / Evidence of goal setting with stroke survivors

목표설정을 지지하는 근거는 무엇인가? 임상에서 목표설정에 대하여 광범위한 지지에도 불구하고(Royal College of Physicians 2008, Scottish Intercollegiate Guidelines Network 2010), 특히 뇌졸중 생존자에 대한 목표 설정을 실행하는 지침서(Turner-Stokes 2009), 그리고 일반적으로 목표 설정에 관한 실질적인 문헌(Levack 등 2006), 목표설정에 관한 실제 연구는 부족하고, 좋은 질적 연구가 미비하다(Rosewilliam 등 2011). 형식적인 목표 설정에 관한 한 연구는 뇌졸중 생존자가 자기-케어 능력에 대한 목표를 명확히 하고 자기-케어에서 인식한 능력을 개선하는데 도움이 될 것이다(Folden 1993). 그러나 인식된 개선이 실제 개선으로 전이되는지는 연구되지 않았다. 다른 연구는 표설정에 참여하지 않은 집단과 비교하여, 목표 설정에 실재로 참여한 집단이 목표를 더 잘 기억하고, 과제에 더 많이 포함되고 관리하였다고 느끼는 것으로 나타났다(Wressle 등 2002). 그러나 이것은 무작위대조군 연구가 아니었고, 두 집단 사이의 차이를 결과에서 혼돈할 수 있다. 더 엄격히 설계된 연구는 재활에서 유착과 성과에 목표설정이 미치는 실재적인 영향을 검사하였다(Levack 등 2006).

다른 연구는 뇌졸중 생존자, 그들의 케어자, 그리고 건강관리 전문가에 의하여 목표 설정의 경험을 탐구하였다. 뇌졸중 이후 생활을 적응하고 자신감을 재성립하는데 도움을 주는 주요 요인으로써 지역사회-기반 운동과 교육에 참여한 뇌졸중 생존자는 운동과 목표설정 요소에 가치가 있었다(Reed 등 2010). 운동의뢰사업의 경험을 탐구한 연구는 참가자들이 그 사업이 자신감을 주어서 형식적인 운동회기를 더 능동적으로 수행할 수 있다고 느낀다고 보고하였다(Sharma 등 2011). 그러나 목표설정 과정에서 능동적인 수행에 수 많은 장애인자를 경험하였고, 아래에서 토론할 것이다.

전문가와 뇌졸중 생존자 사이에 목표설정의 잠재적 차이를 인식하는 것은 설정 목표의 유형과 목표 달성의 평가를 위하여 중요하다. 뇌졸중 생존자는 더 낙관적이며, 희망을 명확히 표현하고 더 일반적이고 장기목표를 설정하는 경향이 있고(즉 '다시 골프치기'), 건강관리 전문가는 더 단기의 특별한 목표를 설정할 것이다(즉, 2주 안에 지도감독 하에 외발지팡이를 이용하여 10미터 걷기)(Laver 등 2010, Lawler 등 1999, Wressle 등 1999). 뇌졸중 생존자는 그들이 뇌졸중 이전상태로 목표달성을 비교하는 경향이 있고, 건강-케어 전문가는 더 최근 수행과 비교하는 경향이 있어서(Wressle 등 1999), 결과적으로 뇌졸중 생존자는 건강관리 전문가보다 자신의 목표 달성을 더 낮게 판단하게 된다(Reid & Chesson 1998). 마지막으로, 건강관리 전문가는 뇌졸중 생존자 자신보다 목표설정 과정에서 뇌졸중 생존자와 협력하는 수준이 더 호의적인 의견을 가지고 있는 경향이 있다(McAndrew 등 1999). 건강과 운동 전문가는 뇌졸중 생존자와 그들의 전문가 관계에 영향을 미치는 목표 설정에 잠재적 차이를 인식할 필요가 있다(Mew & Fossey 1996). 그러나 협동적인 목표 설정 과정은 뇌졸중 생존자와 운동 전문가 사이에 토론을 촉진하고 목표를 동의하도록 도와줄 것이다.

목표설정에서 현재 영역들의 전문적 동의(및 일부 차이)
/ Current areas of expert agreement in goal setting (and some gaps)

비록 동의된 단일 방법론은 없지만, 목표 설정의 광범위한 방법을 제안한다(Playford 등 2009). 한 전문가 합의회의는 재활에서 목표 설정을 위하여 다음의 원리에 대하여 대체로 동의하였다:

- 목표는 시간 틀(time frame)이 있어야 한다: 특별히 객관적이고, 중기목표는 활동의 수준을 정의해야 하며, 장기목표는 삶의 역할 참여에 대한 뇌졸중 생존자의 더 한정적 목표를 획득해야 한다. ('활동'과 '참여'의 정의를 위하여 독자는 세계보건기구의 기능, 장애 및 건강분류 2001을 참조한다). 단기목표, 중기목표 및 장기목표 사이의 결합은 뇌졸중 환자에게 명확하게 하도록 설정하는 것이 중요하다.
- 목표설정(goal setting)은 개인-중심이어야 한다; 즉, 전체를 구성하고[즉, 그들의 손상과 장애뿐만 아니라, 그들의 소망(aspiration), 동기부여(motivation), 염려, 욕구(need) 및 사회 환경], 개인의 사건에 대한 더 깊은 이해와 그들의 관리에 동의를 찾는 협동적 과정이어야 한다.

- 목표는 단어의 의미가 무엇인지 해석이 다를지라도, 일반적으로 스마트(특별하고, 측정 가능하고, 의욕적이고, 관련이 있고, 시간 제한적인)(SMART[specific, measurable, ambitious, relevant and time-limited])한 것을 추천한다(Playford 등 2009, Wade 2009). 예를 들면, 목표가 반드시 달성 가능한 것은 아니고 달성할 가능성이 있는 만큼, 'A' 는 '의욕적' 혹은 '달성할 수 있는' 인지 협의한다.

목표설정에 대한 장애인자와 동기부여인자 / Barriers and motivators to goal setting

목표설정의 주요 동기부여인자는 뇌졸중 생존자가 더 동기부여되고, 목표설정이 의미 있고 전반적으로 더 전체론적이며, 개인-중점 재활이라는 목표에 중점을 두도록 도와줌으로써 그들의 입력이 더 영향력이 있도록 건강관리 전문가가 인식하는 것이다(Leach 등 2010, van de Weyer 등 2010). 본 교재의 다음 장에서 특별하고 필수적이지만 의욕적인 목표가 뇌졸중 환자 개인에게 신체기능을 개선하는데 얼마나 고무적인지 매우 명확한 예를 들 것이다(즉, 딸의 예식에서 딸을 잡고 복도를 걸어 내려가기).

그러나, 뇌졸중재활에 관하여 개인-중심 목표설정에는 수많은 장애인자가 있다(Leach 등 2010, Rosewilliam 등 2011). 뇌졸중 생존자, 건강관리 전문가뿐만 아니라 기관과 연관된 인자들은 다음과 같다:

- 뇌졸중 생존자는 수많은 다른 이유로 목표 설정에 참여하지 않으려 한다: 그들은 준비되지 않았고 목표와 친숙하지 않거나 목표를 설정할 뇌졸중 회복에 대한 충분한 지식이 없다(Laver 등 2010). 그들은 인지 손상이나 그들 상황에 대한 통찰력이 부족하다. 실행기능부전이 있는 뇌졸중 생존자는 특히 이상적인 목표를 설정하기 어려우며, 의사소통 어려움이 장애인자가 될 것이다. 또한 일부 뇌졸중 장애인은 그들의 뇌졸중에 대한 후유증이 아직 출현하지 않았거나 우울증으로 고통 받기 때문에 목표 설정이 곤란하다. 이러한 요인들 모두 뇌졸중 생존자가 자신의 목표 설정에 대한 참여 수준을 낮추고 특히 85세 이상인 사람이나 교육수준이 낮을 때 더하다(Almborg 등 2008). 운동과 건강관리 전문가는 의미 있는 방법으로 목표설정에 참여하는 뇌졸중 참여자가 할 수 있는 목표 설정에 대한 잠재적인자를 인식해야 한다.
- 건강관리 전문가와 연관된 목표설정에 대한 장애인자는 전문성 부족 및 목표설정에 자신감 결여, 치료목표와 개인의 목표설정에 관여하는 방법의 의미를 일관되게 설명하는 어려움 등이 있다. 또한 일부 건강관리 전문가는 목표설정에서 환자와 이런 관점을 항상 공유하는 것은 아닐지라도, 환자가 전체적으로 포함된다는 것을 인식한다(McAndrew 등 1999).
- 기관적 장애요인은 스태프 훈련 결핍이나 시간 부족이다. 목표 설정은 건강 또는 운동 전문가뿐만 아니라, 자원에 대한 이익이 되는 기술을 요구하다는 것을 이해하는 관리자를 위해 중요하다.

그러나 이런 장애인자는 목표설정과 의사소통에 관한 스태프 훈련, 경험이 부족한 스태프 멘토링 및 회복과 목표설정 과정에 대한 뇌졸중 환자의 교육을 통하여 극복할 수 있다.

즉, 목표설정은 재활과 운동훈련에 통합된 부분 중 하나이다. 이런 과정에 대한 광범위한 지지와 문헌고찰에도 불구하고, 아직 뇌졸중 생존자에 대한 최적의 목표설정 방법에 다하여 많은 의문이 있다. 특히, 이러한 과정에서 실행 기능부전, 인지손상 혹은 의사소통손상이 있는 뇌졸중 환자를 포함한 최선의 방법에 대한 지침서는 부족하다. 향후 연구는 뇌졸중 생존자가 신체활동 중재로부터 성취하기를 바라는 목표를 확인하고, 뇌졸중 이후 신체활동에 대한 목표 달성에 장애인자를 확인하고 그 인자를 극복할 전략을 확인할 필요가 있다. 또한 운동 전문가와 건강관리 전문가는 뇌졸중 생존자에게 그들의 목표를 어떻게 설정하는지 가르치고, 자신의 진행을 모니터하고, 규칙적인 되먹임을 획득하고 필요하면 활동을 조절하고 더 독립적이고, 장기간 능동적인 생활양식을 수행할 수 있도록 가르치는 것이 중요하다.

요점 / SUMMARY POINTS

- 뇌졸중 생존자는 신체활동 수준을 증가시키고 장기간 유지할 수 있도록 노력해야 한다.
- 장기간 활동을 회복하고 유지하는 것은 참여하는 뇌졸중 환자의 동기부여, 자기-효능감, 운동의 성공적인 성과를 예견하는 자신감, 이득과 장애인자, 자기-조절기술에 대한 믿음에 의하여 양향을 받을 것이다.
- 사회적 인지 이론은 일정한 자기-조절기술은 뇌졸중 이후 운동훈련 프로그램에 자기-효능감, 동기부여, 의도, 참여뿐만 아니라 장애나 퇴행을 극복하는 능력을 촉진할 수 있는 기본틀을 제공한다.
- 동기강화 상담은 뇌졸중 환자가 양가감정을 다루고, 자기-효능감을 증가시키고, 변화준비를 성립하고, 자기-조절기술을 발달시키고 적절한 목표를 설정하도록 한다. 운동 전문가는 운동에 대한 뇌졸중 생존자의 참여를 촉진하는데 이러한 기술을 사용할 수 있다.
- 목표설정은 뇌졸중 생존자가 그들의 개별 목표와 관련된 신체활동을 명확히 하고, 동기부여와 자기효능감을 향상시키고 자신의 진행을 모니터하도록 도와주는데 사용될 수 있다. 이것은 자신감을 재성립하고, 개인의 목표달성을 향상시키고 뇌졸중 생존자가 형식적인 운동교실에서 다른 활동을 시도하도록 독려하는 잠재력을 가진다.

참고문헌 / References

Almborg, A.H., Ulander, K., Thulin, A., et al., 2008. Patients' perceptions of their participation in discharge planning after acute stroke. J. Clin. Nurs. 18, 199–209.

Ashford, S., Edmunds, J., French, J.P., 2010. What is the best way to change self-efficacy to promote lifestyle and recreational physical activity? A systematic review with meta-analysis. Br. J. Health Psychol. 15, 265–288.

Bandura, A., 1986. Social foundations of thought and action: a social cognitive theory. Prentice Hall, Englewood Cliffs, NJ.

Bandura, A., 1977. Self efficacy: toward a unifying theory of behavioural change. Psychol. Rev. 84, 191–215.

Bandura, A., 1997. Self-efficacy: the exercise of control. Freeman, New York.

Best, C., van Wijck, F., Dinan-Young, S., et al., 2010. Best practice guidance for the development of exercise after stroke services in community settings. Edinburgh University, Edinburgh. Available online at http://www.exerciseafterstroke.org.uk/ (accessed 08.09.2011).

Biddle, S.J.H., Mutrie, N., 2008. Psychology of physical activity: determinants, well-being and interventions, second ed. Routledge, Oxon.

Boysen, G., Krarup, L.H., Zeng, X., et al., 2009. ExStroke Pilot Trial of the effect of repeated instructions to improve physical activity after ischaemic stroke: a multinational randomised controlled clinical trial. BMJ 339, b2810.

Carin-Levy, G., Kendall, M., Young, A., et al., 2009. The psychosocial effects of exercise and relaxation classes for persons surviving a stroke. Can. J. Occup. Ther. 76, 73–76.

Connor, M., Norman, P., 2005. Predicting health behaviour: research and practice with social cognition models. Open University Press, Maidenhead.

Damush, T.M., Plue, L., Bakas, T., et al., 2007. Barriers and facilitators to exercise among stroke survivors. Rehabil. Nurs. 32, 253–260.

DiClemente, C.C., Prochaska, J.O., Gibertini, M., 1985. Self-efficacy and the stages of self- change of smoking. Cognit. Ther. Res. 9, 181–200.

Dugdill, L., Graham, R.C., McNair, F., 2005. Exercise referral: the public health panacea for physical activity promotion? A critical perspective of exercise referral schemes: their development and evaluation. Ergonomics 48, 1390–1410.

Folden, S.L., 1993. Effect of a supportive-educative nursing intervention on older adults' perceptions of self-care after a stroke. Rehabil. Nurs. 18, 162–167.

Hammel, J., Jones, R., Gossett, A., et al., 2006. Examining barriers and supports to community living and participation after a stroke from a participatory action research approach. Top. Stroke Rehabil. 13, 43–58.

Hardcastle, S., Taylor, A., Bailey, M., et al., 2008. A randomised controlled trial on the effectiveness of a primary health care based counselling intervention on physical activity, diet and CHD risk factors. Patient Educ. Couns. 70, 31–39.

Jones, F., 2006. Strategies to enhance chronic disease self-management: how can we apply this to stroke? Disabil. Rehabil. 28, 841–847.

Jones, F., Mandy, A., Partridge, C., 2009. Changing self-efficacy in individuals following a first time stroke: preliminary study of a novel self-management intervention. Clin. Rehabil. 23, 522–533.

Jones, F., Riazi, A., 2011. Self-efficacy and self-management after stroke: a systematic review. Disabil. Rehabil. 33, 797–810.

Laver, K., Rehab, M.C., Halbert, J., et al., 2010. Patient readiness and ability to set recovery goals during the first 6 months after stroke. J. Allied Health 39, e149–e154.

Lawler, J., Dowswell, G., Hearn, J., et al., 1999. Recovering from stroke: a qualitative investigation of the role of goal setting in late stroke recovery. J. Adv. Nurs. 30, 401–409.

Leach, E., Cornwell, P., Fleming, J., et al., 2010. Patient centered goal-setting in a subacute rehabilitation setting. Disabil. Rehabil. 32, 159–172.

Levack, W.M., Taylor, K., Siegert, R.J., et al., 2006. Is goal planning in rehabilitation effective? A systematic review. Clin. Rehabil. 20, 739–755.

Locke, E.A., Latham, G.P., 2002. Building a practically useful theory of goal setting and task motivation: a 35-year odyssey. Am. Psychol. 57, 705–717.

Lundahl, D., Tollefson, D., Gambles, C., et al., 2010. A meta-analysis of motivational interviewing: twenty five years of empirical studies. Res. Soc. Work Pract. 20, 137–160.

McAndrew, E., McDermott, S., Vitzakovitch, S., et al., 1999. Therapist and patient perceptions of the occupational therapy goal-setting process: a pilot study. Phys. Occup. Ther. Geriatr. 17, 55–63.

Mead, G., Greig, C.A., Cunningham, I., et al., 2007. STroke: A Randomised Trial of Exercise or Relaxation (STARTER). J. Am. Geriatr. Soc. 55, 892–899.

Mead, G.E., 2009. Exercise after stroke. Editorial. BMJ 339, 247–248.

Mew, M.M., Fossey, E., 1996. Client-centred aspects of clinical reasoning during an initial assessment using the Canadian Occupational Performance Measure. Aust. Occup. Ther. J. 43, 155–166.

Miller, W., Rollnick, S., 1991. Motivational interviewing: preparing people to change addictive behavior. Guilford Press, New York.

Miller, W.R., Rollnick, S., 2009. Ten things that motivational interviewing is not. Behav. Cognit. Psychother. 37, 129–140.

Ogden, J., 2004. Health psychology: a textbook, third ed. Open University Press, Maidenhead.

Patterson, S., Ross-Edwards, B., 2009. Long term stroke survivors' needs and perceptions of an exercise maintenance model of care. Int. J. Ther. Rehabil. 16, 659–669.

Playford, E.D., Siegert, R., Levack, W., et al., 2009. Areas of consensus and controversy about goal setting in rehabilitation: a conference report. Clin. Rehabil. 23, 334–344.

Price, C.I.M., Curless, R.H., Rodgers, H., 1999. Can stroke patients use visual analogue scales? Stroke 30, 1357–1361.

Royal College of Physicians, 2008. National clinical guideline for stroke, third ed. Intercollegiate Stroke Working Party, Royal College of Physicians, London.

Reed, M., Harrington, R., Duggan, A., et al., 2010. Meeting stroke survivors' perceived needs: a qualitative study of a community-based exercise and education scheme. Clin. Rehabil. 24, 16–25.

Reid, A., Chesson, R., 1998. Goal attainment scaling. Is it appropriate for stroke patients and their physiotherapists? Physiotherapy 84 (3), 136–144.

Resnick, B., Michael, K., Shaughnessy, M., et al., 2008. Motivators for treadmill exercise after stroke. Top. Stroke Rehabil. 15, 494–502.

Rimmer, J.H., Rubin, S.S., Braddock, D., 2000. Barriers to exercise in African American women with physical disabilities. Arch. Phys. Med. Rehabil. 81, 182–188.

Rimmer, J.H., Wang, E., Smith, D., 2008. Barriers associated with exercise and community access for individuals with stroke. J. Rehabil. Res. Dev. 45, 315–322.

Robison, J., Wiles, R., Ellis-Hill, C., et al., 2009. Resuming previously valued activities post-stroke: who or what helps? Disabil. Rehabil. 31, 1555–1566.

Rosewilliam, S., Roskell, C.A., Pandyan, A., 2011. A systematic review and synthesis of the quantitative and qualitative evidence behind patient-centred goal setting in stroke rehabilitation. Clin. Rehabil. 25, 501–514.

Scobbie, L., Dixon, D., Wyke, S., 2009. Goal setting and action planning in the rehabilitation setting: development of a theoretically informed practice framework. Clin. Rehabil. 25, 468–482.

Scobbie, L., Dixon, D., Wyke, S., 2011. Goal setting and action planning in the rehabilitation setting: development of a theoretically informed practice framework. Clin. Rehabil. 25, 468–482.

Schmidt, R.A., Wrisberg, C.A., 2008. Motor learning and performance. A situation-based learning approach, third ed. Human Kinetics, Champaign, IL.

Scottish Government, 2009. Better heart disease and stroke care action plan. Scottish Government, Edinburgh. Available online at http://www.scotland.gov.uk/Publications/2009/06/29102453/11 (accessed 08.09.2011).

Sharma, H., Bulley, C., van Wijck, F., 2011. Experiences of an exercise referral scheme from the perspective of people with chronic stroke: a qualitative study. Physiotherapy. doi.org/10.1016/j.physio.2011.05.004.

Shaughnessy, M., Resnick, B.M., Macko, R.F., 2006. Testing a model of post-stroke exercise behaviour. Rehabil. Nurs. 31, 15–21.

Shaughnessy, M., Resnick, B.M., 2009. Using theory to develop an exercise intervention for patients post stroke. Top. Stroke Rehabil. 16, 140–146.

Scottish Intercollegiate Guidelines Network, 2010. Guideline 118: Management of patients with stroke: rehabilitation, prevention and management of complications, and discharge planning:a national clinical guideline. Scottish Intercollegiate Guidelines Network (SIGN), Edinburgh. Available online at: http://www.sign.ac.uk/guidelines/fulltext/118/index.html (accessed 08.09.2011).

Sniehotta, F.F., Scholz, U., Schwarzer, R., et al., 2005. Long term effects of two psychological interventions on physical

exercise and self regulation following, coronary rehabilitation. Int. J. Behav. Med. 12, 244–255.
Turner-Stokes, L., 2009. Goal attainment scaling (GAS) in rehabilitation: a practical guide. Clin. Rehabil. 23, 362–370.
van De Weyer, R.C., Ballinger, C., Playford, E.D., 2010. Goal setting in neurological rehabilitation: staff perspectives. Disabil. Rehabil. 32, 1419–1427.
Wade, D.T., 1999. Goal planning in stroke rehabilitation: Why? Top. Stroke Rehabil. 6, 1–7.
Wade, D.T., 2009. Goal setting in rehabilitation: an overview of what, why and how. Clin. Rehabil. 23, 291–295.
Williams, N.H., Hendry, M., France, B., et al., 2007. Effectiveness of exercise-referral schemes to promote physical activity in adults: systematic review. Br. J. Gen. Pract. 57, 979–986.
Wressle, E., Eeg-Olofsson, A.M., Marcusson, J., et al., 2002. Improved client participation in the rehabilitation process using a client-centred goal formulation structure. J. Rehabil. Med. 34, 5–11.
Wressle, E., Oberg, B., Henriksson, C., 1999. The rehabilitation process for the geriatric stroke patient – an exploratory study of goal setting and interventions. Disabil. Rehabil. 21, 80–87.

의사소통: 제대로 보기

Communication : getting it right

7

목 차

서론 / INTRODUCTION

좋은 의사소통은 뇌졸중 생존자에게 운동프로그램을 전달하기 위해 필수적이다. 운동전문가와 운동교실에 출석하는 뇌졸중 생존자, 뇌졸중 생존자 가족 구성원과 건강관리 전문가 사이의 의사소통을 포함한다. 의사소통은 복잡한 과정이다; 간단한 잡담이든 복잡한 지시 교환이든, 듣기, 말하기, 언어, 몸짓 그리고 인지기술(기억 및 주의집중)과 같은 특별한 기술이 빈번하게 그리고 어려움 없이 사용된다. 일부 뇌졸중 환자는 자신의 의사소통 변화를 주목하지 못하고, 다른 이들은 손쉬운 의사소통이 더 이상 불가능하다. 또한 인지기술(cognitive skill)은 청각 혹은 시각정보 처리가 느려지는 손상을 야기할 수 있다.

뇌줄중의 직접적인 결과로 빈번히 발생하는 특별한 유형의 의사소통 문제는 실어증(aphasia)과 구음장애(dysarthria)이다. 뇌졸중 이후 지속되는 의사소통 장애는 상대적으로 일반적이며 불행하게도 이 장애의 영향은 의사소통 장애를 가진 뇌졸중 생존자가 낮은 자존감, 낮은 사회적 자신감 및 비난느낌을 경험하기 때문에 기대하는 것보다 더 심각하다(Dickson 등 2008). 의사소통장애가 가져오는 도전을 극복하는 것은 의사소통의 복잡성, 환경의 영향과 일부 장애를 극복하고자 하는 개인의 협력을 적극적으로 참여하고자 하는 의지에 대한 인식이 요구된다.

환경은 의사소통에 강한 영향을 가진다(Howe 등 2008). 이것은 신체적 환경과 공간 및 음향학, 그리고 사회적 환경 모두를 포함한다. 사회적 환경은 운동회기 이전, 기간, 이후에 의사소통 기회와 관련된다. 운동 전문가와 뇌졸중 생존자 모두 기대, 믿음 및 가치가 사회적 환경에 영향을 미칠 것이다. 따라서 좋은 의사소통은 운동프로그램 참여에 잠재적 이점과 장애인자에 관한 공유된 이해를 촉진하고, 뇌졸중 생존자의 운동 프로그램의 내용과 과정, 목표에 동의하는데 중요하다.

이 장의 목표는 의사소통에 영향을 미치는 요인에 대한 인식 증가, 뇌졸중 이후 경험하는 일부 더 일반적인 의사소통 장애를 기술하고 운동 전문가와 뇌졸중 생존자를 위한 올바른 사회환경을 창조하도록 보조할 수 있는 좋은 의사소통을 지지하는 원리를 소개하는 것이다.

효과적인 의사소통 기술 증명하기 / DEMONSTRATING EFFECTIVE COMMUNICATION SKILLS

의사소통이란? / WHAT IS COMMUNICATION?

의사소통은 단순히 정보를 주고받는 과정으로 설명될 수 있다. 그것은 사회적 미팅의 참여, 지시하기, 동의교섭, 의견 표현 및 국제상황 토론하기와 같은 광범위한 활동을 담당하는 2인 이상을 포함하는 공유 활동이다. 정보 교환은 다른 내용으로, 비공식적이고 공식적인, 그리고 힘과 조절의 균형이 동일하거나 참여자의 한 명 이상이 유지한다. 그러나 이 설명은 우리가 타인과 어떻게 그리고 왜 의사소통을 하는지에 관한 복잡성을 인식하지 못하고, 물체를 다르게 보는 개개인을 설명하지 못한다.

의사소통 방법은? / HOW DO WE COMMUNICATE?

의사소통은 구두와 비-구두로 할 수 있다. 그 표현은 '그녀가 말한 것이 아니다', '그녀가 말하는 방식이다', '행동은 단어보다 더 크게 말한다' 등이 증명한다. 비-구두 의사소통이라는 용어는 말이나 글로 쓴 단어를 포함하지 않는 의사소통의 형태로서 해석할 수 있다; 그러나 이것은 비-구두 메시지가 종종 구두 표현을 동반하다는 것처럼 엄격하게 진실은 아니다 (Hargie & Dickson 2004).

비-구두 의사소통은 몇 가지 목적을 제공할 수 있다; 비-구두 의사소통은 다음을 할 수 있다:

- 말을 완전히 교체 즉, 의사소통을 위해 선택한 방법은 신호 언어 혹은 분주한 방을 가로지르는 단순한 신호나 몸짓을 말한다.
- 메시지의 일부를 강조하는 보완 언어 즉, 감정 보이기 그리고 초점을 명확히 하기 위하여 지적하고 몸짓하기
- 말한 단어 부정하기 즉, 또 다른 메시지를 제안하는 신체 언어. 이러한 비-구두행동은 풍자나 유머를 사용할 때와 같이 신중해야 한다. 그러나 행동은 즉, 얼굴을 붉히거나 긴장하고 참 메시지를 드러내는 등의 개인의 조절 밖일 수 있다.
- 대화의 시작과 전환을 조절 즉, 눈접촉은 듣고 말할 때 신호로 활동한다.

대화의 모든 유용한 모형을 이용하고(그림 7.1) 자신의 비-구두 의사소통을 인식하는 것은 뇌졸중 생존자가 효과적으로 관계를 형성할 때 중요하다.

연습에서, 의사소통의 가장 적절한 모형은 효과적인 운동 프로그램을 전달하기 위해 뇌졸중 생존자 개인의 요구와 내용에 맞는 것을 선택해야 한다. 또한 뇌졸중 환자와 상호작용에서, 접촉은 서비스 안에서 참고를 유지하고 물리치료사, 작업치료사, 말과 언어치료사와 같은

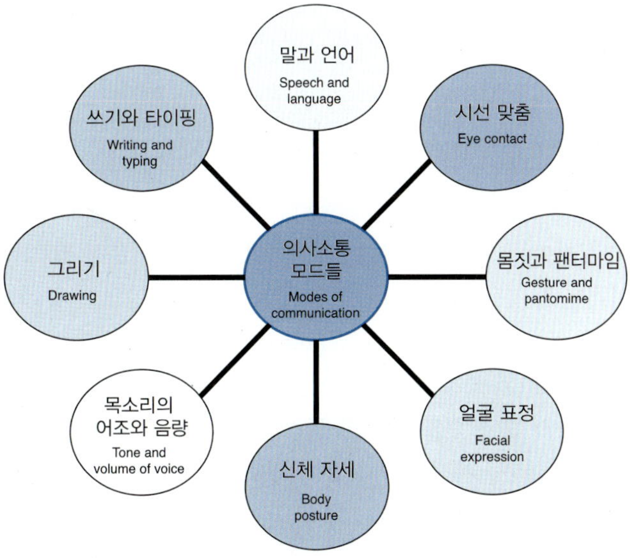

그림 7.1 많은 다른 모드의 의사소통을 보여주는 그림.

다학제적 팀의 다른 구성원과 함께 연락을 통해야 한다. 다른 내용은 특별한 의사소통 모형, 즉 작성된 서비스 정보 리플렛이 가장 적절하다. 그러나 운동서비스가 실제로 접근가능한 것은 뇌졸중 생존자의 능력과 선호가 달성된 후에 적절한 형태를 제공하는 정보의 유연한 접근법이 요구된다.

능동적인 듣기 사용 / USING ACTIVE LISTENING

의사소통은 신호를 부호화하고 보내며 신호를 번역하거나 받는 것이 필요하다. 수동적 듣기 자체는 항상 불충분하다. 능동적으로 듣기는 전달된 메시지에 주의집중이 증명되고 사고 과정이 정보를 흡수할 때를 말한다.

능동 듣기는 다음을 포함한다:

- 실제 메시지를 이끌어 내기 위하여 단어, 신체 언어, 목소리 톤에 주의집중하여 실제 의미가 무엇인지 알기.
- 정보의 전체적 의미를 고려하기, 즉 기대하거나 특이한 것은 무엇인가?
- 의사소통 과정으로 되먹임 사용하고 제공하기, 즉:
  - 비-구두신호에 관한 인식하기.
  - 공유이해를 확보하기 위하여 의역하거나 재생하기.
  - 감정 반응하기.
  - 적절히 질문하고 증진하는 협력을 위하여 독려 제공하기.

건강관리 전문가는 의사소통 연습의 요소와 이점을 이해하기 위하여 훈련을 받아야 한다 (Parry and Brown 2009).

의사소통 기술은 연습으로 개선될 수 있으며, 노력은 관계를 형성하고 운동프로그램을 참여하는 뇌졸중 생존자의 경험을 자기-모니터할 수 있다.

개별 차이 평가 / APPRECIATING INDIVIDUAL DIFFERENCES

운동 프로그램에 출석하는 뇌졸중 생존자는 다른 문화와 사회-경제적 배경을 가지고 있다. 언어, 전통 및 종교의 차이는 모두 신망이 없는 한 이런 차이가 주는 오해를 야기하는 잠재력을 가지고 있다. 이것은 무엇을 말하는지, 주의 깊게 듣고, 개인의 전통에 대한 학습하며, 문화적 차이를 민감하게 관찰하고 이해할 수 있도록 성립될 수 있다. 영어가 제1언어가 아니면, 지시를 따를 수 있는지 또는 통역사나 건강케어 후원자가 필요한지 확인하는 것이 중요하다.

뇌졸중 생존자가 그들의 뇌졸중을 어떻게 생각하는지, 그들의 회복과 운동 프로그램 참여에 대하여 어떤 염려가 있는지 자신의 관점을 성립하는 것이 중요하다. 뇌졸중 이후에, 자신을 바라보는 방법은 뇌졸중의 영향, 그리고 차후 손상과 장애에 의하여 위태로워진다. 뇌졸중 생존자는 뇌졸중 이전의 자신의 감정들 유지하려고 노력한다. *'지팡이를 사용하는 것은 내가 걷는 방법이 아니다. 나는 정상적으로 아무 문제 없이 주말에 6~8마일을 걷는다'*와 같은 신체

능력에 관하여 혹은 *'내게 많은 결정을 요구하는 나의 직업과 타인의 얼굴과 내가 이야기했던 과거 사건을 회상하는 나의 기억을 주목할 수 있는 빠른 사고를 한다.'*와 같은 인지 능력에 관하여 대화를 통해서 관찰할 수 있다.

기타 그들의 능력에 대한 변화에 집중하고 가족과 친구로부터 강화되거나 되지 않는 자신에 대한 다른 관점을 보는 것에 관하여 상실과 절망에 굴복할 것이다. 이것은 대화로 관찰되는데, 즉 *'내 오른쪽 다리가 약해서 걷는 것이 어렵고, 단지 걸을 뿐이다. 나는 다시 걸을 수 있다는 것을 상상할 수 없다'* 또는 *'나는 좋은 기억력을 가지고 있었지만 지금은 아니다... 나의 기억은 매우 불량하고 나는 요일에 대한 기억이 엉켜 있다'* 등이다.

개인에 차이를 평가하여, 우리는 일부 사람들을 위한 낙관과 희망이 중요하고 다른 사람들은 기능상실에 대한 비관, 슬픔반응과 격렬한 인식이 그들 자신에 관한 관점을 변경시킨다는 것을 이해하는 법을 배운다. 그 중요성은 이들의 개별적인 관점을 인식하고 받아들이는 의사소통을 제공하고 차이를 인식하는 것이다.

뇌졸중 이후 의사소통 장애
/ COMMUNICATION DISABILITY AFTER STROKE

뇌졸중 이후 의사소통 능력의 손상을 경험하는 것은 일반적이지만, 의사소통과 장애를 함께 연관지어 말하지 않는다. 장애를 설명한다면, 개인의 신체적 능력에 중점을 두는 경향이 있고 '숨겨진 장애'로 기술되는 의사소통 장애를 가진 사람과 함께 일하는 기관의 일부에서 기인된다. 실재로, 의사소통장애는 우리가 의사소통 어려움을 가진 사람들을 만날 때 즉시 명백해지지 않으며, 청자를 놀라게 하고 상황을 어떻게 도와줘야 하는지 인식이 부족하다고 느낄 때 추가적인 장애를 생산할 것이다.

의사소통 장애는 일시적이지만, 뇌졸중 장애인의 중요한 비율이 다른 많은 방법과 심각성을 보이는 평생 동안 증후군으로 가지고 있을 것이다. 청각신호처리, 문장 인식하기, 신호의 의미 첨부하기 혹은 발음 근육 조절하기, 호흡과 발성과 같은 뇌의 많은 영역이 의사소통을 담당한다. 그림 7.2는 의사소통 장애자가 말을 생산하는 과정을 여러 단계로 표현한 인지형을 보여주고 있다.

의사소통의 복잡성으로, 다양한 표현이 놀라운 일은 아니지만, 3가지 주요 분류로 손상을 구분할 수 있다. 의사소통장애 유형에 관한 이해는 첫째 대상자가 발생 가능한 의사소통 장애 인자를 극복하도록 지지하는 것이다.

운동언어 장애 / MOTOR SPEECH DISORDERS

운동언어 장애는 말을 위해 필수적인 운동 움직임을 계획하고 실행하는데 어려움이 있는 것이다. 구음은 턱, 입술, 혀, 연구개 및 후두의 정확하고 협응된 움직임이 요구되고, 모두 성량과 발성을 주는 조절된 호흡을 지지한다. 구음에 관한 어떤 근육의 신경지배가 차단되면, 결과적으로 말의 질이 달라진다. 구음장애는 운동언어 장애를 설명하는 용어이다. 뇌졸중의 유형에 따라 수많은 구음장애 유형이 있지만, 개인의 언어생산에 모두 영향을 미치고 결과적

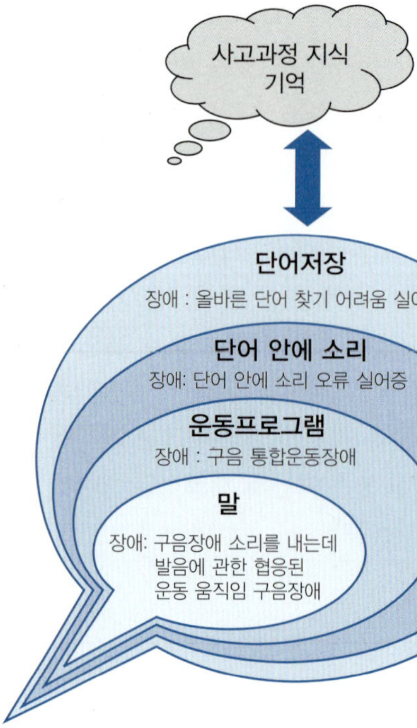

그림 7.2 의사소통 장애와 연관된 말하기에 대한 계층적 표현인 인지모형.

으로 무엇을 말하고 있는지 해석하는데 어려움이 발생한다. 구음장애의 심각성은 최소 부정확한 구음 혹은 어눌한 말부터 소리나 이해할 수 있는 단어를 생산하는 능력을 생산하는데 완전한 불능으로 대체방법(즉, 글이나 전자 의사소통 보조도구)으로 의사소통을 하는 사람까지 다양하다. 일부는 구음장애가 출현하면, 그들이 당신의 말을 이해하는데 어려움이 있다거나 그들이 지능적으로 손상되었다고 추정하는 것은 부적절하다. 그러나 불행하게도 타인으로부터 부정적인 반응은 구음장애를 가지고 생활하는데 가장 큰 장애 중 하나이며 어떤 사회적 상황에서든 개인의 자신감에 심각한 해로운 영향을 미칠 수 있다.

언어장애 / LANGUAGE DISORDERS

언어는 우리가 의미를 전달하기 위하여 동의한 신호체계이다. 이 경우, 우리는 영어로 작성된 우리의 공유지식을 사용하지만, 이 정보는 일부 미지 코드(체계의 지식을 가진 양쪽을 가정하는)는 말하거나 신호를 주거나 혹은 지나치는 많은 언어로 표현되어 왔다. 뇌는 학습된 신호에 대한 의미를 해석하고 첨부하여 언어를 처리한다. 우리 뇌의 언어처리 영역은 대부분의 오른손잡이와 일부 왼손잡이에서 왼쪽 대뇌반구에 위치하고, 이 영역이 손상되면 실어증이라고 알려진 장애가 나타난다. 초반 뇌졸중인 사람의 약 30% 이상이 실어증 증상을 경험할 것으로 추정한다(Engelter 등 2006). 때때로 실어증은 부전 실어증과 관련이 있는데, 동시에 부전 실어증은 부전 실어증은 덜 심각한 장애를 지적하는데 사용하는 용어였지만, 이 구분은 항상 도움이 되는 것은 아니다. 실어증 증상은 매우 다양하고 모든 의사소통 인자 즉, 구어 이해하고 생산하기, 읽고 쓰기, 신호 보내고 해석하기 등에 모두 문제를 일으킬 수 있다. 또한 손상의 심각성은 이러한 인자에 따라 달라지기 때문에, 개인의 강점에 관한 연구는 의사소통의 성공을 최대화하는 것이 중요하다.

실어증 환자는 뇌졸중 회복기 동안 말과 언어치료사와 함께 치료받을 가능성이 높다. 최근 뇌졸중 이후 실어증을 위한 말과 언어치료사에 관한 코크란 체계적 고찰은 *'실어증 관리와 재활에서 말과 언어치료의 일차 목표는 개인의 의사소통 능력을 최대화하는 것이다'* 라고 하였다(Kelly 등 2010, 2쪽). 따라서 치료의 초점은 구어 의사소통뿐만 아니라 효과적인 의사소통 방법을 성립하는데 관여한다. 비록 실어증 환자는 자신의 상태에 관하여 전문가일지라도, 그들은 자신을 지지하고 그들의 특별한 의사소통 욕구를 조절할 의사소통 협력자가 필요하다.

실어증이 있는 뇌졸중 환자를 치료할 때, 운동 전문가는 주어진 방법에서 언어를 이해하고 표현하기 어렵다는 것을 인식할 필요가 있다. 개개인의 뇌졸중 생존자가 의사소통 장애를 극복하는 최선의 방법이 무엇인지 인식하자.

인지 의사소통 장애 / COGNITIVE COMMUNICATION DISORDERS

실어증과 구음장애는 뇌졸중 이후 경험하는 주요 의사소통 장애이지만, 뇌졸중 환자는 성공적인 의사소통에 부적절한 영향을 줄 수 있는 영구적인 증후군을 더 많이 가지고 있다. 일부 장애는 더 명확한데 즉, 뇌졸중 생존자는 그들의 기억이 뇌졸중 이후 매우 불량하다고 운동전문가에게 밝히고 글로 작성된 지시로 보상할 필요가 있다는 것을 빠르게 알려야 한다. 기타 표현은 매우 섬세하고 때로는 오해할 수 있다. 오른쪽 대뇌반구 뇌졸중 이후 경험하는 의사소통 장애에 관한 연구가 증가하고 있고, 이로 인하여 언어처리과정에서 비-우세 대뇌반구의 역할에 관한 인식이 증가하고 있다. 다음 목록은 뇌졸중 이후에 관찰되는 일부 변화를 설명한 것이다. 실어증과 구음장애와는 달리, 개인은 이러한 자신의 변화를 인식하는데 매우 제한적이지만, 그들을 잘 아는 가족과 친구들은 그들의 고통을 더 잘 알고 때때로 행동을 도전하게 한다:

- 감정적 내용 이해하기 어려움(즉, 그들과 대화하는 사람의 감정적 반응에 대응하기 실패).
- 얼굴표정과 억양을 상요하고 이해하기 어려움[즉, 매우 '밋밋한' (즉 표정 없는) 얼굴과 단조로운 목소리로 의사소통].
- 대화에서 법칙을 따르기 어려움(즉 타인을 설득하고 타인이 말하는 것을 허용하지 않은 것).
- 추론하기 어려움(즉, 말하는 것에 대한 매우 문학적 해석을 하고 유머, 풍자 혹은 복잡한 정보를 평가하지 못함).

이것은 단지 몇 가지 예이며, 우리는 무례하거나 사회적 상호작용을 우리의 잘-의도된 시도에 대한 부적절한 반응을 고려하는 것을 표현하는 개인에 대하여 개인적 판단을 피하기 매우 어려운 것을 평가할 수 있다. 이런 경우에, 라포를 형성하는 것이 중요하고 의사소통 장애의 더 섬세한 면을 인식하는 것이 중요하다.

의사소통 장애의 영향 / IMPACT OF A COMMUNICATION DISABILITY

의사소통 장애가 개인이 운동 프로그램을 접근, 참여, 유지하는데 어떤 영향을 미치는지 이해하는 것이 주요 관심사이다; 그러나 의사소통 장애를 가지고 생활한다는 것의 폭 넓은 의미를 이해하는 것은 일부 걱정과 조기 회기에 참여를 주저하는 것을 평가하는데 운동 전문가에게 도움이 될 것이다. 의사소통을 시도하는데 타인의 반응을 고려하는 개인의 경험이 개인의 자신감과 새로운 상황과 관계를 형성하려는 의지를 증가하거나 감소하는데 크게 기어한다.

연구자는 지속적인 실어증을 가지고 생활하는데 영향을 연구하였고(Parr 등 1997), 뇌졸중 환자를 위한 재활과 지지를 제공할 목적으로 서비스에 정보 및 영향을 기대한다. 구음장애의 영향에 관한 연구는 상대적으로 경증 언어 손상도 매일의 생활에 중요한 영향을 가지고 있다는 보고하였다(Dickson 등 2008). 뇌졸중 생존자를 위한 의사소통 능력의 잠재적 변화를 연구할 때, 다음을 고려하는 것이 중요하다:

- 친숙한 상황과 잠재적으로 새로운 상황에서 의사소통 하는 능력
- 이러한 변화가 그들의 삶에 역할과 자율성 유지에 미치는 영향
- 직업과 여가활동에서 그들의 참여에 미치는 영향
- 이런 변화가 심리적 안녕에 미치는 영향

일부 뇌졸중 생존자를 위해, 의사소통의 장애인자를 극복하기 위한 연습의 염려는 그들이 새로운 환경에서 시도하는데 망설이게 한다는 것을 의미하지만(사례연구 1; 글상자 7.1), 다른 사람을 위해, 장애인자를 향하여 대항하는 낮은 자부심과 자신감을 알 수 있다(사례연구 2; 글상자 7.2).

글상자 7.1 사례연구 1 : 뇌졸중 이후 의사소통의 장애요인

Stewart는 56세, 남성, 은퇴한 재정고문으로 1년 전에 왼쪽 중간대뇌동맥에 허혈성 뇌졸중이 발병하였다. Stewart는 실어증이 있고, 비록 뇌졸중 이후 의미 있는 신체회복을 보였지만, 지금은 건강에 중점을 두고 더 많은 시간을 보내지 않은 것을 후회하고 있다. 그는 뇌졸중 발병 이전에 간간히 골프를 하였지만, 그가 사교집단을 극복할 수 없었다고 그의 아내는 지적하고 골프클럽에 돌아가는 것을 거절하였다.

Stewart는 빠른 대화 흐름을 따라갈 수 없어서 2명 이상의 대화에 참여하는 것을 싫어하며, 대화중에 잠자코 있는 경향이 있고 이것은 사회적으로 용인할 수 없다고 느끼고 있다. 비록 그는 대화에 기여할 수 있어도, 그의 말은 느리고 조화롭지 못하며 그는 그의 반응을 계획하는데 시간이 필요하다. 그는 종종 오류를 야기하고 단어 선택에서 좌절하곤 한다. 읽기에서, Stewart는 '읽기....네....크게. 나는.... 당신이 알다시피 느리다. 서두르지 않고 네, 할 수 있다!'

그는 작성된 정보를 주면 그가 이해하는 것을 보존할 수 있어서 선호한다. 그의 아내는 그가 뇌졸중 수업 이후 운동에 참여하지만 처음에 어떻게 해야 하는지 잘 모른다고 제언한다. 그는 도움이 필요없다고 생각하기 때문에, 그와 함께하기 위해 일하는 시간이 없는 아내에게 의존하는 것을 원하지 않는다. 전화는 그를 위한 옵션이 아니고 그는 이해를 해 줄 수 있는 접수원을 바라며 완성된 문장형식을 원하지 않는다. 그리고 그의 어려움을 설명하는 과정이다. Stewart는 프로그램을 시도하는데 자신감을 얻었고 의사소통 어려움을 이해하는 운동 전문가를 원한다.

글상자 7.2 사례연구 2 : 뇌졸중 이후 의사소통 장애인자
Anne는 62세의 미망인이다. 뇌졸중 이전에 그녀의 주요 여가는 지역 보행클럽에서 정기적인 여행을 하는 것이었다. 그녀는 현재 집으로 퇴원하였고, 좋은 회복을 보이고 있지만, 목소리가 서투른 것을 예민하게 인식하고 있다. *'그들은 내가 술을 먹었다고 생각할 것이다. 사람들이 당신을 보는 시선이다. 어제는 빵집에서 한 소녀가 너무 무례하였다. 그녀는 얼굴을 찌푸렸고, 나는 빵집 밖으로 나갔으면 하고 느꼈다. 물론 내 말이 너무 어눌하기 때문일 것이다. 뇌졸중 이후에 내 감정을 조절하는게 어렵고, 나는 쉽게 울고 싶다. 나는 내 소리를 듣는 게 싫고 나 같지 않다. 나는 친구와 함께 걸으면서 내 건강을 다시 회복하고 싶지만, 당신이 대화를 시작할 때 사람들이 어떻게 반응할지 결코 모르는 것처럼, 나는 운동교실에 가는 것이 매우 신경 쓰인다.*

잠재적인 의사소통 쇠약 확인
/ IDENTIFYING POTENTIAL COMMUNICATION BREAKDOWN

뇌졸중 생존자를 위해 일하는 건강관리 전문가 혹은 다학제적 팀의 정보뿐만 아니라 운동 전문가에 의한 초기 운동-전 평가(8장)는 의사소통의 잠재적인 장애인자를 확인하는데 도움이 될 것이다. 운동 전문가가 어떤 장애인자를 최소화하기 위해 개인과 함께 인식하고 적극적이라는 것을 증명하기 때문에, 보고되거나 관찰된 장애를 알리는 것은 개별 뇌졸중 생존자의 의사소통에 첫 단계로 중요하다(글상자 7.3). 더 어려운 의사소통 방법을 질문하고 자신의 의사소통에 적응하는 방법에 대하여 생각하는 것은 의사소통 욕구를 지지하는 방법이 된다.

의사소통의 장애를 극복하는 기술 발달
/ DEVELOPING SKILLS TO OVERCOME THE BARRIERS IN COMMUNICATION

'접속(Connect)' 이라고 알려진 영국 의사소통장애 네트워크는 의사소통 장애인의 경험에 관한 광범위한 연구를 위한 기관 중 하나이다. 접속은 뇌졸중 위해 의사소통 장애인을 위한 서비스를 어떻게 개선할지에 대한 조언을 제공한다(Parr 등 2006). 이 지침서에 따라서, 고려사항은 다음을 제공해야 한다:

- 서비스에 사용된 작성된 문서, 즉 언어장애인을 위한 적절한 방법에 관한 고려사항을 제공하는 정보 리플릿, 약속편지 및 기록지.
- 사회 상호작용, 면담, 운동교실에서 제공하는 지시을 포함한 개인의 상호작용.
- 소음효과, 사생활 및 받은 환대 등을 고려하는 환경.

올바른 의사소통을 갖는데 관한 걱정은 양측 모두 존재할 수 있고, 항상 지속적으로 발생하는 것이 아니라는 것을 기억하는게 중요하다. 기억을 위하여 가장 효과적인 자원은 시간을 주고 시도하도록 의지를 보이는 것이다. 의사소통 시도는 획득한 정보를 성공적으로 전달하는

글상자 7.3 정보를 전달하고 받는데 가능한 장애인자의 개요

효과적인 의사소통 전달하는데 장애인자

- 개인과 문화적 차이를 아는데 실패
- 너무 많은 정보를 혹은 너무 적은 정보를 주는 것
- 틀린 혹은 상반되는 정보를 주는 것
- 말의 명확성 결여 혹은 말의 부적절한 비율
- 통용되지 않는 언어 사용
- 적절한 몸짓으로 구두 메시지를 지지하는데 실패
- 부적절한 목소리 음성 사용
- 청자의 욕구나 흥미를 집중하는데 실패
- 부적절한 가정
- 의사소통 장애를 인지하는데 실패
- 의사소통의 대용 모드 사용에 실패

정보를 받는데 장애인자

- 소리, 사고에 주의산만
- 능동적 듣기 실패
- 이해하는데 너무 복잡한 정보
- 구두 및 비-구두 메시지 오해
- 부주의 혹은 불량한 주의집중
- 정보나 화자에 대한 판단의 개인적 편향
- 화자가 말을 끝내는데 방해 혹은 실패
- 시각손상
- 청각손상
- 의사소통장애 인식 실패
- 의사소통의 대용 모드 사용 실패

글상자 7.4 이해하기 어려움

의사소통에 대한 한 예시가 발생하는 정보를 성공적인 전달에 완벽하기 위하여 요구되지는 않다.

처음 이것은 비상식적으로 보이지만, 당신의 뇌는 이 단어들이 상식적이기를 원하고 당신은 문제 없이 이것을 읽을 수 있다.

단어는 이해를 위하여 완벽하지는 않다.

데 완벽할 필요는 없다(글상자 7.4 참조).

준비는 도움이 되는 것을 찾고 활동에 그것을 어떻게 삽입할지가 포함될 수 있다. 다음 전략들이 도움이 될 것이다. 운동전문가는 가능하면 어디서든지 다음을 해야 한다:

- 환자와 완전한 주의집중을 주고받기 위하여 주의산만을 피한다.
- 다음 지점을 서두르기 보다는 오히려 반응하는데 충분한 시간을 준다.
- 뇌졸중 생존자가 의사소통을 채우는데 틈을 원하는지 점검하고 이런 경우를 가정해서는 안 된다.
- 환자를 이해한다는 거짓은 피한다; 정직이 최선의 정책이다.
- 말에 의존하지 말고 어떤 의사소통 방법이든지 받아들이고 독려한다.
- 의사소통 파트너가 각각 서로를 이해하는지 가끔 재생하고 점검한다.
- 필요하면 어디서든 반복하기를 준비하고 환자를 긍정적으로 대한다.
- 스트레스, 좌절, 가라앉은 기분의 신호를 이해하고 감정이입을 한다.

이 장에서, 저자는 의사소통 기술이 사람들이 우리가 정중하게 듣고 이해하는데 필요한 다른 관점, 문화적 배경, 세상 사람들의 관점을 가지고 있다는 것을 알림으로써 개선될 수 있다고 강조하였다. 의사소통 장애는 경증 인지 혹은 언어손상에서 언어를 통한 의사소통의 복잡한 변화 및 불능까지 다양하다. 일부 뇌졸중 생존자를 위하여 자기-관점의 변화 없고 의사소통에 어려움이 없을 것이다. 일부는 남아있는 영향으로 의사소통 능력을 사용하는데 변화에 적응할 것이다. 자부심과 자신감이 심하게 손상된 환자도 있을 것이다. 의사소통의 도전이 무엇이든지, 운동 전문가는 환자-중심 접근법을 사용하고, 이 장에서 설명한 전략을 사용하고 동료들과 성공을 나누고 결과를 반영하여 상호 협조하는 것이 최적일 것이다.

요점 / SUMMARY POINTS

- 의사소통 장애는 뇌졸중 이후에 일반적이며, 의사소통을 원하는 사람과 환자 모두에 영향을 미친다.
- 의사소통은 복잡한 과정이기 때문에 많은 다른 방법에 어려움이 있다.
- 당신은 효과적인 의사소통자로서 발전하여 사람-중심 방법의 의사소통에 어려움을 최소화하는데 도움을 주어야 한다.
- 스태프와 의사소통하는 개인의 경험은 미래의 참여, 용무, 서비스를 향한 태도를 결정할 것이다.

참고문헌 / References

Dickson, S., Barbour, S., Brady, M., et al., 2008. Patients' experiences of disruptions associated with post stroke dysarthria. Int. J. Lang. Commun. Disord. 43, 135–153.

Engelter, S.T., Gostynski, M., Papa, S., et al., 2006. Epidemiology of aphasia attributable to first ischaemic stroke: incidence, severity, fluency, etiology and thrombolysis. Stroke 37, 1379–1384.

Hargie, O., Dickson, D., 2004. Skilled interpersonal communication, fourth ed. Routledge, London.

Howe, T.J., Worrall, L.E., Hickson, L.M.H., 2008. Interviews with people with aphasia: environmental factors that influence their community participation. Aphasiology 22, 1092–1120.

Kelly, H., Brady, M.C., Enderby, P., 2010. Speech and language therapy for aphasia following stroke. Cochrane Database Syst. Rev 5, CD000425. doi:10.1002/14651858.

Parr, S., Byng, S., Gilpin, S., 1997. Talking about aphasia. Open University Press, Buckingham.

Parr, S., Pound, C., Hewitt, A., 2006. Communication access to health and social services. Top. Lang. Disord. 26, 189–198.

Parry, R.H., Brown, K., 2009. Teaching and learning communication skills in physiotherapy: what is done and how should it be done? Physiotherapy 95, 294–301.

한 뇌졸중 생존자의 투병기

8

One stroke survivor's journey

목 차

이 장의 목적은 뇌졸중 이후 운동으로 회복하는 한 뇌졸중 생존자의 경험을 공유하는 것이다. 신체적으로 능동적이고 스포츠에 참여하는 것은 존을 위한 생활습관이 되었고, 운동 회복에 관한 그의 동기부여와 결정은 높았다. 이것은 항상 동일한 경우는 아니다; 뇌졸중 이후에 운동에 참여하는 기타 뇌졸중 생존자들은 건강을 개선하고 가동성을 개선하는데 이득을 얻기 위하여 변화가 필요할 것이다(6장 참조). 존의 이야기는 우리에게 일부의 높고 낮은 통찰 및 도달한 중요한 시점에 대한 통찰을 준다.

존의 경험은 뇌졸중에 관한 운동 전문가를 위한 단지 영국의 경우에 대한 내용을 설명하는데 도움이 된다. 우리는 운동 전문가와 그의 경험을 공유하고 뇌졸중 이후 운동에 대한 운동 전문가 수준(level) 4 코스를 기록하는데 관하여 그에게 도움을 받았다. 존의 케어에 포함된 건강 전문가에 관한 익명성을 보장하기 위해 이름은 변경하였다.

존의 이야기 / JOHN' S STORY

나는 항상 건강을 유지하는데 열정적이었다. 내 아내는 아마도 내가 두 번째 교육 전공으로 체육교육을 선택하고 끝에는 내가 학교를 지원할 수 있는 자격이 된 학위과정 동안 강박관념에 사로잡혀 있었다고 이야기할 것이다. 나는 경기를 가르치는 영국의 유일한 교장선생님이 되었고 스코틀랜드에서 유일하게 왕의 사찰을 받았다고 들었다.

나는 50세 생일 이전에 나의 마지막 럭비 게임을 하였고 경기 은퇴 이후에 일주일에 3시간은 체육관에서 보냈고 일주일에 1회는 50회 왕복 수영을 하였다. 또한 우리는 휴일에는 레이크디스트릭트 혹은 펴드셔주를 걸었는데, 당신은 1997년 1월 21일 나에게 놀라운 일이 있었다고 이야기하였다.

뇌졸중과 병원 재활 / STROKE AND HOSPITAL REHABILITATION

화요일 저녁에 나의 아내 오드리와 나는 평소처럼 체육관에 가기로 하였다. 운동교실은 상대적으로 조용하였다. 나는 운동 자전거를 올라탔고 내 프로그램을 세팅하고 자전거를 타기 시작하였고 오드리는 트레드밀을 걸었다. 몇 분 후에, 나는 내 오른쪽 종아리가 뻣뻣해지는 것을 느꼈다. 나는 페달을 더 빨리 돌릴 수 없다고 생각하였다. 그 느낌은 천천히 내 오른쪽으로 옮겨왔고, 시야가 흐릿해지고 오드리를 부르려고 하는데 말이 나오지 않았다. 다른 두 사람이 나를 자전거에 내려서 매트 위에 눕혔다. 의사가 도착하고 뇌졸중을 진단하였다. 그때는 내 딸의 결혼식 6개월 전이었다.

구급차가 왔고 나는 병원으로 갔다. 내가 병원에 도착했을 때 몇 옥타브가 더 올라가긴 했지만 목소리는 돌아왔다. 나는 다양한 검사를 하였고 뇌졸중 병동에 병실이 빌때까지 3일 동안 일반 병동에서 있었다. 나는 둘째날에 제임스 카터라는 선임 물리치료사를 처음 만났는데 그는 줄리의 결혼식에서 나의 딸과 복도를 걸을 수 있다고 단호하게 이야기 하였다.
나는 결코 그렇게 생각하지 않았다.

나의 9주 치료는 가장 불행한 시작으로 마쳤다. 나는 오른쪽 무릎에서 찌르는 듯한 통증을 느꼈고, 초음파 스캔 이후, 심부정맥혈전염을 진단 받았고, 고농동 와파린과 헤파린 주사를 1주일 동안 투약받았다. 이것은 물리치료 시작을 중단하는 것을 의미하는 것으로 가장 큰 좌절이었다. 그러나 2주 후에 나는 10초 동안 보조 없이 바로 서는 첫 번째 기준에 도달하였다.

나의 딸은 발렌타인 주말 동안 나를 보기 위하여 시카고에서 왔고, 나는 그녀의 생일인 3월 1일에 10미터 보행이 마지막 목표에 도달하겠다고 그녀에게 약속하고 작별인사를 하였다. 나는 그렇게 하였다. 나는 5주 동안 재활을 하였고 나는 보조 없이 침대에서 휠체어로 휠체어에서 침대로 이동할 수 있었다. 또한 조금은 걷을 수 있었고 샤워하는 동안 서 있을 수 있어서 나는 퇴원해야겠다고 생각하였다. 3월 첫 주말에 제임스 카터는 나의 '이완' 일로 부활절 휴일이 시작하는 날인 24일을 추천하였고 오드리와 나는 그녀가 학교로 돌아가기 전에 2주일을 함께 하였다. 3월 13일에 나의 물리치료사와 작업치료사가 가정방문을 하였고, 24일 일요일에 오드리가 나를 집으로 데려갔다. 나는 뇌졸중 병동에서 9주를 보냈다.

중요한 첫 단계 / IMPORTANT FIRST STEPS

가정에서 다음 2주가 중요하였다. 나는 집에서 혼자 극복하기 위하여 오드리의 설명이 필요하였다. 나는 아직 샤워하고, 물기를 닦고 옷을 입는데 상당한 도움이 필요하였다. 계단을 오르고 내리는데 너무 힘들었다. 그러나 2주는 일상을 회복하는데 충분한 시간이었고 오드리가 새학기를 시작할 때 나는 나 혼자 집에 남아있는 것에 자신감을 느꼈다. 결혼식까지 3개월이 남았었기에 나는 딸과 함께 복도를 걷기 위하여 필요한 일을 시작하였다. 그녀의 결혼식은 가동성에 문제가 있는 사람들의 접근이 제한적인 매우 오래된 성인 딜레톤성에서 치러지기 때문에 나는 확실하게 할 수 없다는 것을 알았다. 나는 카펫으로 된 통로를 거의 닳을 때까지 거실을 오르내리기 시작하였다. 나는 두 번 넘어졌다; 두 번 모두에서, 나는 너무빨리 돌아서 내 오른쪽 발이 양털 안에 끼어서 넘어졌다. 나는 안락의자로 기어가서, 내 무릎을 몸통으로 끌고는 양발을 가져와서 계속 걸었다. 나는 우리집 바깥이 울퉁불퉁하여 실외보행이 염려되었지만, 실외보행을 시작하였다. 나의 첫 번째 목표는 20야드 아래에 있는 우체통에 가는 것이었다. 나는 1주일 혹은 1주일 동안 일상적으로 걷었고 거리를 50에서 100야드까지 증가시켰다. 이 기간 동안 나는 2주마다 병원에서 물리치료를 받았고 7월에는 성과 호수 사이에 연결된 다리를 걸을 수 있었고, 그 성의 나무 계단을 오를 수 있었다. 나는 저녁에 댄스는 서툴렀다.

나의 물리치료에서, 나의 균형과 다리 근력강화는 탁월하였지만, 나는 한 팩의 카드를 뒤집거나 긴 줄의 매듭을 풀기처럼 의미 없는 과제라고 생각하였지만, 나는 9월달 9개월만에 처음으로 내 신발끈을 매었다는 것을 알았다. 그러나 셔츠 단추는 더 어려웠고 나는 그것들을 할 수 없다는 것에 화가 나고 좌절하였다.

시야 넓히기와 좌절 태클 / BROADENING HORIZONS AND TACKLING FRUSTRATIONS

8월 말에, 지역 물리치료사인 브렌다는 나게 1주일에 1번씩 방문하고 1주일 혹은 2주일 안에 운동 자전거를 사용하라고 조언하였다. 3번째 방문에서 그녀는 내가 자전거를 오르도록 도와주었다; 5분 후 그녀는 내가 약간 창백해졌기 때문에 자전거에서 나를 내려주었다. 나는 힘들었지만 행복하였다. 그것은 정상에 가까워지는 길을 향한 또 다른 작은 단계 이었다.

나는 매주 자전거를 탔고 일요일에는 5분 동안 스포츠센터에 갔다. 나는 다시 수영을 시작하였지만, 수영보다 물에 빠져서 그만 두었다. 그러나 11월에 나는 개헤엄을 칠 수 있었고 자전거 타는 시간도 길어졌다.

나의 사회적 생활도 개선되었다. 나는 지역의 '가슴 심장 뇌졸중 스코틀랜드 클럽' 에 다녔고 한 친구와 매주 커피를 마셨고, 나는 지역 '프로버스클럽' 의 회원이 되었다. 오드리와 나는 영화관에 가고, 휠체어를 사용하기는 하지만 함께 쇼핑을 하였고 가능한 한 정상적인 생활을 하였다. 내 보행 거리는 증가되었고, 나는 어려움 없이 백 야드 이상을 걸을 수 있었고 오른손으로 스푼을 들 수 있었고, 왼손을 지지한 상태에서는 와인잔 반 잔을 들어올릴 수 있다.

1998년 1월에, 나의 물리치료사는 월 1회로 치료실 방문을 줄이라고 제안하였고 나는 2월에 방문하였을 때 나의 진행에서 주목할 만한 퇴행을 발견하지 못하였기 때문에 치료를 그만두어도 되겠다고 하였다. 나는 착잡하였다; 치료가 끝났다는 것을 기뻤지만, 친교와 신뢰를 끝난다는 것은 슬픈 일이었다.

나의 다음 목표는 운전면허증을 다시 획득하는 것이었다. 2월 초에 나는 재활병원센터에서 운전평가를 받았다. 나의 말초 시각과 반응속도는 정상이어서 자동기어자동차로 병원 주변을 운전하였다. 나는 곡선 주행을 과잉 보상하는 경향이 있었지만 문제가 없었고 병원에서 내가 운전을 못할 이유가 없다고 하여서, 나는 운전면허증 관련 기구에 통보하고, 장애인을 위한 영국 운전면허 교육자와 강의를 듣고 5월에 새로운 차를 인도받았다. 현재 나는 오드리와 영화관에 운전을 하고 다닌다!

비록 나는 신체적으로 퇴행이 진행되고, 물체를 잘 보고, 때때로 선반에 물건 놓기와 같은 상대적으로 사소한 일을 할 수 없을 대 매우 화가 난다. 내 화의 주력을 지루하게 하는 오드리 때문에, 나는 할 필요가 있는 일을 결정하였다. 나는 매달 의사를 방문하고 그와 그 문제를 토론하였다. 그는 외과에서 일을 하는 자원봉사 상담가를 나에게 조언하였다. 나는 동의하고 처음 몇 회의 면담 동안에 우리는 나의 뇌졸중과 생존 이후에 병의 진행에 대하여 토론하였다. 타인과의 대화는 많은 차이를 만들고, 우리는 곧 비-신체적 목표를 설정하였다. 나의 상담자 로잘린드는 염려되는 금전과 쇼핑에 관한 한 약간 더 독립적이어야 한다고 하여서, 나는 혼자 지역 슈퍼마켓에 방문하지 시작하였고 수표에 서명하기와 같은 단순한 일을 할 수 있도록 나는 서명을 연습하였다. 나는 신체재활에 중점을 두고 무시하던 일상생활을 로잘린드는 함께 극복하는데 큰 도움을 주었다.

또한 그녀는 지역 사회복지사 브리안을 소개해주었는데 그는 지역 정신케어 프로젝트를 하고 있었다; 브리안과 월요일 아침에 수영장이나 체육관을 방문하였다. 그것은 좋은 처치이었고, 가끔 수요일에 영화구경을 가기도 하였다. 이것은 내가 가족 이외에 사람들과 함께 하는 이점을 제공하였다.

우리가 6월에 제니와 존의 첫 번째 결혼기념일을 축하하기 위하여 시카고로 가기 전, 2달에 차를 사용하였다. 우리가 미국에 있는 동안 우리는 제니의 시댁인 워싱턴 디씨에서 며칠을 보냈고 이 방문은 나의 재활과정이 매우 중요하다는 것을 증명하였다. 제니의 시어머니는 뇌졸중 재활에 관한 책을 쓴 한 물리치료사를 내게 소개하였고 7월 17일 나는 '상담'을 가졌다. 90분의 극단적인 신체운동 이후에 나는 1년 동안 머무르면 1년 후에 조깅을 할 수 있을 것이라는 소리를 들었다. 나는 놀라웠다. 나는 내가 개선되었다는 것을 알고 있었지만 그런 내용은 몰랐고 나는 집으로 돌아와서 전화번호를 통해서 무작위로 에딘버그에 있는 개인 물리치료 크리닉에 연락을 하였다. 나는 2년 동안 규칙적으로 그곳에 갔다.

처음에는 나의 보행을 수정하였고, 내가 오른쪽 엉덩관절을 휘두르는 습관이 생겼고, 아직 통증이 있는 오른쪽 어깨를 사용하였고 오른쪽 손을 머리 위로 들어올리기 어렵다는 것을 알았다. 나는 가정운동프로그램을 실시하였고 오른 손으로 면도하기와 양치하기 같은 평범한 생활을 연습하였다. 또한 나는 아쿠아로빅을 추천받았고 물속에서 체중지지를 훈련하라고 지시받았다. 나는 15세 혹은 16세 소녀들과 한 반에서 운동하였지만, 주의산만을 피하기 위하여 항상 오른쪽 앞의 구석에 서 있었다.

또한 나는 체육관에서 운동을 계속하였고, 이후에 규칙적으로 물리치료실 방문 동안 나는 요가가 도움이 되는지 물어보았다. 좋은 생각이라고 하였고 나는 요가 초급반을 시작하였다. 나는 일부 자세는 시작하기도 어려웠지만 이완과 호흡이 즐거웠고 점점 더 내 근육을 신장할 수 있었다.

1998년 6월에, 나는 '다른 뇌졸중들' 이라는 잡지에서 뇌졸중 생존자의 발처짐을 위하여 Salisbury병원에서 개발된 보행보조도구인 '기능적 전기자극기' 라는 기구에 관한 기사를 읽었다. 전기자극을 사용하여 손상측 발의 뒤꿈치 닫기를 야기하여 보행을 할 때 피로도를 감소시켰다. 나는 이 기사에 관하여 나의 연습자에게 이야기 하였고 그는 내가 평가를 받을 수 있도록 의뢰하였다. 나의 아내와 나는 그것을 위하여 빌밍엄으로 갔고 나중에 살리버리병원에서 처방을 받았다. 우리는 기능적 전기자극기가 내게 도움이 되는지 사용하면 이득이 있는지 알아보고 5주 후에 살리버리병원에서 돌아왔다. 나는 아직 장거리 보행에서는 기능적 전기자극기를 착용해야 하지만 1년 후에 우리가 레이크디스트릭트에 방문했을 때 7마일까지 걸을 수 있었다.

1996년 9월에, 내가 뇌졸중 이전에, 오드리와 나는 결혼식에서 춤을 출 수 있도록 볼륨댄싱을 시작하였다. 뇌졸중으로 나는 약간 수업이 단축되었지만 댄싱클럽은 우리가 참여할 수 있었고 1999년 9월에는 정상적인 서비스를 재개하였다. 나의 균형은 댄싱으로 도움이 되었고 비록 일부 회전이 부드럽지 못하였지만, 너무 눈에 띄는 일 없이 '개선' 할 수 있었다.

그해에 나는 지역 고등학교에 자원봉사를 시작하였다. 내 여가시간의 일부를 주민과 함께 할 보람 있는 일을 하는게 나의 바램이라고 언급하고, 며칠 후에 교장에게 연락을 하였다. 나는 10년 동안 화요일 오전에 초등학생 4–7명의 소집단을 대상으로 받아쓰기, 책 이야기 하기, 구두점과 문법을 포함한 언어를 가르쳤다. 나는 발병 이후에 나의 이전 교육을 떠났고 갑자기 더 많은 일을 하려는 욕구를 느꼈다. 그 학교는 75명을 넘지 않았고 나는 10년 동안 그들과 함께 완전히 즐거웠다. 나는 지난 여름 수년 동안 공식적인 은퇴시기를 보내는 것을 포기하였다.

또한 나는 체육관에서 상황에 대하여, 중재기간 동안 9월에서 5월까지 춤을 추었고, 1주일에 1회 요가, 동절기 동안은 브리지클럽, 여름에는 풍부한 정원가꾸기와 정기적으로 영화보기를 하였다. 또한 나는 몇 가지 집안일을 도와주었다. 나는 전기청소기를 사용할 수 있고 간단한 다림질을 할 수 있다. 봄과 겨울인 일 년에 2개월은 보통 미국을 방문하였고 정기적으로 영국의 관광지를 며칠씩 걸어다녔다.

현재 도전 / ONGOING CHALLENGES

지난 13년 동안 매우 많은 전적의 투병을 하였지만, 그럼에도 불구하고 아직 어려움이 있다. 나의 오른쪽 어깨관절은 아직도 일부 통증이 있고 나는 2개월마다 치료적 마사지를 받는다. 마사지는 관절과 그 주변의 일부 섬유조직을 이완시킨다.

나는 아직 두드러진 기분변화가 있으며 때로는 그 기간이 짧다. 나는 감정변화가 있을 때 한 발짝 물러나서 내 행동을 관찰한다. 또한 나는 뇌졸중 이전보다 더 감정적이다; 나는 일부 장르의 음악을 듣기 어렵고, 목 메임없이 영화 보기가 어렵다. 그러나 회복 초기에는 걱정이 되었지만, 단순히 뇌졸중의 결과이고 눈물이 난다는 것을 인식하기 시작하였다.

현재 운동 프로그램 / CURRENT GYM PROGRAMME

나는 주 2~3회 체육관에서 연습을 관리받는다. 나는 10분 동안 노젓기를 하고 난후에 10분 동안 심혈관운동으로 트레드밀을 한다. 나는 저항운동을 10회 완벽히 반복하는데 무게는 근육에 따라 다르다. 나는 신장운동과 근력강화운동을 매트 위에서 계속한다. 나는 이전의 일부 요가운동을 사용하고 후에는 근력운동용 공을 사용하였다. 나의 근력과 스타미너는 수년 후에 개선되었고 나의 목표는 변경되었으나 '수정된' 운동으로 시작하였다. 나는 노젓기 기구를 2,000 미터에서 1,800 미터, 5kg으로 목표를 줄였다.

체육관 운동은 아직 내게 중요하지고 나는 격렬한 운동이 나의 안녕뿐만 아니라 저녁에 와인을 마실 수 있도록 나를 개선한다는 것을 느끼고 있다.

주요 메시지 / KEY MESSAGES

- 신체활동과 스포츠는 초기 내 생활에 중요한 부분이었다. 이러한 일생의 습관은 규칙적인 운동으로 되돌아가는 자신감과 나의 감정이 매우 가라앉은 시기에도 계획과 목표를 달성하도록 동기부여를 주었다. 운동과 스포츠가 일생 습관이지 않았던 사람들을 위하여 다음 재활은 적절한 신체 활동을 그들이 즐기도록 도와주는데 더 큰 지지가 요구될 것이다.
- 내 이야기는 회복이 장기간 지속되고 동일한 시기에 발생하는 더 노화에도 불구하고 뇌졸중 생존자에게 이점이 되는 신체활동 참여를 지속하는 것을 강조하고 있다.
- 나는 상담가와 함께 한 회기를 포함하는 나에게 어려움이 된 감정과 일상생활에서 극복하는데 사용한 지지와 동작의 예를 제공하고 있다.
- 가족의 지지는 이전에 즐기던 활동으로 돌아가는데 중요하다. 나를 위하여, 함께 볼륨댄스를 하고 영화관에 가주었다. 나는 뇌졸중 생존자와 그의 가족이 광범위한 다른 여가활동을 즐기고 그들의 건강, 사회, 재정적 환경이 이전에 즐기던 행동으로 되돌아가는 것을 촉진할 수도 있고 억제할 수도 있다는 것을 알려준다. 타협은 적절한 계획과 목표를 결정하는데 도움이 될 것이다.
- 정기적으로 계획된 운동은 나의 건강을 유지하는데 요구되는 유산소, 근력 및 유연성의 바른 균형을 제공한다. 나는 특별한 요구로 설계된 프로그램을 수행하는데 운동 전문가나 물리치료사의 조언을 구하라고 추천한다.

편집자 조언 / EDITOR' S COMMENT

뇌졸중 생존자의 의견은 건강 전문가와 운동 전문가에게 매우 중요하다. 그들의 의견을 통하여 우리는 회복의 이해, 중요한 시점, 동기부여에 도움이 되는 것과 그들에게 최선의 것이 무엇인지 알 수 있다. 과학적 근거와 무작위대조군연구가 단기간과 장기간 생존을 위한 최고의 치료적 중재를 제공하는데 결정적이고, 우리는 회복과 뇌졸중 생존자가 자기관리를 지속하는데 최선의 방법을 이해해야 할 필요가 있다. 존의 이야기는 그들의 삶에서 뇌졸중 이후 운동과 뇌졸중의 영향을 독특한 통찰을 가지도록 우리가 들을 수 있는 많은 이야기 중 하나이다. 뇌졸중 회복은 수개월에서 수년 동안 지속된다는 것과 운동은 뇌졸중 이후 회복을 촉진하고 삶의 질을 개선하는데 중요한 역할을 할 것이다.

제 3 부

뇌졸중 이후 운동과 체력 훈련의 실제 적용

PRACTICAL APPLICATIONS OF EXERCISE AND FITNESS TRAINING AFTER STROKE

주요 목차

9

뇌졸중 이후 운동을 위한 준비

Preparing for exercise after stroke

목 차

서론 / INTRODUCTION

임상 지침의 운동 훈련은 뇌졸중 생존자의 재활후 관리의 부분으로 제공되어 진다고 일반적으로 언급된다. 이는 운동 효과에 관한 많은 증거들이 일반적인 뇌졸중 관리가 완료된 *이후* 제공된 운동 훈련 시도들로부터 오기 때문이다(5장). 몇몇 뇌졸중 서비스들은 일반적인 뇌졸중 재활에서 운동 훈련을 통합시키기 위한 바램이 있고, 운동 훈련이 환자에게 이익이 있을 거라는 높은 타당성이 있는 반면 그 근거적 기초는 덜 강하다. 이는 새로운 시도들이 게시되면서 변할 것이다.

이번 장에서는 뇌졸중 생존자가 운동과 체력 훈련을 시작하기 전에 준비과정, 건강관리와 운동 전문가에 의한 진행을 자세하게 기술할 것이다. 우리는 운동은 지역사회의 설정에 맞게 제공되고 2장에서 언급했던 전문적인 배경을 가진 운동 전문가에 의해 제공되는 것으로 추정한다.

가장 중요한 권고들 중의 하나는 환자는 다른 서비스들에 의뢰되는 것처럼, 정식으로 운동 서비스에 *의뢰* 되어야 한다. 이는 의뢰되는 사람의 중요한 의학적 정보를 운동 전문가나 운동을 수행하는 물리치료사에게 제공하는 것을 의미한다. 영국에서 운동 의뢰 제도는 현재 여러 해 동안 지역사회에서 가능하며 서비스의 안팎으로 의뢰 루트를 설립하였다(보건부 2001). 영국에서 뇌졸중 이후 운동 서비스는 관상동맥 심장 질환자와 낙상을 경험한 사람들을 위해 잘 설립된 운동 의뢰 통로를 사용하여 발전되어 가고 있는 중이다.

뇌졸중 서비스 이후 운동으로 보내는 운동 의뢰 루트 / EXERCISE REFERRAL ROUTES INTO THE EXERCISE AFTER STROKE SERVICE

뇌졸중을 겪은 사람들은 뇌졸중 서비스인 뇌졸중 재활이나 일차관리로부터 퇴원한 이후에 운동에 접근할 수 있다.

뇌졸중 재활로부터 의뢰 / REFERRAL FROM STROKE REHABILITATION

최근 뇌졸중을 경험하고, 재활의 기간을 겪은 사람은 입원환자에서 퇴원 이후 즉시 이어지거나 외래환자 물리치료의 부분으로서 의뢰되어 진다. 만약 운동이 재활의 부분으로서 포함된다면 물리치료사는 개인의 뇌졸중 생존자의 운동에 대한 반응과 견딜 수 있는 훈련의 기간과 강도에 대해 중요한 정보를 가질 수 있다. 이 정보는 운동을 지역사회 환경에 전달하는 운동 전문가를 위해 매우 중요하다. 이러한 이유로 뇌졸중 서비스 이후 운동으로 보내는 이상적인 의뢰 루트는 신체적 피트니스 면에서 환자와 함께 일하는 물리치료사에게서 나온다.

일차관리로부터 의뢰 / REFERRAL FROM PRIMARY CARE

뇌졸중 서비스 이후 운동으로 다른 주요 루트는 이미 이차적 건강관리 서비스로부터 퇴원한 뇌졸중 생존자들을 위한 것이다. 뇌졸중 생존자들과 접촉하고 있는 모든 건강 전문가는 이차적인 뇌졸중 예방을 위해 중요한 다른 생활방식과 함께 운동의 쟁점을 다루고 있다. 건강 전문가는 운동에 있어 개인적, 사회적, 환경적 장벽들을 다루고 있다(6장 참고). 뇌졸중 서비스 이후 운동으로 의뢰는 어디서든지 만들 수 있다. 몇 년 전 뇌졸중을 겪은 사람이나 입원치료를 받지 않은 사람도 일반 의사(general practitioner)나 다른 적절한 건강 전문가(예를 들면, 일반의사에게 위임받은 간호사), 지역사회의 물리치료사, 뇌졸중 전문 간호사, 작업치료사에 의해 뇌졸중 서비스 이후 운동에 접근할 수 있다.

뇌졸중 서비스 이후 운동으로 의뢰되는 과정 / PROCESS OF REFERRAL TO AN EXERCISE AFTER STROKE SERVICE

스코틀랜드에서 뇌졸중 서비스 이후 운동으로 확인하기 위한 광대한 범위의 프로젝트와 운동 의뢰 체계를 위해 존재하는 지침들을 기초로 하여 (Best 등, 2010), 우리는 뇌졸중 이후 사람들을 위한 의뢰 통로를 발달시켰다(그림 9.1). 각각의 단계에 대한 더 많은 정보는 다음 섹션에서 제공될 것이다.

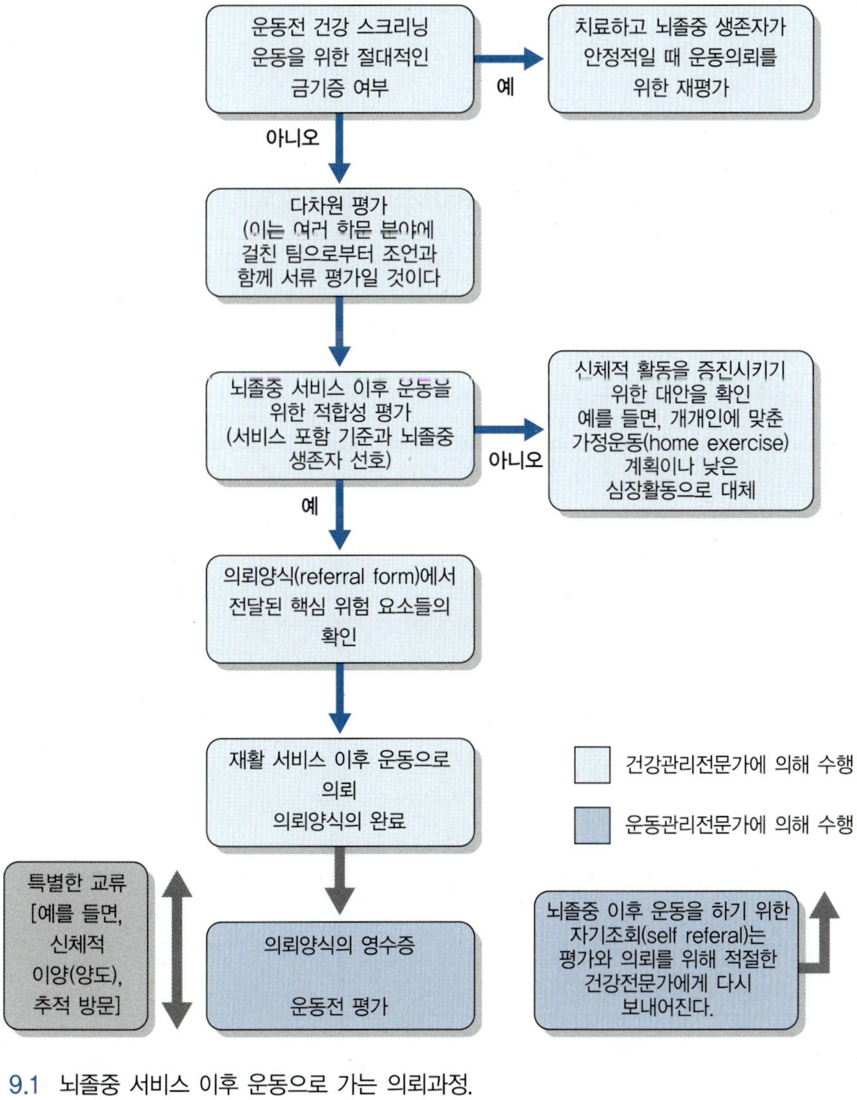

그림 9.1 뇌졸중 서비스 이후 운동으로 가는 의뢰과정.

운동전 평가들 / PRE-EXERCISE ASSESSMENTS

뇌졸중 서비스 이후 운동으로 의뢰되기 전에 건강 전문가에 의한 운동전 평가는 4개의 요소를 가진다:

1. **운동 절대적인 금기증의 스크리닝** : 불안정한 의학적 상태 때문에 운동을 할 수 없는 사람들을 확인하기 위해 실시한다.
2. **다차원의 평가** : 운동전문가에게 각각 뇌졸중 생존자의 의학적 그리고 기능적 상태에 대한 전반적인 상황을 제공하기 위해 실시한다.
3. **뇌졸중 서비스 이후 국소적인 운동 포함 기준** : 뇌졸중 생존자와 뇌졸중 이후 운동사이에 일치를 확인하기 위해 실시한다
4. **위험요소 평가와 관리** : 운동으로부터 가능한 최대 가능한 이점을 확인하기 위한 운동 중재의 특수한 조정을 요구하는 다차원적인 평가의 영역을 강조하기 위해서 실시한다.

4가지 요소는 명료성을 위한 개별 과정으로서 아래에 자세히 설명되어진다. 실제적으로 이 요소들 사이에 많은 양이 중첩되는 부분이 있지만, 4가지 요소는 항상 단일의 평가 부분 내에서 완료되어질 것이다.

뇌졸중 이후 운동 절대적인 금기증의 스크리닝 / SCREENING FOR ABSOLUTE CONTRAINDICATIONS FOR EXERCISE AFTER STROKE

의뢰된 건강 전문가는 뇌졸중 이후 운동의 절대적인 금기증이 있는지 결정할 것이다. 이러한 절대적인 금기증은 운동 검사를 위한 가장 최근 ACSM 지침서(ACSM 2010)를 기초로 하고 연약한 노인 환자들은 운동 훈련을 위한 절대적 금기증이다(Dinan 2001). 절대적 금기증들은 주로 불안정한 심장 질환으로 나타나는 것을 주목한다(글상자 9.1)

글상자 9.1 뇌졸중 이후 운동의 절대적인 금기증

- 심각한 허혈, 이틀 이내 심장근 경색이 나타나거나 다른 급성 심장 사건 등을 나타내는 최근 심전도 변화
- 불안정한 협심증
- 증상을 유발하는 조절되지 않는 심장 율동부정이나 혈유역학의 합병증
- 증상을 보이는 심각한 동맥 협착증
- 조절되지 않는 증상을 보이는 심부전
- 급성 폐색전이나 폐경색
- 급성 심근염이나 심막염
- 의심되거나 알려진 박리성 동맥류
- 급성의 전신적인 감염으로 열, 몸살 또는 림프샘의 부종을 동반
- 극도의 비만으로 몸무게가 장비 수용능력이나 권고량을 초과하는 경우 (대개 159kg 이상)
- 조절되지 않는 시각 또는 전정감각의 장애
- 최근 의학적 평가 없이 손상을 주는 낙상
- 운동 시간을 따를 수 없는 것으로 알려진 경우

ACSM(American College of Sports Medicine)을 기초로 한 운동검사의 절대적인 금기증(ACSM 2010)과 연역한 노인 환자들의 운동훈련에서 절대적인 금기증(Dinan 2001).

다차원의 운동전 평가 / MULTIDIMENSIONAL PRE-EXERCISE ASSESSMENT

뇌졸중의 장기간 영향은 다양하고 범위가 넓어 운동 전문가는 뇌졸중 생존자의 남아있는 신경학적 장애와 다른 뇌졸중 후 문제들, 동반질환, 약물 치료 등에 대한 전반적인 내용을 필요로 하며 이를 통해 뇌졸중 생존자들 개개인의 요구에 맞는 운동프로그램이 제작될 수 있다. 운동에 절대적인 금기증은 제외하고 운동 전문가는 글상자 9.2에서 보여주는 것처럼 모든 영역들을 포함한 다차원적인 평가를 진행해야 한다. 대부분의 정보들은 뇌졸중 생존자의 의학적 기록으로부터 이용할 수 있다. 이러한 평가의 종류를 다차원적이라고 명명하고 운동 전문가는 모든 관련된 부분을 완료 할 수 없을 수도 있다. 이러한 경우 필요하다면, 다이론적인 팀의 다른 구성원이나 일차적인 관리 팀으로부터 입력된 정보를 찾을 수 있다. 이러한 정보들은 운동 전문가에게 적절한 용어로 소통되어져야만 한다. 각각의 서비스는 지역요건에 따라 자

글상자 9.2 다차원의 운동전 평가

이 정보는 운동 전문가에게 전달되어져야 하고 운동에 절대적인 금기증으로 제외하여만하고 뇌졸중 생존자는 의뢰에 대한 작성된 동의서를 받는다(글상자 9.3의 의뢰 문서의 형태의 예)

- 일반적인 의학적 과거력과 뇌졸중에 대한 의학적 과거력
- 운동에 금기증이 될 수 있거나 제한을 줄 수 있는 동반 질환에 대한 정보, 예를 들면, 허혈성 심장 질환, 심장 기능상실, 호흡계 질환, 안 좋은 혈액 순환, 조절되지 않는 간질, 관절 치환술 등
- 두약싱태와 어떻게 두약이 운동 능력을 제한하는 지에 대한 정보
- 통증 상태: 뇌졸중과 관련되어(중추 관련 통증나 어깨 통증), 근골격계나 기타
- 능동 그리고 수동 관절가동범위(주로 아탈구와 같은 위험요소와 관련되거나 어깨 움직임의 좋지 않은 조절 능력은 뇌졸중 이후 통증의 주요 원인이 된다)
- 근 긴장도와 같이 동반되는 문제들
- 운동 조절: 관절 안정성의 조화, 근력과 일률, 보호 반응, 단순 그리고 다중 신체 분절을 포함한 움직임, 기능적 활동들
- 정적 그리고 동적 환경에서의 균형과 회복반응
- 보행(보행 능력), 신경학적 그리고 생체역학적 측면에서의 보행, 이상적으로 이는 보행시 다양한 변수(예를 들면, 느리게 걷기, 빠르게 걷기, 뒤로 걷기, 옆으로 걷기, 방향 전환, 장애물 보행과 계단 보행)와 다른 환경요인(거친 면, 부드러운 면, 평지, 경사, 다른 조명과 잡음 상태들)들을 포함한다
- 시공간적 문제들, 신체 윤곽 인식의 어려움
- 기능적인 능력들의 과거력과 일상생활 활동과 관련된 기능적인 작업들의 직접적인 관찰들
- 손상되지 않은 쪽의 과도한 보상 움직임
- 현재 신체적 활동 수준, 흥미, 선호, 재산, 운동에 대한 준비를 포함한 과거력 활동. 이는 뇌졸중 생존자가 의뢰에 동의하고 운동할 준비가 되어 있고 프로그램을 시도할 만한 동기부여가 되어 있고, 의도된 운동 프로그램 시간에 참석할 수 있다는 것을 의미한다.
- 의사소통: 지시를 이행하고 따를 수 있는 뇌졸중 생존자의 능력과 운동 강사와 의사소통 할 수 있는 능력으로 실어증이나 구음장애가 있는지를 포함한다(3장 참고).
- 인지 : 기억력 장애, 행동 기능 장애, 손상된 시야나 치매의 존재는 의사소통 보조의 참여가 요구되거나 개개인이 참여할 수 있도록 조정된 의사소통 전략이 요구된다.

신의 형태로 디자인될 필요가 있다. NHS Greater Glasgow와 Clyde 운동치료 그룹에서 발달된 의뢰 양식의 예가 글상자 9.3에 있다.

건강 전문가는 운동 검사에 상대적인 금기증인 왼쪽 주 관상동맥 협착, 중등도의 협착성 심장판막 질환, 전해질 외란, 쉬었을 때 수축기 혈압이 200 mmHg 이상이거나 이완기 혈압이 110 mmHg 이상인 경우, 빠른 율동장애(tachydysrhythmia), 느린 율동장애(bradydysrhythmia), 과형성의 심근병증, 유출로 폐쇄의 다른 형태들, 운동에 의해 더 악화되는 신경근육계나 근골격계 또는 류마티스 관절염, 높은 정도의 심방심실 차단, 심실 동맥류, 조절되지 않는 대사성 질환, 만성 감염과 정신적 · 신체적 장애로 운동을 적절히 할 수 없는 상태 등의 ACSM 목록을 인식할 필요가 있다(ACSM 2010). 환자가 이러한 상대적인 금기증을 가지고 있다면 건강 전문가는 이러한 문제들을 관리할 최선의 방법을 고려해야만 한다. 운동 전문가와 건강 전문가 또한 운동을 시작하는 것이 안전한지 또는 이러한 문제들이 적절히 관리될 때까지 운동을 연기할 것이 안전한지에 대해서도 토의해야 한다. 이는 어느 정도의 의학적 판단이 요구된다. 예를 들면, 환자가 수축기 혈압이 180 mmHg 이상이거나 이완기 혈압이 100 mmHg 이상이라면 환자에게 운동 프로그램을 시작하라고 하지 않을 것이고 우리는 그들의 일반의사에게 항고혈압제를 요청할 것이다. 그리고 혈압이 이 한계 아래로 내려가면 환자들은 운동을 시작할 수 있을 것이다(Mead 등, 2007).

뇌졸중 서비스 이후 국소적인 운동 포함 기준
/ LOCAL EXERCISE AFTER STROKE SERVICE INCLUSION CRITERIA

건강관리 전문가는 뇌졸중 생존자가 운동 서비스에 적합한지 평가해야 한다. 글상자 9.4는 뇌졸중 서비스 이후 국소적인 운동 포함 기준의 예를 알려준다. 이 과정의 부분에서 강조하는 것은 포함기준이다. 포함 기준은 운동에 절대적인 금기증의 반복이 아니다. 대신 주요한 서비스로 의뢰를 하기 위해 적절한 뇌졸중 생존자의 특성을 설명하는 것이다. 이는 뇌졸중 생존자의 의학적 그리고 기능적 특성, 제공될 운동의 종류, 그리고 운동 전문가의 전문성의 수준에 기초한다.

의뢰한 건강관리 전문가에 의한 위험요소 평가와 관리
/ RISK ASSESSMENT AND MANAGEMENT BY REFERRING HEALTH-CARE PROFESSIONAL

위험요소 평가는 운동이후 즉시 또는 운동하는 동안 뇌졸중 생존자에게 부작용의 위험 수준과 형태의 계층화와 평가(evaluation)에 관련된 것이다. 위험요소 관리는 위험요소를 최소화 하기 위해 만들어지는 계속 진행 중인 적응과 관련이 있다. 운동에 참여한 뇌졸중 생존자의 가장 중요한 위험요소는 비록 드물지만 심장 문제, 낙상과 골절에서부터 발생한다.

현재 사용가능한 증거는 운동의 이득이 일반 대중과 뇌졸중 생존자를 위한 위험요소보다 더 크게 제시하고 있다. 이런 이유로 인해 위험 요소 평가가 부정적인 느낌, 운동에 참여하는 뇌졸중 생존자의 두려움의 증가, 뇌졸중 서비스 이후 운동으로부터 배제되는 결과로서 이해되어서는 안 된다. 이보다는 이러한 과정이 뇌졸중 생존자가 안전하게 운동에 참여할 수 있게 하는 목적으로 좀 더 긍정적인 측면으로 초점을 두어야 한다.

글상자 9.3 운동 의뢰 정보

1. 이름
2. 주소
3. 생년월일
4. 전화번호
5. 일반 의사 정보
   - 이름
   - 주소
   - 전화번호와 팩스번호
6. 가까운 친인척 연락처
7. 건강 문제들
   - 심장에 대한 과거력– 좌심실 기능과 어떠한 연관된 심부전 등을 포함
   - 기타
     - 호흡계 과거력
     - 다발성 경화증
     - 골관절염
     - 류마티스 관절염
     - 낙상 과거력
     - 골절 과거력
     - 요통
     - 관절 치환술
     - 골다공증
     - 당뇨
     - 간질
8. 뇌졸중 과거력
   - 뇌졸중이 발병한 시기/와 날자
   - 뇌졸중 후 기능적 수준
   - 만성 피로
   - 청각 손상
   - 시각 손상
   - 인지/지각 손상
   - 보조도구의 사용 (예. 보행보조도구)
9. 투약
10. 국립 건강 서비스 재활 서비스(National Health Service Rehabilitation Service)에 참여한 적?
    - 서비스의 이름과 위치
    - 날짜
    - 운동 참여 횟수
    - 수행한 관련된 검사들과 결과
    - 혈압
    - 훈련된 심박수량
11. 개인적인 운동 고려사항과 제한들
    - 근긴장도/강직
    - 구축
    - 균형능력/근력 손상
    - 보조기
    - 장비 유무에 따른 움직임 장애
    - 자기 관찰을 할 수 있는 능력
    - 운동에 대한 준비
    - 일반적인 신체 활동 수준(현재와 뇌졸중 전)
    - 이동에 대한 접근성

글상자 9.4 뇌졸중이후 운동의 포함기준의 예

- 어떠한 자리에도 독립적으로 앉을 수 있다(시간에 제한받지 않고)
- 독립적으로 또는 감독하에 5m를 보행 보조도구를 사용하거나 사용하지 않고 움직일 수 있다.
- 실어증을 가진 뇌졸중 생존자인 경우 운동에 참여하기 위한 의사소통 전략이 있다.
- Tinetti balance and gait 점수가 최소 28점 중 12점이 되어야 한다.

건강 전문가는 진행 중인 위험요소 평가와 명백한 정보(뇌졸중 생존자의 일차적인 상태의 본질과 심각성, 어떠한 동반힐환, 투약 상태, 손상 및 활동 제한에 관한)를 제공함으로서 계층화과정에 공헌해야 한다. 이는 운동 전문가에게 개개인을 위한 운동 프로그램을 제안하기 위한 것과 관련된 평가 과정을 계속할 수 있도록 해준다. 이 정보는 또한 운동 전문가에게 운동 프로그램 (종류, 강도, 기간, 자세 등등)을 조정하고 맞출 수 있도록 해주고 안전한 과정과 장비를 사용하여 개개인에게 확인된 위험 요소들을 관리할 수 있게 해준다.

3장에서 언급했듯이 뇌졸중과 심장질환은 고려할만한 동반질환이다. 이는 뇌졸중 생존자의 75%가 심장질환을 동반질환으로 가지고 있다고 추정되고(Roth 1993), 뇌졸중 생존자의 20~40%는 잠행성의 심장 허혈을 위한 검사에서 양성 반응이 나타난다고 추정한다(Adam 등, 2003). 관상동맥 심장질환으로 알려진 사람은 운동 후 죽음의 가장 주요한 원인이 심실 세동이다. 그럼에도 불구하고 심지어 관상동맥 질환이 있는 사람도 운동으로부터 전체적인 위험요소는 낮고, 위험요소를 최소화하도록 맞추어진 운동인 심장 재활 프로그램에서도 심장 정지는 심장질환을 가진 12,000에서 15,000명 중에서 1명의 비율로 나타난다(Zipes와 Wellens 1998).

미국 심장 협회(AHA)도 운동을 의뢰하기 위한 전제조건으로 심전도 관찰하에 등급화된 운동 검사를 추천한다(Gordon 등, 2004). 왜냐하면 75% 이상의 뇌졸중 생존자들은 잠행성의 관상동맥 질환을 가지고 있기 때문이다. 그러나, 운동 검사 자체는 위험요소(예를 들면, 많은 뇌졸중 생존자들이 전통적인 트레드밀 검사를 수행하기에 충분한 균형능력이나 근력을 갖고 있지 않다)를 수반하고 다른 검사 프로토콜들(예를 들면, 손으로 하는 사이클 측력계)도 실용적이지가 않다. 트레드밀 운동 검사 프로토콜은 발전되고 있으며 보행 손상이 있는 뇌졸중 생존자에게 타당하다(Ivey 등, 2011). 미국심장협회에서도 만약 운동 검사를 현실적인 이유로 수행하기 힘들다면 가벼운 강도 운동을 처방하도록 제안한다. 그러나 허혈성 심장 질환을 위한 Scottish Intercollegiate Guidelines Network(2002) 지침서에서는 대부분의 고객들은 과거력, 검사, 휴식시 심전도와 함께 왕복 걷기 검사나 6분 걷기 검사와 같은 기능적 능력 검사에 기초한 임상적 위험 계층화로서 충분할 것이라고 제안했다. 운동 검사와 초음파 심장 검사기는 고위험 고객들을 위해서만 단지 언급된다.

우리의 추천은 트레드밀 운동 검사가 뇌졸중 서비스 이후 운동으로 의뢰되기 전에 필수적이지는 않다는 것이다. 자세히 작성된 의뢰 정보와 함께 6분 걷기 검사와 같은 기능적인 검사면 대개 충분하다.

운동을 위한 절대적인 금기증은 뇌졸중 생존자를 제외하기 때문에 심장 위험 수준의 평가는 의학적 결정이 있어야 한다. American College of Sports Medicines(2010)의 운동검사에 대한 상대적인 금기증과 Scottish Intercollegiate Guidelines Network Guideline 57 (2002)에서는 고려해야 할 요소들이 작성되어 있다. 고려해야 할 심장 위험 요소들은 글상자 9.5에 제시되어 있다.

글상자 9.5 평가해야할 심장 위험 요소들

- 심부전, 심장성의 쇼크와 복합적인 심실 부정맥에 의해 합병된 심근경색의 과거력
- 빠른부정맥이나 느린부정맥
- 높은 정도의 심방심실 차단
- 낮은 수준의 운동에서도 일어나는 협심증이나 숨 가쁨
- 심근종
- 중증도의 협착성 밸브의 심장 질환
- 복합적인 심실 전위
- 왼쪽 주 관상동맥 협착

이러한 증상들이나 징후들이 있거나 심장 질환의 다른 조짐이 있는 경우 이는 의뢰문서를 통해 운동 전문가에게 명백하게 알려져야 한다. 이는 뇌졸중 생존자가 운동 프로그램을 시작하기 전에 이러한 상태들의 대한 의학적 관리가 최적화 되기 위해 건강전문가에게 필요하다. 예를 들면, 만약 뇌졸중 생존자가 낮은 수준의 운동에서 협심증을 경험한다면 그때 항 협심증 투약이 검토될 필요가 있고, 더 나아가 조사와 치료를 위한 요구를 위한 고려사항이 주어진다.

운동을 수행하는 뇌졸중 생존자를 위한 다른 핵심 위험요소는 낙상과 골절이다. 뇌졸중 이후 가동성을 증진시키기 위한 써킷 클래스 치료의 코크란 분석에서 치료 동안 여섯 번의 시도들 중 단지 두 번에서 부작용들이 보고되었다(English and Hiller 2010). 대조군에서 총 3번의 낙상이 있는 것에 비해 중재군에서는 총 9번의 낙상이 있었다(English and Hiller 2010). 저자들은 이러한 결과가 써킷 치료 동안에 균형이 체계적으로 도전되어 진다고 하였다. 심각한 낙상은 없지만 운동의 참여로부터 낙상의 위험은 주의 깊게 평가되어지고 뇌졸중 생존자를 위한 위험요소를 최소화하기 위해 세션 설계 측정들(예. 걷는 속도에 적응 운동과 방향전환 사이의 변이)이 도입되어져야 한다. 건강 전문가는 낙상이나 골절의 위험요소가 있는지 평가해야 하고 언제나 뇌졸중 생존자 군의 상황을 기억해야만 한다. 이는 낙상의 과거력, 균형능력이나 시각의 손상의 증거, 골다공증, 정신 활성제의 처방과 같은 요소들에 기초한 의학적 결정이다. 낙상 관리 운동 (FaME) 시도 (Skelton 등, 2005)는 노인을 위한 운동 중재로 안전하고 효과적으로 되어져야 한다고 나타낸다. 그러므로 운동은 이러한 군들을 위해 안전하게 실시되어져야 하지만 운동 전문가는 중재를 효과적으로 맞추기 위하여 뇌졸중 생존자의 낙상을 위한 위험요소를 인식할 필요가 있다.

위험 요소 평가는 특별한 집중과 뇌졸중 생존자 개개인을 위한 운동 프로그램의 맞춤으로 요구되는 다차원적인 평가 영역을 강조한다. (10장 참고)

위험요소 평가에 뒤이어 건강전문가는 뇌졸중 생존자를 무활동에 비하여 운동의 상대적인 위험요소와 운동의 이득에 대한 토론에 참여시켜 뇌졸중 생존자가 뇌졸중 서비스 이후 운동

에 의뢰되는지 현명한 결정을 할 수 있게 한다. 건강 전문가는 또한 뇌졸중 생존자와 함께 운동 프로그램의 전부 또는 일부에서 그들에게 적절하지 않은 몇몇 형태로 나타나는 새로운 증상들을 어떻게 인식하는지 연구한다. 예를 들면, 무릎의 골관절염이 있는 뇌졸중 생존자가 통증, 뻣뻣함이나 부종의 증가를 인식하는 것을 배운다. 휴식시 근긴장도의 습관적인 수준이 늘 심각하게 증가하는 것을 경험한 뇌졸중 생존자는 운동 전문가에게 그 문제에 대해 상담을 받고 만약 운동을 적절히 맞춘다면 문제는 운동시에만 단지 계속될 것이다(Young과 Dinan 2005). 이때 운동의뢰를 구하고 허락을 받기 위한 서면 동의서가 권고된다.

이 부분에서는 건강 전문가에 의해 수행되는 운동전 평가 과정의 4가지 요소에 대해서 알아보았다.

뇌졸중 이후 운동의 장벽과 동기 요인 / BARRIERS AND MOTIVATORS TO EXERCISE AFTER STROKE

지역사회에 거주하는 뇌졸종 생존자의 대부분은 비활동적이다(Rand 등, 2009, Moore 등, 2010). 6장에서 설명했듯이 운동의 시작과 운동을 장기간 유지하는 것은 도전적이다. 뇌졸중 이후 신체적 활동을 촉진하기 위한 최적의 방법은 새로운 연구 분야에 비해서 알려지지 않았다. 하지만, 더욱 활동적이 되어야 한다는 반복적인 충고는 아마도 뇌졸중 이후 행동을 변화시키기엔 충분하지 않다(Boysen 등 2009). 뇌졸중 생존자가 더욱더 신체적으로 활동적인 삶의 이익을 즐길 수 있도록 하기 위하여 개개인의 운동에 대한 신체적, 정신사회적, 환경적 장벽을 연구하는 것이 필수적이다(Damush 등, 2007. Gordon 등, 2004. Mead 2009).

뇌졸중 생존자가 그룹 운동에 참여하는 것이 내키지 않는 경우 활동 수준을 증가시키기 위한 다른 방법들이 연구되어져야 한다. 건강 전문가들은 새로운 신체적 활동 프로그램에 장벽이 되기 시작하는 우울증의 존재를 고려해야 한다. 이상적으로 대부분의 이동 가능한 뇌졸중 생존자들은 뇌졸중 프로그램 이후 운동에 참여하기를 추천할 것이다.

운동에 대한 개개인의 장벽과 동기 요인의 징후는 10장에서 설명할 개개인에게 맞춰진 프로그램을 위한 기초로서 의뢰에 사용되고 운동 전문가에게 받는 매우 귀중한 정보로서 의뢰 서류에 포함 되어져야 한다.

의무의 할당 / ALLOCATION OF RESPONSIBILITIES

다음의 과정들은 건강 전문가, 운동 전문가와 뇌졸중 서비스 이후 운동 사이에서 의무의 적절한 할당을 보증할 것이고, 다음과 같은 것들을 포함한다:

- 건강관리 전문가로부터 공식 의뢰 (글상자 9.6에서 제시되고 위에서 설명함)
- 의무의 이전
- 정보의 이전

글상자 9.6 의뢰한 건강 전문가의 중요한 의무들

- 운동의 절대적인 금기증을 위해서 뇌졸중 생존자를 평가하는 것
- 현존하는 **병리들**을 확인하고 의료행위가 정확하고 명확히 운동 전문가에게 알려졌는지 확인하는 것들을 포함하는 다차원적인 평가를 완료하는 것
- **일상의 신체적 활동들의 안전성이나 편안함**에 어쨌든 영향을 줄 수 있는 것을 강조하는 것으로 예를 들면, 협심증이나 자세성 저혈압의 민감성
- 뇌졸중 서비스 이후 **운동이 있을 대다수**의 뇌졸중 생존자들을 위해 관련된 증거와 임상적 추론, 뇌졸중 서비스 이후 국소적인 운동의 포함 기준, 뇌졸중 생존자의 개인적인 선호에 기초한 운동의 가장 적절한 형태를 확인하는 것
- 다차원적인 평가로부터 나타난 운동의 중요한 위험 요소들을 확인하는 것으로 예를 들면, 낙상의 위험, 심장 문제들, 운동의 반응에 영향을 줄 처방된 투약 등이 있다. 이러한 것들은 뇌졸중 생존자가 운동을 하기 전에 적절히 관리되어야 하고, 뇌졸중 생존자들 개개인의 맞춘 운동이 요구된다.
- 뇌졸중 생존자에게 그 당시 그들에게 맞지 않는 방법으로 실시한 운동 프로그램의 부분이나 전부에서 나타난 **증상의 초기 인식**이 교육되어야 한다. 예를 들면, 무릎의 골관절염이 있는 사람들은 통증이나 뻣뻣함, 부종 증가를 인식하고 이를 존중하도록 배우고, 예를 들면, 휴식시 근 긴장도의 습관적 수준이 심각하게 증가하는 것을 경험한 뇌졸중 생존자는 운동 전문가에게 그 문제에 대해 상의하도록 교육을 받아야 하고, 만약 운동이 그 문제나 부작용을 해결하기 위해 적절히 맞추어질 수 있다면 그 때만 운동을 계속한다.
- 어떠한 문제를 알리기 위하여 예를 들면, 관절염이 있는 무릎의 통증 악화는 운동 전문가 일반의사나 의뢰된 건강 전문가와 상의되어야 한다(Young과 Dinan, 2005).

뇌졸중 생존자를 위한 의무의 할당 / ALLOCATION OF RESPONSIBILITIES FOR THE STROKE SURVIVOR

일반의사나 물리치료사에 의해 동의가 되어 뇌졸중 생존자가 감독하의 운동(예를 들면, 운동 전 건강 검사와 위험 요소 평가를 포함한 다차원적 평가가 완료된)으로 의뢰가 적절하고 운동 전문가의 제안되어진 운동들과 프로그램 등이 적절하여 일반의사나 물리치료사에 의해 동의가 일단 되면 설계를 위한 의무와 운동 프로그램의 전달과 뇌졸중 생존자의 운동에 대한 관찰 등은 운동 전문가에게 전가된다(보건부 2001). 영국에서 일반의사는 각 환자의 간호 프로그램의 전반적인 관리를 위한 의무가 남아있다(보건부, 2001).

휘트니스 구역에서 의무의 할당은 운동을 수행하는 곳의 주인이나 매니저가 포함된다. 휘트니스 센터 주인의 의무는 환자 의뢰 과정(기록을 보존/비밀 유지 등)을 지지하는 적절한 시스템과 적절한 자격을 갖춘 운동 전문가를 보증하는 것이다.

영국에서 뇌졸중 이후 사람들에게 운동을 전달하는 운동 전문가들은 SkillsActive(www.skillsactive.com)에 나와있는 NOS(National Occupational Standards, 국가직무능력표준)에 따라 자격을 갖추어야 하고, 뇌졸중 이후 운동 분류에서 4단계의 운동 전문가로 등록이 되어야 한다. 다른 나라들에서는 다른 자격들이 존재하지만 같은 이론들을 적용한다. 예를 들면, 운동 전문가는 환자군을 위해 운동을 설계하고 전달하고 진행하는 것들을 충분히 경험하였고, 요구되는 자질과 보험 적용 상태들에 대응하는 경험을 가져야 한다.

정보의 이전 / TRANSFER OF INFORMATION

뇌졸중 생존자가 의뢰되고 정보의 이전이 있기 전에 쓰여진 동의서를 찾아야 한다. 뇌졸중 서비스 이후 운동은 의뢰자로부터 운동전문가에게 관련된 의학적 정보의 적절한 이전을 확인하기 위한 과정들과 이를 지지하는 서류들을 가지고 있어야 한다.

이미 스크리닝되고 운동을 위한 절대적인 금기증이 없는 사람들을 위해 NHS Greater Glasgow와 Clyde에서 만들어진 의뢰 문서에 포함된 영역들의 예는 글상자 9.3에서 알 수 있다.

뇌졸중 이후 운동을 위한 준비에서 운동 전문가의 역할 / THE ROLE OF THE EXERCISE PROFESSIONAL IN PREPARING FOR EXERCISE AFTER STROKE

운동전 평가 / PRE-EXERCISE ASSESSMENT

첫 번째 운동 세션에 참여하기 전에 각각의 뇌졸중 생존자는 운동전 평가, 정보 교환과 적절한 경우 약간의 운동 전수를 위해 운동 전문가와 함께 30분 시간을 갖는다. 스포츠 센터 가입을 통해 얻는 것과 라커를 찾는 것 등과 같은 실제적인 것을 제공하고 새로 들어온 사람을 위해 운동전 세션을 계획할 때 추가시간이 허용된다. 10장은 개개인의 뇌졸중 생존자들을 위한 운동 프로그램을 계획하는 방법에 대해 자세히 기술될 것이다.

뇌졸중 생존자들을 위한 위험요소 관리 / MANAGING RISKS FOR STROKE SURVIVORS

운동 전문가는 위험요소 평가, 계층화와 관리를 하는데 중요한 역할을 한다. 뇌졸중 이후 운동의 내용에서 위험요소는 다음과 같은 3가지 주요 원인들로부터 나타난다:

1. 시설
2. 장비
3. 사람, 활동들 그리고 감독의 수준

이러한 위험요소의 원인들은 아래에서 자세히 설명될 것이다.

시설 / The facility

공간 / Space

건물과 운동 장소뿐만 아니라, 공간 자체의 접근성으로 걸려 넘어지거나 넘어질 위험을 위해 평가할 필요가 있다. 장비나 벽을 피하기 위해 방향의 갑작스런 변화는 균형의 소실과 낙상을 유발할 수 있다.

바닥면 / Floor surface

미끄러지지 않는 마감재는 필수적이고 예를 들면, 먼지나 물과 같은 바닥을 미끄럽게 하는 다른 요소들이 있는지 확인해야 한다. 다수의 활동이 이 공간에서 일어나므로 그래서 각 세션 전에 바닥을 닦을 필요가 있다. 바닥면들은 또한 타일이 엉성하거나 바닥 판넬이 엉성하거나 깨지고 평평하지 않은 바닥인지 또한 확인해야 한다. 위험요소가 있는 곳은 경우, 세션을 하기 위해 적절한 조정을 실시할지 결정하는 것은 운동 전문가의 의무이다.

창문 / *Windows*

따뜻한 날씨에 창문을 여는 것은 위험요소로 존재할 수 있는데 특히 운동 참여자가 균형을 위해 벽을 사용할 경우이다. 열린 창문은 차단물로 존재하지 않는다는 것을 확인해야 한다.

온도 / *Temperature*

낮은 온도는 조화 운동, 근육 힘을 줄이고 낙상의 가능성이 증가한다. 방의 온도는 편안해야 한다.

빛 / *Lighting*

거친 빛이 아닌 좋은 빛을 확보하고 깊은 그림자들이나 바닥면에 비치는 선명한 빛은 피한다. 그림자가 있는 곳은 시야가 손상된 누군가는 장애물을 보는 것을 실패하고 움직임의 잘못된 판단을 하여 낙상을 경험한다.

장비 / Equipment

물건들 / *Objects*

모든 장비는 손상을 위해 확인되어져야만 하고 수정되어야 한다. 걷는데 장애물들은 미끄러지지 않는 바닥이어야 하고 전체적으로 안정적이어야 한다. 운동용 스텝을 사용할 때 정확하게 준비하고 제거할 수 있는 꼭대기(top)는 자리에 단단하게 위치하는지 주의해야 한다. 매트들은 균형 기술들과 자신감이 충분할 때 걷기 위하여 다른 표면이 제공되어야 하고, 미끄러지지 않는 안감과 손상된 모서리가 있는지 확인해야 한다.

장비의 레이아웃과 위치는 아마 방을 들어가거나 의자에 접근하고자 할 때 위험을 나타낸다. 따라서 장비는 자신감이 덜한 참가자들이 자신감이 들기 전에 다양한 장애물들을 극복하는 것을 강요되지 않도록 안전한 곳에 설치되어야 한다.

비록 움직임에 기초한 프로그램이지만 대안으로 앉거나 쉬는 기간이 필요한 사람을 위해 의자를 제공해야 한다. 의자들은 안정성과 안전성을 위해 확인해야 한다.

난간 / *Handrails*

자신감이 적은 개개인들은 난간이나 다른 단단한 물체를 잡을 수 있도록 한다. 고려할만한 무게를 주어 각 세션 전에 검사해야 한다. 문을 이용하여 지지하는 것은 피한다.

신발 / *Footwear*

슬리퍼, 샌달과 헐렁한 신발들은 걸려 넘어지는 것에 모두 원인이 된다. 두꺼운 밑창의 신발은 고유수용성 되먹임을 줄이고 자주 신발 바닥의 두꺼움, 걸음을 '옮기기 쉬움' 과 어느 정도

바닥면에 '달라붙음' 때문에 걸려 넘어지는 것을 주로 유발한다. 끈이 달려있고, 바닥이 얇은 신발과 함께 중간 정도의 높이(1.5 ~ 3 cm)의 미끄러지지 않는 힐이 추천된다.

안경 / Spectacles

이중 초점과 다초점 렌즈들이 널리 사용되어지고, 이는 다른 높이를 이용한 순환배치나 운동 걸음, 계단 보행에서 부가적인 보호가 요구된다. 계단이 독서 렌즈를 통하여 희미하게 보여질 수 없도록 하기 위하여 단일 렌즈 안경을 착용하는 것이 더욱 안전하다. 심지어 그들이 수년동안 안경을 썼어도 신경계의 노화로 인해 다른 초점들 사이에서 빨리 적응할 수 없다. 올바른 자세는 렌즈 종류의 효과를 증진시킬 수 있다고 참가자들에게 상기시키는 것이 유용하다(예를 들면, 머리와 목을 집립자세로 유지하고 눈을 아래로 내려본다).

사람, 활동과 감독의 수준 / PEOPLE, ACTIVITIES AND THE LEVEL OF SUPERVISION

가장 큰 위험요소는 아마도 참가자들이 수행하도록 요구되는 활동들과 이러한 활동들의 감독 수준에서부터 일어날 수 있다. 참가자에 대한 감독의 비율은 그룹 내에 기능적 능력과 장애에 따라 결국 의존될 것이다. 이 세션의 안전성과 효율성은 전문성과 참가자들에게 도전과 통제하기 위한 관찰을 사용하는 운동 전문가의 기술에 달려있다. 따라서 적절한 직원 훈련은 필수적인 통제 수단이다.

그림 9.2의 체크리스트에는 매 세션에 확인되어야 할 핵심 요소들을 요약하였고 주 단위나 월 단위를 기초로 기록하는 방법을 제공한다. 단일 평가지에서 기록을 적어놓기 위해 더 많은 세로줄이 부가될 수 있다.

그룹 운동의 포맷 / GROUP EXERCISE FORMAT

운동을 위한 준비에서 또 다른 요소는 세션의 형식을 결정하는 것이다. 그룹 순회 훈련은 뇌졸중 이후 기능적 결과들을 증진시키는데 효과적이라는 증거가 있다(Wever 등, 2009). 6장에서 언급했듯이 뇌졸중 생존자들은 그룹의 사회적 면으로부터 이익을 본다고 보고되었다(Carin-Levy 등, 2009, Reed 등, 2010). 그룹 운동은 비용적인 면에서 더욱 효과적이며(English 등, 2007), 더욱 특별한 증거가 순회 훈련의 지속적인 시도의 완성을 가능하게 할 것이다(van de Port 등, 2009). 가능하고 적절하다면 뇌졸중 서비스들 이후 운동은 개개인의 체육관 세션들 보다 그룹 형식으로 행해져야 한다. 개개인의 세션들과 가정 운동 소책자는 그룹 세션을 보완하는데 도움을 줄 수 있다(10장과 13장 참고).

요점 / SUMMARY POINTS

- 뇌졸중 생존자는 건강관리 전문가에 의해 뇌졸중 서비스 이후 운동에 정식으로 언급되어져야만 한다.
- 뇌졸중 생존자들은 운동의 금기증을 위해 스크리닝 되어져야만 하고 다차원적 평가를 받

세션 체크리스트

세션 ________________ 날짜 ________________

장소 ____

수행자 ____

시설(facility)	
바닥면 — 정상적이고 깨끗함	
난간 — 안전함	
창문 — 차단되지 않음	
온도 — 적절함	
장비(equipment)	
아이스팩 이용 가능	
담요 이용 가능	
장애물 — 준비를 위해 단계를 맞춤	
매트 — 미끄러지지 않음	
장비의 위치	
의자들 — 안정적이고 안전함	
체계와 구성(systems and organisation)	
경보음 작동	
비상 대처 계획	
모든 직원은 비상운전 절차를 훈련받음	
수용되어지는 특수한 개인별 요구	
이용 가능한 의학적 과거력과 스크리닝된 모든 참여자	
가능한 비상연락번호	
추가적인 내용:	

그림 9.2 뇌졸중 이후 운동과 피트니스를 위한 위한 위험요소 평가 서식의 예.

는다. 이는 의뢰된 건강관리 전문가에 의해 행해질 것이다.

- 운동 전문가는 뇌졸중 생존자를 평가하고 위험요소가 확인되고 관리 계획이 세워진 적절한 운동 프로그램을 디자인한다.
- 운동 전문가는 운동 프로그램 참여 동안에 뇌졸중 생존자의 보호에 의무가 있다.
- 뇌졸중 생존자의 건강을 위한 지속적인 의무는 의사에게 있다.

참고문헌 / References

Adams, R.J., Chimowitz, M.I., Alpert, J.S., et al., 2003. Coronary risk evaluation in patients with transient ischemic attack and ischemic stroke: a scientific statement for healthcare professionals from the Stroke Council and the Council on Clinical Cardiology of the American Heart Association/American Stroke Association. Stroke 34, 2310–2322.

American College of Sports Medicine (ACSM), 2010. Guidelines for exercise testing and prescription, eighth ed. Lippincott Williams & Wilkins, Philadelphia, PA.

Best, C.S., van Wijck, F., Dennis, J., et al., 2010. Models of service delivery for exercise after stroke. Cerebrovasc. Dis 29 (S2).

Boysen, G., Krarup, N.H., Zeng, X., et al., 2009. ExStroke Pilot Trial of the effect of repeated instructions to improve physical activity after ischaemic stroke: a multinational randomised controlled clinical trial. BMJ 339, b2810.

Carin-Levy, G., Kendall, M., Young, A., et al., 2009. The psychosocial effects of exercise and relaxation classes for persons surviving a stroke. Can. J. Occup. Ther. 76, 73–76.

Damush, T.M., Plue, N., Bakas, T., et al., 2007. Barriers and facilitators to exercise among stroke survivors. Rehabil. Nurs. 32, 253–260.

Department of Health, 2001. Exercise referral systems: A national quality assurance framework. Department of Health, London. Available online at: http://www.dh.gov.uk/prod_consum_dh/groups/dh_digitalassets/@dh/@en/documents/digitalasset/dh_4079009.pdf.

Dinan, S., 2001. Delivering an exercise prescription for vulnerable older patients. In: Young, A., Harries, M. (Eds.), Physical activity for patients: an exercise prescription. Royal College of Physicians, London, pp. 53–70.

English, C., Hillier, S.N., 2010. Circuit class therapy for improving mobility after stroke. Cochrane Database Syst. Rev. 7, CD007513. doi:10.1002/14651858.

English, C.K., Hillier, S.N., Stiller, K.R., et al., 2007. Circuit class therapy versus individual physiotherapy sessions during inpatient stroke rehabilitation: a controlled trial. Arch. Phys. Med. Rehabil. 88, 955–963.

Gordon, N.F., Gulanick, M., Costa, F., et al., 2004. Physical activity and exercise recommendations for stroke survivors: an American Heart Association scientific statement from the Council on Clinical Cardiology, Subcommittee on Exercise, Cardiac Rehabilitation, and Prevention; the Council on Cardiovascular Nursing; the Council on Nutrition, Physical Activity, and Metabolism; and the Stroke Council. Circulation 109, 2031–2041.

Ivey, F.M., Ryan, S.A., Hafer-Macko, C.E., Macko, R.F., 2011. Stroke. In: Saxton, J.M. (Ed.), Exercise and chronic disease. An evidence-based approach. Routledge, London, pp. 56–91.

Mead, G., Greig, C.A., Cunningham, I., et al., 2007. STroke: A Randomised Trial of Exercise or Relaxation (STARTER). J. Am. Geriatr. Soc. 55, 892–899.

Mead, G.E., 2009. Exercise after stroke. BMJ 339, b2795.

Moore, J.N., Roth, E.J., Killian, C., et al., 2010. Locomotor training improves daily stepping activity and gait efficiency in individuals poststroke who have reached a 'plateau' in recovery. Stroke 41, 129–135.

Rand, D., Eng, J.J., Tang, P.F., et al., 2009. How active are people with stroke? Use of accelerometers to assess physical activity. Stroke 40, 163–168.

Reed, M., Harrington, R., Duggan, A., et al., 2010. Meeting stroke survivors' perceived needs: a qualitative study of a community-based exercise and education scheme. Clin. Rehabil. 24, 16–25.

Roth, E.J., 1993. Heart disease in patients with stroke: incidence, impact, and implications for rehabilitation. Part 1: Classification and prevalence. Arch. Phys. Med. Rehabil. 74, 752–760.

Scottish Intercollegiate Guidelines Network, 2002. Guideline 57: Cardiac rehabilitation. SIGN, Edinburgh.

Skelton, D.A., Dinan, S., Campbell, M.G., et al., 2005. Tailored group exercise (Falls Management Exercise) reduces falls in community dwelling older frequent fallers (an RCT). Age Ageing 34, 636–639.

van de Port, I.G.N., Wevers, N., Roelse, H., et al., 2009. Cost-effectiveness of a structured progressive task-oriented circuit class training programme to enhance walking competency after stroke: the protocol of the FIT-Stroke trial. BMC Neurol. 9, 43 doi:10.1186/1471-2377-9-43.

Wevers, N., van De Port, I., Vermue, M., et al., 2009. Effects of task-oriented circuit class training on walking competency after stroke: a systematic review. Stroke 40, 2450–2459.

Young, A., Dinan, S., 2005. Active in later life. BMJ 330, 189–191.

Zipes, D.P., Wellens, H.J.J., 1998. Sudden cardiac death. Circulation 98, 2334–2351.

뇌졸중 생존자를 위한 운동과 체력 훈련 프로그램의 설계 및 수행

10

Designing and delivering an exercise and fitness training programme for stroke survivors

목 차

서론 / INTRODUCTION

뇌졸중 생존자는 운동과 체력 훈련의 적절한 설계와 수행을 통하여 신체 피트니스, 기능과 삶의 질 증진의 이득을 얻을 수 있다.

뇌졸중 생존자를 위한 근거에 기초하고 안전하고 효과적인 운동 프로그램의 설계는 뇌졸중과 이에 대한 치료의 지속적인 전문적 발달과 빠르게 발전하는 증거에 기초하며 최적의 실행 지침에 대해 알려진 특수한 기술세트를 요구한다.

특별한 장애가 없는 사람들을 위한 통상적인 유산소 피트니스 프로그램과 뇌졸중 생존자를 위한 운동과 체력 훈련 사이에 특별한 차이점이 있다. 첫 번째로 운동 프로그램은 일반적으로 뇌졸중 환자에게 맞춰져야만 한다[예를 들면, 더욱 긴 워밍업(준비운동) 시기와 쿨다운(마무리운동) 시기와 걷기 훈련 사이에 앉아서 하는 지구력 운동의 통합 등]. 두 번째는 운동 훈련 프로그램의 변수(예를 들면, 빈도, 강도, 기간과 운동 기술)들은 어떠한 동반질환(co-morbidity)을 고려하여 개개인의 뇌졸중 생존자의 요구에 맞춤되어지거나 특수하게 조정되어야 한다.

뇌졸중 생존자들을 위한 운동과 체력 훈련을 설계하는 것은 뇌졸중 재활 분야에서 물리치료사에 의해 적용되는 재활과 기능적 훈련 접근을 고려한다. 치료에 근거한 적응과 맞춤 전략들을 통하여 운동 전문가들은 (1) 복잡한 병리와 기능적 도전을 가진 개개인을 적응 (2) 위험요소를 줄임 (3) 치료 세팅을 통하여 얻어진 기능적 그리고 피트니스 이득을 유지하고 진전시킴 (4) 신체적 활동의 장기간 자기관리를 촉진 시키는 프로그램을 제공할 수 있다.

이 장의 목적은 뇌졸중 생존자를 위한 안전하고 효과적인 운동과 체력 훈련 프로그램의 설계를 포함한 기초적인 이론들을 서술하고 고려해야만 하는 특수한 사항을 설명한다. 핵심 내용은 신체적 피트니스와 기능적 활동 수준을 증가시키는 포괄적인 목적을 이루는 동안 뇌졸중 환자 개개인에게 운동프로그램의 조정과 맞춤이다.

여기서 나타내는 접근은 STARTER 시도(Mead 등 2007), 5장에서 다루었던 Cochrane 체계적 검토(Brazzelli 등 2011, Saunders 등 2004, 2009), 운동과 물리치료 분야에서 최고의 실행, 뇌졸중 서비스 이후 사회에 기초한 운동을 위한 최고의 실행 지침을 포함하는 국가 문서로부터 나온 출간된 지침를 포함한 증거의 조합에 기초한다(Best 등 2010).

시작점 : 안전 제일 / STARTING POINT: SAFETY FIRST

위험요소 평가와 관리 / RISK ASSESSMENT AND MANAGEMENT

안전 제일 / Safety first

'안전 제일' 은 뇌졸중 생존자를 위한 진행성 운동 프로그램을 설계할 때 시작이 된다. 이는 뇌졸중 생존자들은 9장에서 조명된 것처럼 뇌졸중 사람들에게 고유하게 고유한 내재되어 있는 심장 위험요소가 존재하고 뇌졸중 생존자들이 경험하는 복잡하고 복합적이며 다양한 어려움들이 주로 있기 때문이다. 개인적인 요소들(의학적, 생리학적, 사회적 그리고 나이와 관련된), 운동과 관련되고 손상의 위험을 증가시키거나 운동하는 동안 나타나는 부작용과 같은 환경학적 요인들의 위험요소를 평가하고 개개인에게 운동을 조정하는 것이 고려되어야 한다. 위험요소 평가, 계층화와 관리는 안전, 효과적인 세션 설계와 운동의 진행을 위해 중요하다.

운동 프로그램 시작 전 / Prior to commencing an exercise programme

9장에서 운동프로그램에 참여 전에 뇌졸중 생존자를 위한 위험요소 평가 절차는 완료될 필요가 있다고 설명했었다. 위험요소 관리 계획은 운동 세션 동안 일어날 수 있는 예상 가능한 부작용을 위해 앞서 의뢰된 건강 전문가가 동의해야 한다. 이 계획은 의학적 문제들을 설명하는데 필요하다. 예를 들면, 당뇨가 있는 뇌졸중 생존자들은 운동 전에 인슐린의 용량과 운동에 대한 반응으로 저혈당증의 관리에 관한 동의를 이끌어낼 필요가 있다.

운동 전문가들은 뇌졸중 생존자들의 투약이 이차적인 뇌졸중 예방을 위한 것뿐만 아니라 동반질환을 예방하기 위한 것이라는 것을 알고 있을 필요가 있다(3장). 그들은 운동을 안전하게 하기 위해 뇌졸중 생존자의 능력에 영향을 주는 모든 투약의 잠재적인 부작용과 효과에 대해 알고 있을 필요가 있다(9장). 약과 그에 대한 부작용에 대한 자세한 정보는 영국 처방서(British National Formulary)에서 찾아볼 수 있다.

이 장은 이러한 모든 위험요소 평가과정이 의뢰한 건강관리 전문가와 운동 전문가 모두에 의해 끝나는 시점에서 시작하고, 운동 프로그램의 계획과 수행, 그리고 개개인의 운동에 대한 반응을 관찰하는 의무는 운동 전문가에게 넘어간다.

각 세션 전 / Prior to each session

각 세션 전에 운동 전문가는 개개인의 뇌졸중 생존자에게 관련된 위험요소, 운동 프로그램과 장비와 시설에 대해 평가하고 지역 규정을 준수를 할 필요가 있다. 위험요소 평가의 각 요소는 9장에 제시되어 있고 뇌졸중 생존자가 운동 프로그램을 시작하기 전에 이해시켜야 하고 각각의 운동 세션 전에 확인될 필요가 있다. 운동 전문가는 각 세션 전에 각각의 뇌졸중 생존자로부터 뇌졸중 후 건강과 기능적 능력의 변동의 유형과 'off day'의 가능성(예. 피로, 불량한 동기부여, 우울증)에 대한 정보를 얻고 확인해야 할 필요가 있다. 운동 전문가는 의학적 상태의 변화나 이전 세션 동안 그들의 안전성에 영향을 줄 수 있는 그밖의 일이 없었는지 물어볼 필요가 있다. 필요하다면 국소 프로토콜에 의존하여 휴식시 심박수와 혈압은 자주 측정되어야 한다. 만약 뇌졸중 생존자가 좋지 않은 느낌이나 안전에 영향을 주는 새로운 증상과 함께 세션을 들어온다면 운동전문가는 뇌졸중 생존자가 운동을 하지 않고 속행된 운동 전에 의학적 충고를 찾을 것을 언급해야만 한다. 이는 단지 개개인의 일반의에 의해 허가를 받을 때까지 일어난다.

참여자의 지속적인 관찰 / Ongoing monitoring of participants

운동 전문가는 개개인의 뇌졸중 생존자들을 위한 맞춤형 운동에 수행과 참여를 지속적으로 관찰해야만 한다. 그들은 뇌졸중 생존자들이 각각의 운동을 안전하게 시작하는지도 확인해야 한다. 예를 들면, 자전거 운동을 오를 때 편마비를 가진 뇌졸중 생존자를 위한 단계적인 접근이 주의깊게 요구된다(그림 10.1). 운동 전문가는 또한 뇌졸중 환자가 수행하는 운동과 움직임 패턴이 안전하고 효과적인지에 대해 근력강화/지구력 운동에 대한 근 긴장도 등을 포함한 뇌졸중 생존자들의 반응을 관찰해야 한다.

운동 전문가는 뇌졸중 생존자들이 그들의 일반의나 다른 적절한 건강 전문가에게 돌아가게 제시되는 증상과 징후들을 확인해야만 한다. 3장에서는 운동전문가가 알아야 할 필요가 있는 일반적인 동반질환들과 가능한 응급처치에 대해 다루었다.

설명 가능한 범위를 벗어난 수행의 악화를 포함한 뇌졸중 생존자의 기능적 또는 의학적 상태의 악화, 존재하는 상태의 악화, 새로운 증상이나 징후의 확인 등은 그들의 운동 프로그램을 지속하기 전에 심층 평가를 위해 건강 관리 전문가에게 의뢰되어 토론이 착수되어야 한다. 만약 뇌졸중 생존자가 세션 중에 어지럼증, 흉통이나 과도한 헐떡임과 같은 증상과 함께 몸이 편치 않아진다면 운동은 종료되어져야 하고 필요하다면 응급처치가 되어져야 한다. 더 심한 뇌졸중, 심장 문제, 감염이나 기타 상태의 가능성도 고려되어져야 한다. 더 심한 뇌졸중이나 일시적 허혈성 문제는 신경학적 증상들의 갑작스런 악화와 함께 나타난다. 예를 들면, 갑작스런 이미 존재했던 사지 약화에 악화, 만약 뇌졸중이 뇌의 다른 부분에 영향을 미친다면 새로운 신경학적 증상들이 나타난다. 이러한 경우 응급 절차가 아래와 같이 필요하다.

참여자는 그들의 위험요소, 목표, 기타 검토와 나란히 주기적으로 예를 들면, 프로그램의

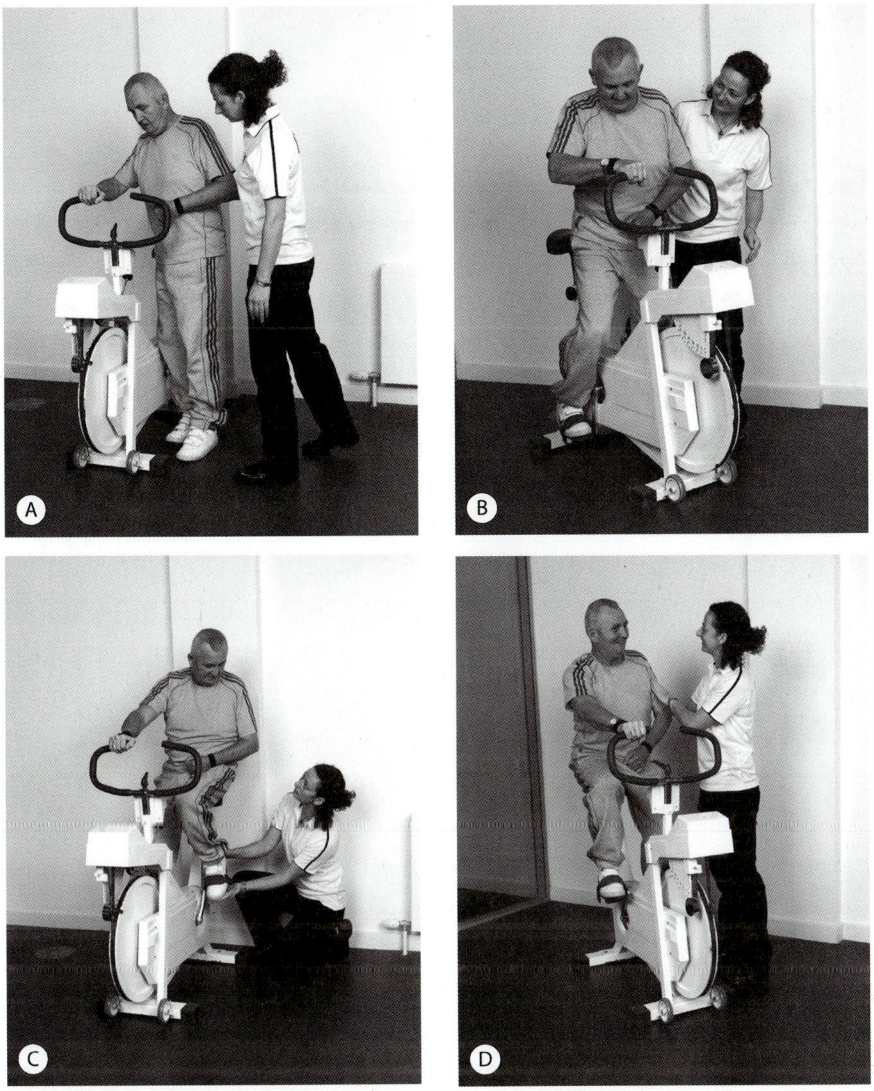

그림 10.1 (A) 자전거 오르기: 비 마비측으로부터 접근을 주목한다. (B) 자전거 오르기: 비 마비측 발을 페달 위에 놓는 것에 주목, (C) 자전거 오르기: 마비쪽 발을 페달 위에 올리는 것을 도와주는 것에 주목, (D) 자전거 오르기: 마지막 자세.

중간이나 끝에 재평가해야 한다. 이러한 검토는 어떤 것은 수행에서 인식된 변화에 관한 질문들을 앞서 물어보는 것이 포함되고 어떤 것은 더욱 형식적인 평가를 포함하여 개개인의 기준에 따라 수행될 필요가 있다.

각 세션의 끝에서 확인 / Check-up at the end of each session

각 세션의 끝에서 운동 전문가는 어떻게 뇌졸중 생존자가 느끼는지에 대해 확인되어야 한다. 운동의 직접적인 결과로 지나친 근피로나 근육 통증이 있다면 이는 다음 세션에서 고려되어야 한다. 예를 들면, 운동 전문가는 운동을 더 진행하지 않도록 결정하거나 운동의 강도나 반복횟수를 줄인다.

긴급 과정 / EMERGENCY PROCEDURES

급성 의학적 문제들은 운동 유무에 개의치 않고 뇌졸중이나 동반질환과 관련 없이 언제 어느 사람에게나 발생할 수 있다. 급성 의학적 사건(의학적 응급)이 일어나면 영국 법률에 의해 운동 전문가는 응급처치요원의 의무를 따르게 된다. 응급 처치요원의 의무는 응급 앰뷸런스를 부르거나 뇌졸중 생존자의 일반의가 운동을 계속해도 된다는 허가와 함께 세션으로 돌아오기 전에 조언을 구하는 뇌졸중 생존자에게 조언하는 것이다. 보건안전관리국은 수행된 모든 조언과 활동들과 사건의 자세한 상황이 들어있는 응급 처치 요원에 의해 작성된 사고/사건 보고서 형식을 승인하였다. 법에 의해 요구되는 과정의 완전한 지침은 보건 안전 관리 법(1981) 안에서 찾을 수 있다. 다른 나라에서 일하는 운동 전문가는 그 나라를 위한 국가와 지역 보건 안전 관리법을 따른다.

각각의 운동을 시행하는 위치에서 의학적 그리고 화재와 같은 다른 응급상황의 관리를 위하여 자신만의 작전 정책을 가질 수 있다. 운동 전문가는 그 위치에서 응급상황이 시작하기 전에 응급 과정을 위한 제도에 대해서 친숙해져야 한다. 모든 건강, 안전 그리고 응급 자격요건들은 양심적이고 정기적으로 확인되어져야 하고 모든 요구된 과정들이 따라져야 한다. 모든 응급 처치 장비와 비상 연결은 운영되어져야만 한다. 예를 들면, 현지 전화와 지정된 직원이 세션의 기간 동안 이용할 수 있어야 하고 이상적으로는 세션 시작에서부터 끝날때까지 접근을 도와주어야 한다. 응급 계획에 추가하여 글상자 10.1은 설치되어야 할 요구사항의 다른 예시들을 제공한다. 이러한 것들은 다른 서비스와 나라들을 통해 다양해지지만 저자의 의견에서 이들은 최소 요구사항이다. 글상자 10.2는 다른 나라들에서 다양한 뇌졸중 서비스 이후 운동을 위한 긴급 과정을 제시하고 있다.

글상자 10.1 뇌졸중 서비스 이후 운동과 체력 훈련을 위한 보건 안전 요구사항

- 모든 직원은 사고를 관리하고 평가하기 위하여 응급 처치 훈련을 받는다.
- 모든 직원은 심폐소생술에 적절한 훈련을 받는다.
- 모든 직원은 낙상이 일어나면 도울 수 있도록 도수 핸들링 기법을 훈련한다. 또한 특수 들기 장비가 가능하다면 모든 직원은 이를 사용하는 것에 친숙해져야 한다.
- 부가적인 도움에 소환하기 위하여 시설에 알람과 응급 전화를 설치한다.
- 응급 계획이 있어야 한다.

글상자 10.2 뇌졸중 서비스 이후 운동을 위한 응급 과정

- 응급 서비스와 연락을 하고 일반적인 응급 처치와 소생술이 요구된다면 적용한다.
- 만약 뇌졸중/심장 문제 같은 새로운 증상이 일어난다면 응급 서비스와 연락을 한다.
- 일반 의사나 다른 적절한 건강 전문가가 환자를 검토하고 운동을 재개하는데 적절하다고 인정할 때까지 운동으로 돌아가는 것이 허용되지 않는다.

프로그램 목적 / PROGRAMME AIMS

운동 전문가는 개개인의 목표 이내에서 달성할 수 있는 건강과 기능적인 목적을 통합하는 것이 필요하다. 뇌졸중 생존자의 목표는 운동 프로그램을 계획하기 전에 토의해야 하고 안정성이 위태롭지 않는 한 가능한 통합되어야 한다.

뇌졸중 환자가 운동 프로그램 과정에 참여하는 다른 이유들로는 프로그램의 소유 의식의 증진, 자기 옹호, 자기 관리, 그리고 장기간 운동 고수(adherence)를 증진시키기 위한 것으로 6장에서 설명하였다. 각 운동 세션은 아래의 제시된 프로그램의 각각의 목적과 뇌졸중 생존자만의 목표의 한 가지나 그 이상의 목적을 통합시킨다. 이를 하기 위한 하나의 방법은 피트니스 진행이 반드시 프로그램과 개인의 목표 모두를 명백하게 향하도록 하는 것이다.

각각 운동 세션의 주요한 목표는 다음과 같다:

- 신체적 피트니스(아래를 참고)의 모든 요소를 증진시키기 위하여 우선적으로 심혈관계 지구력, 최상의 건강과 기능적 이득을 달성하기 위한 기능적 근력과 지구력, 또한 정신사회적 안녕을 촉진한다.

두 번째 세션 목표에선 다음과 같은 것이 포함된다:

- 일상생활의 특수한 기능적 활동들의 수행과 정상적인 자세, 움직임과 기능을 강조하는 도구적 일상생활동작의 수행을 촉진
- 뇌졸중 생존자의 특수한 단기간 및 장기간 개인적 목표뿐만 아니라 일반적 건강 및 기능적 결과의 달성을 촉진
- 신체적 활동과 관련된 자기 옹호와 자기 관리의 증진

피트니스의 증진 요소들 / IMPROVING COMPONENTS OF FITNESS

일반적으로 건강과 관련된 운동 프로그램들은 신체 피트니스의 다음과 같은 요소들을 포함하는 것을 목표로 한다(ACSM 2010):

- 심혈관계 지구력
- 근력
- 근지구력
- 유연성
- 신체 구성
- 운동 기술과 협동(즉, 민첩성, 협동, 균형, 힘, 반응 시간과 속도)

걸어 다닐 수 있는 뇌졸중 생존자를 위해서 심혈관계/심호흡계 지구력, 근력과 근지구력의 세 가지 피트니스 요소들은 우선되어야 할 필요가 있다고 증거는 시사한다(4장과 5장). 이는 다른 요소는 이 프로그램에서 특징이 아니라고 하는 것이 아니라 심혈관계, 근력, 지구력 요소들이 중점이 된다는 것이다. 그러나 이러한 피트니스 요소들에서 어떠한 이득은 일상의 기능적 활동들을 수행하기 위한 능력을 보조할 수 있어야만 한다. 많은 걸어 다닐 수 있는 뇌졸중

생존자들을 위해 균형, 협동과 제한된 움직임 범위의 문제들은 이러한 행동들을 수행하기 위한 능력에 영향을 준다. 그러므로 뇌졸중 이후 운동과 피트니스의 내용에서 심혈관계/심호흡계 지구력, 근력과 지구력은 모두 기능적 활동들의 내용에서 훈련이 필요하다. 운동 전문가들은 기능적 활동과 개개인의 목표와 관련하여 피트니스의 요소를 목표로 하는 방법에 관하여 각 운동을 위한 논리적 근거의 명백한 이해를 가져야 한다.

신체 구성요소가 ACSM 용어에서 신체적 피트니스의 요소로서 포함되는 반면 여기에선 설계과정의 요소로 고려되지는 않지만 프로그램의 결과로서 고려된다.

심혈관계 지구력 / CARDIOVASCULAR ENDURANCE

4장에서 논의한 것처럼 심혈관계 피트니스(또는 유산소 피트니스)는 골격계 근육의 말초 능력과 함께 산소를 공급하고 산소를 사용하기 위한 순환계와 호흡계의 중요한 능력이다. 장기간동안 큰 근육 군을 유지하기 위한 율동적이고 산소를 사용하고 지속적인 활동들은 심박수와 심장으로 피의 복귀를 증가시켜 심혈관계의 피트니스를 증가시킬 수 있다.

일반적으로 뇌졸중 생존자들은 건강한 같은 연령대의 사람들과 비교하여 일상생활과 건강에 영향을 주는 낮은 수준의 심혈관계 피트니스를 가진 것으로 알려졌다(Saunders 등, 2009, 4장). 피트니스의 이러한 고려할만한 감소는 적절한 근력과 지구력 훈련을 실시할 필요가 있다.

심혈관계 훈련 요소의 설계는 심박출량의 증가를 주 요구사항으로 만들기 때문에 큰 근육군을 사용하는 운동이 포함되어야 한다. 단지 만약 개개인이 큰 근육군을 전혀 사용하지 않는 경우에 한하여(예를 들면, 마비) 근육을 사용함에 의한 유산소 피트니스에서 최소의 증진을 얻기 위해 가능한 것은 운동의 형태가 항상 중요하다고 여기어지지 않는다. 게다가 운동 이론의 특수성으로 만약 운동 프로그램이 기능적 일상생활을 증진시키기 위한 목적이라면 같은 활동들로 자극을 주어야 한다. 뇌졸중 이후 심혈관계 피트니스는 보행을 포함한 운동 프로그램을 통하여 증진시킬 수 있다(Brazzelli 등, 2011, Saunders 등, 2009). 저자는 개인의 기능적 능력과 목적에 따라 다른 치료기구들도 또한 고려되어야 한다고 제시한다. 뇌졸중 생존자가 이러한 신체적 피트니스와 기능적 이득을 만들기 때문에 운동 기회의 더 넓은 범위가 적절하다 예를 들면, 걷기, 싸이클, 수영(그림 10.2와 10.2)

심혈관계 피트니스를 위한 프로그램 설계를 할 때 중점 고려사항은 균형과 협응 손상에 초점을 맞추는 것이다. 이는 몇몇의 동적 지구력 활동 (예를 들면, 옆으로 걷기, 무릎에서 손)과 안전성을 증진시키는 운동 도구들을 선택해서 이루어져야 한다. 글상자 10.3은 어떻게 심혈관계 지구력 운동이 뇌졸중 생존자 개개인의 균형 어려움과 근 약증을 위해 맞춤될 수 있는지에 대한 예를 제공한다.

근력, 일률과 지구력 / MUSCULAR STRENGTH, POWER AND ENDURANCE

근력은 특수한 근육이나 근육군이 낼 수 있는 최대 힘이나 토크이다(4장). 근력 운동 동안에 저항이 높아질수록 반복 횟수는 낮게 한다. 전형적인 6~12회 반복을 특징으로 하는 건강관련 웨이트 트레이닝, 최대 근수축이 요구될 때까지 2~5회 반복하는 특징인 경쟁적인 웨이트 들기는 올림픽 웨이트 들기를 위한 단지 한번 반복으로 진행된다. 4장에서 근력과 일상생활을

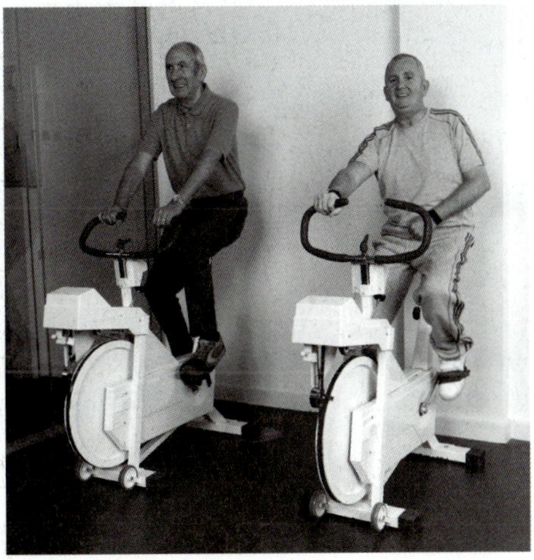

그림 10.2 심혈관계 지구력: 싸이클링.

수행하기 위한 능력 사이의 상관관계를 설명하였다(Kraemer와 French, 2005; Saunders등, 2008). 예를 들면, 손상쪽 다리의 엉덩관절 굽힘근과 무릎관절 굽힘근/폄근의 근력은 계단과 걷기 수행능력에서 핵심 요소들이다(Flanbjer 등, 2006, Le Brasseur 등, 2006).

뇌졸중 이후 운동으로 건강과 관련 웨이트 훈련을 뒷받침하기 위해 적용된 운동과학 개념들은 근 긴장도의 비정상과 내재된 심장질환의 가능성을 고려한 접근법을 반드시 하기 위해 부가적인 지식과 기술들을 요구한다. 이는 운동과 치료실에서 사용하는 기술 습득과 근력강화의 이론들과 일치한다. 예를 들면, 훈련은 기능적 이득을 얻기 위한 매일 기능적 활동들과 이상적으로 맞이야 한다(Skelton 등, 1994, 1995, Skelton 과 McLaughlin 1996). 이는 다른

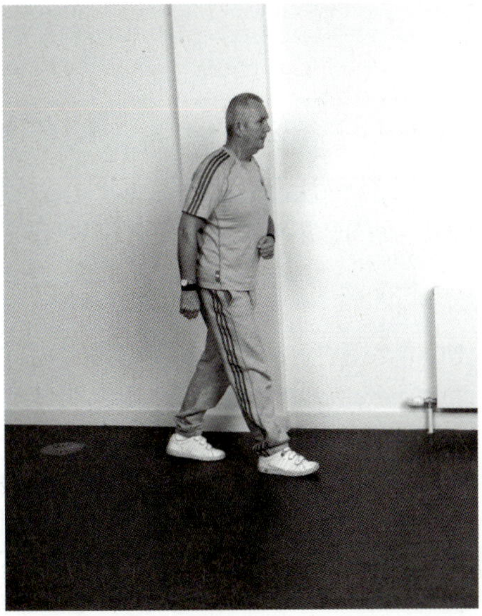

그림 10.3 심혈관계 지구력 : 걷기.

글상자 10.3 개개인의 뇌졸중 생존자를 위한 심혈관계 지구력 운동 맞춤의 예

계단 오르기(step-up) 운동(그림 10.23과 10.24)은 유산소 운동의 좋은 예이다. 그러나, 이 운동으로 심혈관계의 반응을 이끌어내는 것은 안 좋은 동적 균형능력과 근 약화에 의해 방해될 것이다. 이러한 경우 운동 전문가는 더 많은 보조를 제공하거나 균형을 덜 요구되록 바뀐 변형된 운동을 고려하고 (예를 들면, 일층에서 균형을 위해 상지 보조와 함께 앞/뒤로 체중 이동) 이는 더욱 유동적이고 율동적인 움직임 패턴을 가능하게 할 것이다.

만약 뇌졸중 생존자가 체간 자세의 비대칭이 나타난다면(예를 들면, 계단 오르기와 같은 더욱 격렬한 운동을 수행하는 동안 체간의 한쪽이 짧아짐) 중력 중심의 가쪽 이동 때문에 균형은 더욱 위험해 질 것이다. 이는 뇌졸중 생존자에게 올바른 자세를 유지하도록 촉진하고 운동의 전과 끝에서 교정하는 맞춤형 가쪽 신장을 하거나(그림 10.7) 앉은 자세에서 일어서기나 벽에 등을 지지한 상태에서 쪼그려 앉기와 같은 양쪽 운동으로 바꿈으로서 대응할 수 있다.

형태의 훈련과 같이 매우 특수한 근력강화 훈련이기 때문이다. 예를 들면, 누워서 벤치 프레스(bench press)는 선 자세에서 한 손으로 무거운 문을 열기 위해 미는 것과 기능적으로 맞지를 않는다. 글상자 10.4와 그림 10.4와 10.5는 어떻게 근력 운동이 개개인의 뇌졸중 생존자에게 맞춤되어지는지 방법에 대해 예를 제공한다.

뇌졸중을 위한 훈련 프로그램에서 근력의 요소를 설계할 때 관심은 기능적 움직임 형태와 신체의 양쪽을 포함한 활동의 수행을 증진시키는 것이다. 그러므로 이러한 훈련 활동들은 실제 기능적 활동들의 움직임 속도와 자세적 변화를 포함한 특수한 운동 패턴을 반영할 필요가 있다. '막대기 들기(pole raise)' 와 같은 운동은 자세적 대칭을 권장하면서 물체를 낮은 높이에서 높은 높이로 그리고 이와는 반대로 드는 것으로(예를 들면, 테이블에서 선반) 기능적인 작업을 훈련하기 위한 유용한 운동의 예이다(그림 10.5).

글상자 10.4 개개인의 뇌졸중 생존자를 위한 맞춤형 근력강화 운동의 예

STARTER 시도(Mead 등, 2007)에서 상지 근력강화 운동은 선자세에서 '공 들기(ball raise)' 로 행해진다. 이 운동은 들기 능력과 능동적인 기저면을 유지하는 동안 심부 안정성을 증진시키기 위해서 고안되었다.

증가된 상지 긴장도와 함께 뇌졸중 생존자는 뒤침 부족을 적응하기 위하여 공에서 손 위치를 바꾸거나 작은 공을 사용할 필요가 있다(예를 들면, 손바닥을 위로 함).

균형 능력 손상을 가진 뇌졸중 생존자를 위해 공 들기 운동은 작은 공을 가지고 또는 앉은 자세에서 수행될 필요가 있다.

한편, 온전한 상태를 유지하는 상지의 큰 근육들(예. 어깨굽힘근과 위팔세갈래근)을 이용하는 주요한 목적은 심장에 기초한 서킷 내에서 '능동적 휴식주기' 의 부분으로 심박률이 현저하게 떨어지는 것을 허용하지 않으므로 상지의 큰 근육들은 중요하다.

그 대신에 운동 세션의 근력강화 세션의 한 부분으로 탄력성이 있는 저항밴드는 유사한 형태의 상지를 강화시키기 위하여 사용할 수 있다.

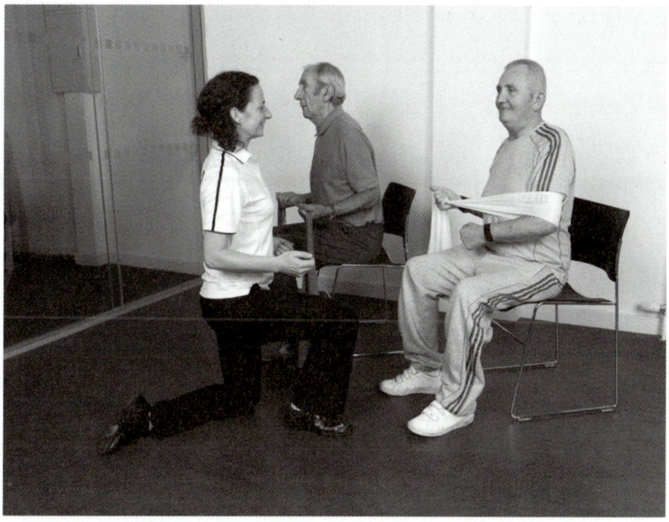

그림 10.4 잡기를 요구하는 운동은 증가된 긴장도를 막기 위해 맞춤되어져야 한다. 예를 들면, 등 상부 강화운동.

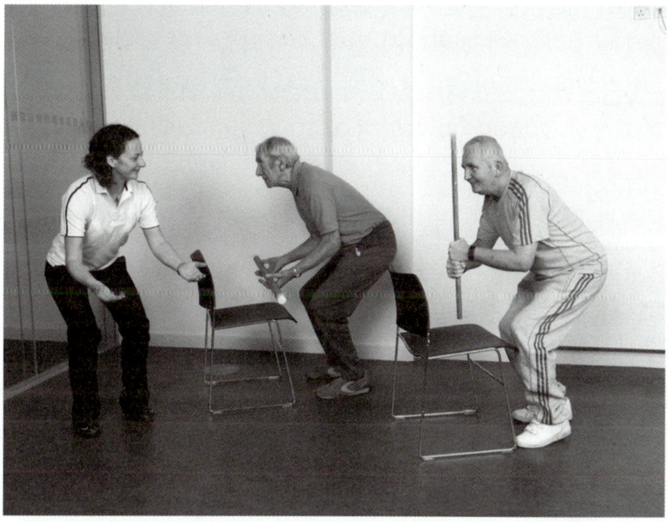

그림 10.5 맞춤형 선택과 함께 막대 들기 'pole raise' 강화 운동.

뇌졸중 생존자를 위하여 목표들의 목록에 주로 만약 개줄을 잡고 있는 것이나 쇼핑 카트를 끌거나 옷을 입는것과 같은 활동들과 관련이 있다면 그들의 손상된 팔의 약화와 감소된 기능의 증진이 주로 특징 되어져야 한다. 팔 기능의 개선을 위한 잠재력은 다양하고 초기 손상의 수준(Nakayama 등, 1994), 뇌졸중의 형태, 뇌졸중과 재활을 받은 시간에 따라 의존된다. 5장에서 설명했듯이, 근력 이득은 심지어 마비가 없는 한 손상된 쪽 사지에서도 이루어 질 수 있다는 증거들은 있다(Duncan 등, 2003).

뇌졸중 생존자를 위한 주요 고려사항은 힘의 비적절한 적용을 통하여 근 긴장도의 부정적인 증가를 제한해야만 한다. 예를 들면, 상지의 관절 가동범위 증진을 위해 심각하게 손상된 상지의 신장운동 수행의 강요나 손상된 쪽의 손으로 무게를 사용하는 것은 영구적인 관절 손상의 위험 때문에 금기된다. 어깨는 근 위축이나 근육 불균형이 존재할 때 이 결과로서 장기간 통증과 기능적인 손실로 아탈구나 탈구되어 주로 뇌졸중 이후 손상의 위험이 있다 (3장). 어떠한 중요한 도수 신장운동은 적합한 자격을 얻은 건강 전문가의 감독 또는 직접적인 지도에서만 단지 실행한다. 그러나 뇌졸중 생존자가 능동적으로 자가 신장을 뻣뻣하거나 긴장성의 근육군들에게 적용하거나 사지의 내재 맞섬 근육 근들을 사용하거나 능동 보조 운동(예를 들면, 깍지를 끼고 위팔 두갈래근/위팔근의 신장을 위해 전방으로 부드럽게 신장하는 것, 그림 10/6)은 타당하다. 능동 자가 신장운동에서 뇌졸중 생존자는 자신의 움직임을 통증 없는 범위내에서 조절해야 하고 운동 전문가는 의뢰된 건강관리 전문가로부터 정보에 의해 미리 결정한 동의된 관절가동 범위내에서 실시하는지 면밀히 관찰해야만 한다.

정확한 자세의 소실과 상관없이 활동을 수행하기 위해 그들의 자세를 비적절하게 바꾸는 것은 주로 이끌기 때문에 매우 무거운 무게를 들 때 요구되는 최대나 최대근처의 근 수축은 추천되지 않는다. 이는 안 좋은 자세와 기능에 영향을 미치고 손상의 위험이 증가하는 비정상적인 톤의 증가를 이끌 수 있다(예를 들면, 낙상, 허리나 관절 손상). 높은 저항에 대항한 최대 노력은 또한 정맥 회귀 감소와 동맥 혈압의 증가를 또한 일으킨다. 이러한 부작용은 저항 운동이 만약 움직임 동안 숨을 참고 Valsalva 방법으로 알려진 생리학적 기전으로 인한 혈압의 급성 증가를 유발하는 것과 같이 정확하지 않게 수행되었다면 악화될 수 있다(Brooks 1997). 그러므로 주의깊게 수행하는 동안 조심스럽게 증진시키고 웨이트 훈련 동안 면밀히 관찰하는 것이 뇌졸중 이후 기능을 회복하는데 이익이 되고, 무겁고 강렬한 웨이트 훈련은 금기된다는 것을 보여준다.

충분한 기초 근력과 자세 안정성이 이루어진 후에 뇌졸중 생존자는 새로운 운동을 시도하기 위해 좀 더 자신감이 느껴지는 것 같다. 그러나 기초적인 조언과 언급된 조언들이 이전부터 남아있고 운동 전문가는 계속적으로 관찰하고 적절한 근력 운동의 선택과 수행에서 지도를 제공해야 한다.

근육 일률 출력은 단일의 빠르고 저항에 대해 수축을 하는 동안 수행되는 일의 가장 큰 비율로서 정의된다(4장). 이는 주어진 속도에서 부하 아래 움직임을 생성하기 위한 근력과 속도

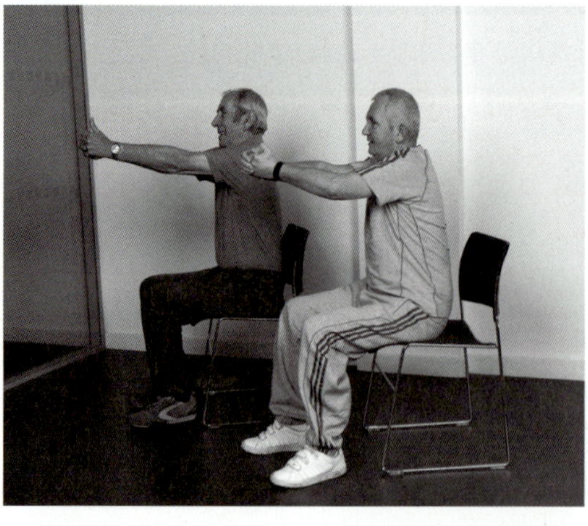

그림 10.6 능동적인 자가 신장운동: 앉은 자세에서 팔과 위쪽 등의 신장운동.

의 피트니스 요소가 결합된 능력이다. 더욱 빠르게 활동을 하는 것은 뇌졸중 생존자를 위해 우선이 아니라, 기능의 증진이 주로 우선이다. 4장은 근육의 일률과 기능 사이에 관계에 대해 예를 들면, 주로 손상 쪽의 무릎 폄근의 일률은 편하게 걷기 속도와 계단 오르기와 같은 것을 예상하는데 매우 중요한 요소라고 설명하였다(Le Brasseur 등, 2006).

마지막으로 뇌졸중 이후 근육 지구력의 훈련에 관해서는 운동 전문가는 움직임의 효율을 증가시키는 것에 초점을 맞춰 주요 기능이 에너지 소비를 적게 하면서 이루어져야 한다. '정상화된 움직임' 은 검토 과제이고 물리치료사의 관심이지만, 운동 전문가의 우선은 보상 패턴이나 과긴장증의 증가 없이 반복적인 움직임을 견딜 수 있는지 확인하는 것이다. 사실 통증 없는 움직임의 반복은 연부조직의 틱소트로피(thixotrophy)를 감소시켜 움직임의 범위를 증진시키는데 도움이 된다. 과긴장이 있는 곳(3장)에 통증 없는 움직임의 반복은 가능하다면 언제나 격려되어진다(Axelson 2005, Lakie와 Robson 1988, Vattanslip 등, 2000).

유연성 / FLEXIBILITY

유연성은 움직임의 범위를 통해 주어진 관절을 움직일 수 있는 능력이다. 움직임의 전체 범위를 움직이지 못하는 관절은 더욱 손상당하기 쉽고 옷 입기와 걷기나 선반에 닿기와 같은 일상의 기능에서도 제한을 일으킨다. 예를 들면, 어깨와 같이 주로 관절을 둘러싸고 있는 연부조직이 너무 유연한 관절은 불안정하고 그러므로 또한 손상당하기 쉽다.

일반 대중을 위한 준비운동에서 신장 운동의 타당성에 대한 견해들은 다양한 반면에 모든 임상적 집단에서 전문가의 일치된 의견으로 준비운동으로 신장운동은 뇌졸중을 가진 사람들에게 필수적이라고 제안한다(예를 들면, 짧고, 증가되지 않고 준비운동 마지막에 실시). 비록 이에 대한 연구는 부족하지만 이러한 경험은 신체적 활동을 위한 준비와 움직임의 현재 범위(세션 사이에 많이 다양하다는 것을 기억)에 뇌졸중 생존자를 친숙하게 하도록 돕는 것으로 나타나 제안한다(그림 10.7).

신장 활동은 근육 조직의 유연성(틱소트로피)과 관절 주머니내의 점성의 증진으로 인해 근육이 따뜻해질 때 단지 수행되어야 한다. 뇌졸중 생존자를 위한 준비를 제공할 때 핵심 고려사항은 마비, 증가된 긴장도(과긴장도)와 모든 근육내 혈류 감소를 일으키는 낮은 수준의 신체적 활동이다. 이는 심장의 요구가 줄어들었고 근육내 혈류의 증가가 정상보다 더 오래 지속될 것이라는 의미이다. 운동에 따라 혈관확장으로부터 혈류, 증가된 심박수와 근육 펌핑 활동은 근육의 유연성과 온도 증가와 함께 일어나고 증가하는 양상을 보인다.

기능적 유연성을 증진시키는 것(예를 들면, 기능적인 작업/일상생활동작의 수행을 위해 필요한 유연성)은 기능적인 작업(등을 말리기 위해 손을 뻗는 것)을 모방하기 위해 완전히 가능한 통증 없는 범위를 통해 구조적이고 조정된 움직임으로 가장 잘 수행하는 것이 목적이다.

근육 조직의 유연성[틱소트로피(thixotrophy)]과 관절 주머니 내에서 점성의 증진 때문에 근육이 따뜻한 상태에서 신장 활동은 수행되어야 한다(Lakie와 Robson 1988). 뇌졸중 생존자를 위한 준비 운동을 제공할 때 주요한 고려사항은 마비, 증가된 근긴장도(과긴장도)와 근육내 혈류량의 모든 감소로 더 낮은 활동 수준이다. 이는 심장 요구가 줄어들고 정상보다 근육내 혈류가 증가하는데 더 긴 시간이 걸린다는 것을 의미한다. 운동 이후 혈관확장으로 인한 혈류, 증가된 심박수와 근육 펌핑 작용, 증가된 근육 유연성과 온도는 증가할 것이다.

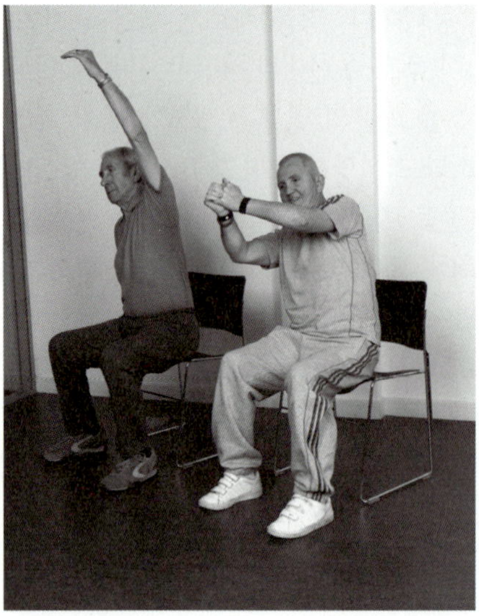

그림 10.7 앉은 자세에서 측방 신장운동.

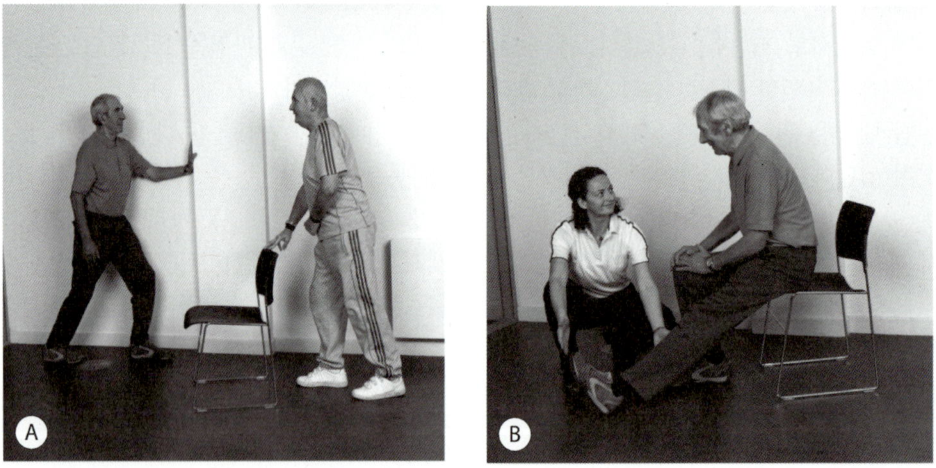

그림 10.8 (A) 선 자세와 (B) 앉은 자세에서 장딴지근 신장운동.

예를 들면, 기능적인 작업/일상 생활 동작의 수행을 위해 필요한 유연성과 같이 기능적 유연성을 증진시키는 것은 기능적인 작업(예. 등을 말리기 위해 뻗기)을 모방하는데 통증이 없이 완전가능한 범위를 통해 구조화 되고 조절된 움직임을 최상으로 수행하는 것이 목적이다. 조절되고 능동적인 관절가동범위 운동은 준비운동 동안에 조언된다. 마무리운동에서는 더 길고, 보조를 하고 발달적인 신장운동은 유연성을 발달시키기 위하여 전 범위에서 사용하고 연부조직이 가장 따뜻하고 가장 유연할 때 연속해서 2~3번 수행한다(그림 10.8). 그러나 신경학적 재활에서 신장운동을 뒷받침하는 증거는 많이 있지 않다. 코크란 체계적인 분석은 이미 구축이 있거나 위험에 처할 상황이 증가하는 신경학적 상태를 가진 사람은 신장운동이 관절가동성에 임상적으로 연관된 효과가 없다고 나타냈다(Katalinic 등, 2010).

운동 기술과 조화운동 / MOTOR SKILLS AND COORDINATION

운동 기술과 조화운동은 기능적인 작업(예를 들면, 뻗기와 물체를 잡기)을 수행하기 위하여 속도와 연속적인 동작들에 관련하여 근육활동을 효과적으로 동원하는 능력과 정확히 움직임을 제 시간에 하는 능력과 관계가 있다. 대부분의 사람들은 다음의 두 가지 일반적인 조화 검사와 친숙하다 (i) 너의 손가락으로 공간에 한 점을 찍기(대개 검사자의 손가락)와 다시 코에 대기를 눈을 뜬 상태와 감은 상태에서 실시 (ii) 눈을 뜬 상태와 감은 상태에서 발꿈치에서 발가락으로 한줄로 걷기. 이러한 두 가지 검사 모두에서 요구되는 정확도와 함께 부드럽고 적절한 속도의 움직임을 만들기 위하여 정확한 강도로 적절한 시간의 신경근육 동원이 요구된다.

운동 기술들은 큰 것과 세밀한 것 두 가지 군으로 나눠진다. 커다란 신체 움직임을 포함하는 큰 운동 기술은 정적 자세(앉은 자세나 선 자세)와 동적 자세(걷는 동안 직립 방향으로 신체를 유지)의 유지를 포함하는 균형뿐만 아니라, 일상생활의 고유한 다중 작업(물체를 운반하면서 걷기)이 요구된다. 세밀한 운동 기술들은 자전거의 손잡이를 잡기, 쓰기나 바늘로 꿰메기와 같은 작은 활동들을 요구한다.

각각의 기능적 움직임은 성공적으로 끝나는 결과를 만들기 위하여 여러 요소들로 나눠질 수 있다. 예를 들면, 운동 자전거 손잡이와 같은 물체를 잡기 위하여 손을 뻗을 때 팔과 손은 몸에서부터 가속되어 멀어지나 손잡이와 닿기 전에 손가락을 열기 위한 적절한 시간이 요구되어 감속한다. 이 뻗기에서 잡기 활동의 정교한 연속은 뇌졸중에 의해 주로 영향을 받아 물체를 부딪히거나 잃어버리거나 떨어뜨릴 수 있다(van Vilet과 Sheridan 2007).

일상활동의 수행능력 증진 / IMPROVING PERFORMANCE OF DAILY ACTIVITIES

전에 언급한 것처럼 운동 프로그램은 균형의 발전, 적절한 사지와 체간 정렬과 가능하면 정상적인 움직임 연속이 강조된 매일의 작업에 직접적으로 반영되는 활동들과 운동들로 포함되어야 한다. 동적 균형은 움직임 동안 개인의 지지면내에 중력중심이 유지되도록 하여 균형의 소실을 방지하는 것이다.

운동전문가는 특히 운동이 대칭적이거나 번갈아 움직이는 시기를 목표로 삼을 때 자세적 정렬을 정확히 조절하는지 세세하게 관찰하는 것이 중요하다(그림 10.9). 이런 운동의 종류에

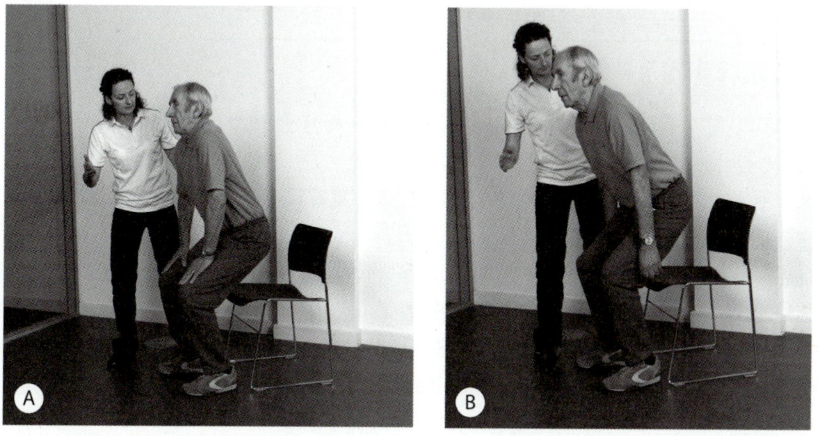

그림 10.9 (A) 앉은 자세에서 일어서기 동안 비정상적인 자세, (B) 이 작업을 하는 동안 올바른 자세.

서 자세의 비대칭성은 주로 과로한(좌상을 입은) 근육의 명백한 징후이다. 너무 어렵거나 개인에게 맞지않는 운동을 수행하기 위한 과로는 긴장도를 증진시키고 중력 중심을 이동시켜 움직임의 효율성을 감소시킨다. 이로 인해 뻣뻣한 자세가 되고 이는 갑작스런 동요(장애물 피하기)에 개개인이 적응하기 더욱 힘들게 하므로 균형 소실의 위험을 증가시킨다.

개인적 목표의 달성을 촉진 / PROMOTING THE ATTAINMENT OF PERSONAL GOALS

운동 목적을 달성하고 신체적 활동이 장기간 유지된다면 효과적인 개인적 목표 설정은 매우 중요하다(6장). 비록 6장에서 약어의 다른 해석을 언급하였지만 현재 지침에서 목적은 SMART(특수하고, 측정가능하고, 야망이 있고, 관련이 있고, 시간 제한적인)해야 한다고 언급한다(Playford 등, 2009, Wade 2009).

목표 설정은 운동 프로그램이 적절히 유지되는 것을 확인하고 개개인과 연관된 것을 점검함으로 호전을 가능하게 한다(그림 10.10). 글상자 10.5는 개개인을 위한 목표 설정의 예를 나타낸다.

7장에서 설명한 것처럼 운동 전문가와 뇌졸중 생존자 사이에 성공적인 의사소통은 뇌졸중 생존자의 목표를 향하여 같이 일하고 이해하고 아는 것을 확인하기 위하여 중요하다. 개개인을 위해 운동 전문가는 목표 설정을 촉진하고, 운동을 설명하고, 뇌졸중 생존자를 가능한 효

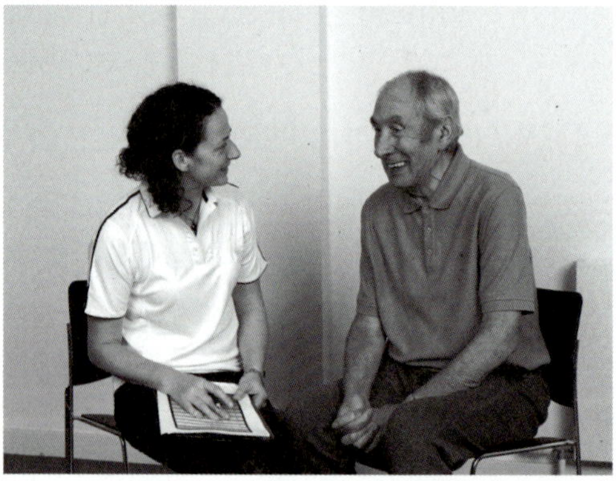

그림 10.10 효과적인 개인 프로그램과 좋은 의사소통 기술에 의존한 목표 설정

글상자 10.5 목표 설정의 예

운동 전문가와 함께 목표를 설정할 때 R씨는 그의 운동 세션 동안에 여가센터로부터 오갈 수 있도록 1마일을 걷고 싶다는 소원을 나타냈다. 그러나 이를 한다면 그는 너무 피곤하여 그 날의 가족들과 다른 활동들이나 운동 세션을 완전히 참여할 수 없을 것이다. 효과적인 목표 계획은 작은 호전으로 목표에 도달할 수 있도록 R씨를 도울 것이다.

이를 위한 한 가지 방법은 R씨는 첫 한 달 동안은 센터에 갈 때는 차를 타고 가고 센터를 왕복하는 거리의 반을 걸을 수 있을 때까지 점차 그가 차를 얻어 타기 전에 돌아오는 길은 점차 걸어서 온다. 이러한 방법에서 그의 진전은 측정할 수 없을 만큼 작지만 반면 R씨는 신체 체력 훈련과 다른 활동들에 참여하기 위한 목표를 실현하는 것이 가능하다. 이는 그의 운동 세션 참여에 직접적인 영향을 주기 때문에 이는 세션을 벗어난 그의 개선 발달을 기록하기 위해 중요하다.

과적으로 동기부여 하기 위하여 특히 의사소통이나 인지의 어려움을 가지고 있지만 두 가지 의사소통을 할 수 있는 전략을 가진다. 의사소통 보조 필요에 대한 정보를 의뢰된 서류로부터 얻는다. 그러나 만약 이것이 가능하지 않다면 뇌졸중 생존자의 언어 치료사나 가족이 개개인과 의사소통의 증진을 위한 전략의 발전에 도움을 줄 수 있다.

신체활동의 자기옹호와 자기관리 증진 / ENHANCING SELF-EFFLCACY AND SELF-MANAGEMENT OF PHYSICAL ACTIVITY

재활의 초기에서 뇌졸중 생존자들은 의사 결정, 목표 설정과 자기 관리의 어려움을 가진다. 이는 뇌졸중에 관한 지식의 부족과 회복을 예측하기 힘듦, 목표 설정 과정과 친숙함의 부족, 인지, 의사소통과 실행의 어려움, 우울증과 큰 슬픔과 같은 다양한 이유가 있다(Laver등. 2010, Leach 등 2009; 6장 참고). 운동 프로그램을 설계할 때 뇌졸중 생존자는 동기부여와 자신의 활동 수준과 결과를 촉진시키기 위한 자신만의 속도를 선택하는 것을 결정하는 능력을 아는 것이 중요하다. 잘 설계된 프로그램은 개인의 목표 설정, 개인의 운동 계획과 피드백을 제공하는 결과와 함께 개인화된 운동 프로그램을 제공함으로써, 자기 관찰을 포함한 자기 관리를 위한 기회들을 만들어 낼 수 있다. 프로그램으로 이러한 요소들을 통합하는 것은 더욱 신체적으로 활동적이고 일반적인 운동 세션의 밖에서 건강한 생활방식을 하기 위한 문을 여는 것이다.

개인적 운동 계획 / PERSONAL EXERCISE PLAN

뇌졸중 이후 운동에 대한 임상실험의 대부분은 일주일에 3번씩 운동 훈련을 제공하였다. 이러한 서비스 설성이 불가능하는 곳에서 주마다 활동 수준을 증가시키는 다른 방법은 조사되어야 한다. 그러므로 운동 프로그램은 뇌졸중 이후 운동 세션 밖에서 적절한 신체 활동을 결정하는 것이 포함된 개인 운동 계획의 부분이 되어야 한다.

개인적 기록과 함께 개개인의 운동 프로그램 / INDIVIDUALISED EXERCISE PROGRAMME WITH PERSONAL RECORD

영국에서 각각의 뇌졸중 생존자는 관련된 국가직무능력표준(National Occupational Standard)(2010a,b)에서 SkillsActive에 의해 추천된 개개인의 운동 프로그램이 주어져야 한다. 이는 의뢰 정보, 뇌졸중 생존자의 운동 전문가의 평가와 운동은 뇌졸중 생존자의 개인적인 목표를 참고로하여 만들어져야 할 것이다(Buckley 2008). 이 운동 프로그램은 서킷이나 각각의 일치된 운동의 각 단계에서 목표를 얼마나 많이 반복해야 하는지 나타내야 한다. 예를 들면, 인식된 노력 비율의 버그 척도(Borg Rate of Perceived Exertion Scale)을 이용하여 그들의 현재 신체적 노력의 정도도 관찰(가능하면 자가 관찰)해야 한다(Borg 1998; 그림 10.11).

이에 대한 다른 면으로 뇌졸중 생존자들은 그들의 진전상태(예를 들면, 반복 횟수, 일치된 운동에서 저항이나 근력 훈련에 소비한 시간)와 적절한 특수한 서비스 결과 측정을 기록하는 것을 독려해야 하고 이는 추천되어진다(11장). 이는 동기부여 도구로서 유용하게 될 수 있고

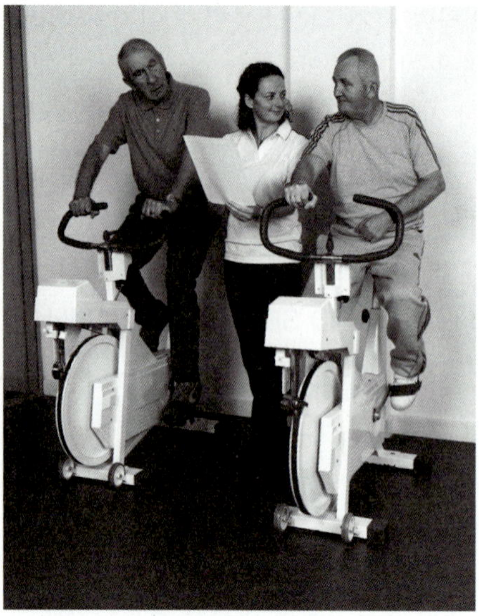

그림 10.11 인식된 노력 비율은 여러 참여자들을 위해 강도를 관찰하는 한 가지 방법이다.

뇌졸중 개개인의 낮은 시작점을 상기시킬 수 있을 뿐만 아니라, 비록 작지만 그들의 피트니스 개선을 확인할 수 있다. 뇌졸중 생존자를 위해 그들의 회복은 개선되기 위해 느리게 나타난다는 다른 면으로서 매우 중요하다. 이는 또한 동료들과 경쟁하고 비교하는 경향이 있는 그룹 설정 내에서 자신의 속도에서 일을 계속할 수 있도록 개개인을 장려하는 것을 도울 수 있을 것이다.

운동프로그램의 기본적인 이론들과 변수들
/ FUNDAMENTAL PRINCIPLES AND VARIABLES OF EXERCISE PROGRAMMING

뇌졸중 이후 피트니스와 기능을 증진시키기 위한 프로그램 되어 있는 운동은 기본적인 이론들과 고안된 운동 훈련 프로그램의 변수들을 가장 먼저 적용해야만 한다(ACSM 2010, Dinan등. 2008, Jones와 Rose 2005; 글상자 10.6).

이론들 / PRINCIPLES

특수성 / Specificity

개개인의 건강과 기능적인 목표에 맞춰 운동을 맞추는 것은 성공적인 체력 훈련 결과에 필수적이다(Wicebloom 2007). 더욱이 운동 전문가는 어떠한 한 운동을 통해 일반적인 이득을 이끌 수 있다는 가정하에 잘못 인도하지 않고 명백하고 특수한 운동으로 특수한 운동으로 단지 특수한 이득을 이끌어야 하는 것이 중요하다. 운동 과학 분야와 운동 조절 연구는 특수한 활동을 증가시키기 위한 목적이 있을 때 훈련은 가능하면 그 활동과 가깝게 자극을 해야 한다

글상자 10.6 효과적인 운동 훈련 프로그램의 설계를 뒷받침하는 이론들과 변수들

이론들	변수들
특수성	F – 빈도(frequency)
점진적인 과부하	I – 강도(intensity)
휴식과 회복	T – 시간/기간(time/duration)
개개인의 차이	T – 형태(type)
	A – 접근과 고수(approach & adherence)

ACSM 2010, Dinan 등 2008. Jones와 Rose 2005.

고 한다(Schmidt 와 Wrisberg 2008). 예를 들면, 뇌졸중 이후 재활에서 부분적인 체중 부하를 위한 하니스에서 트레드밀 훈련의 목적은 독립적으로 걸을 수 없는 하지 마비 환자를 대상으로 하여 보행을 연습하는 것이다. 트레드밀을 사용하는 것은 환자의 보행 양상을 부드러움, 대칭과 속도에 관하여 정상화 시키는데 도움을 준다. 뇌졸중 이후 직업에 특수한 운동 훈련을 위한 증거는 보행 수행능력이 증진되는 운동 형태처럼 보행이 포함된 심혈관계와 혼합된 훈련 중재에 대한 코크란 체계적 검토를 통해 알 수 있다(Brazzelli 등 2011). 전체적으로 뇌졸중 이후 특수한 운동 기능을 증진시키기 위한 작업에 특수한 훈련의 효과를 나타내는 연구들은 고려할 만하다 (French 등 2007, Langhorne 등, 2009).

이러한 근거들은 프로그램 내에서 각각의 운동들은 명백한 목적을 가지고 개개인의 목적과 목표와 연관된 프로그램이라는 것을 의미한다.

점진적인 과부하 / Progressive overload

뇌졸중 생존자와 함께 하는 운동 전문가는 안전하고 효과적으로 착실하고 주의깊게 운영해야 한다. 그러므로 호전은 피트니스의 각 요소에서 작고 점진적인 증가로서 가장 잘 달성이 된다(예, 매 2~4주 마다). 프로그램은 점진적인 호전이 일어날 수 있는 충분한 기간과 부작용을 일으키지 않고 최적의 피트니스와 기능적 결과를 얻을 수 있어야 한다. 비록 최적의 기간은 아직 경험에 의해 설립되어질 필요가 있지만 현재 최상의 실행을 위한 추천은 뇌졸중 생존자를 위한 운동과 체력 훈련 프로그램은 적어도 12주의 기간이 있어야 한다고 한다 (Gordon 등 2004).

뇌졸중 생존자에게 점진적인 과부하의 관리는 다양한 장애로 인해 다른 운동 의뢰 군들보다 운동 전문가에게 더욱 성실하고 능숙한 관찰이 요구되는 것과 같은 부가적인 도전이다.

부하의 증가가 주의가 부족하거나 개인의 운동 내성을 초과하게 되면 부정적인 반응이 일어난다. 전형적인 부정적인 반응을 글상자 10.7에 열거하였다.

매 세션에 긍정적인 경험을 확인하는 것은 운동 계획 과정의 가장 중요한 부분이다. 매 세션 동안 달성과 즐거움의 중요성은 아무리 강조해도 지나치지 않다. 심혈관계 운동의 강도나 기간, 근력 운동의 반복횟수와 저항의 점진적인 증가는 진행과정에 대해 의미있는 칭찬과 추

글상자 10.7 뇌졸중 생존자에게 과도한 과부하로 인한 부정적인 반응들

- 비정상적인 긴장도의 변화 (즉, 움직임 동안 과도한 근 긴장도와 반사 활동, 비정상적인 체간과 사지의 자세)
- 걷고 얘기하는('walk and talk') 수준을 넘은 호흡의 단축이 증가
- 조화운동의 소실(예. 자세 정렬의 감소, 서투름)
- 집중의 소실
- 피로의 증가
- 운동 내성의 감소
- 개개인의 통증/괴로움/손상을 유발하는 새로운 증상

천이 결합되어 오는 것을 도와줄 수 있다. 운동 전문가들은 뇌졸중 생존자의 기능적 또는 건강 상태의 주당 심지어 분당 기초에서 어떠한 변화에도 능숙하게 반응하고 기민해야 할 필요가 있다. 이는 다른 경우에서도 적절한 해결책이 아닌 경우에 특수한 운동을 위한 맞춤형 해결책으로 언급된다.

뇌졸중 생존자가 운동하는 동안 경험하는 모든 잠재적인 도전은 명백해야 하고 점진적인 과부하는 능동적인 생활 방식을 촉진하고 피트니스와 기능의 쇠퇴를 막기 위한 것으로서 프로그램을 장기간 고수하기 위해 수행하는 것보다 그렇게 중요하지 않다.

휴식과 회복 / Rest and recovery

운동 프로그램에 참여하는 모든 개인은 훈련자극을 향상시키기 위한 기회와 과사용 손상과 피로와 관련된 부작용을 방지하고 전반적인 경험이 긍정적으로 남는 것을 보장함으로 장기간 프로그램을 고수하고 수행능력을 증진시킬 기회를 얻기 위해 각 세션 내에서 적절한 휴식기간을 요구한다. 뇌졸중 생존자들은 휴식 시기 동안 부가적인 요구사항을 가질 수 있다. 활동의 수행(특히 뇌졸중 생존자들이 활동에 친숙하지 않다면)은 지속적이고 집중적인 주의력이 필요하고 비정상적 움직임 패턴, 과긴장도와 좋지 않은 균형능력은 증가된 에너지 소비를 요구한다(4장). 3장에서 언급한 것처럼 뇌졸중 이후 일반적으로 근 피로에 공헌하는 요소들이 있다.

그러므로 적절하게 특수한 휴식과 회복 비율은 프로그램에 작성되어야 한다. 휴식시간은 요구되는 훈련 범위 아래로 심박수의 감소를 방지하기 위한 능동적 휴식운동(예. 그 자리에서 걷기)으로 심혈관계 피트니스 증진의 핵심 목적을 향해 계속 일하고 있음을 의미한다. 그러므로 피로는 운동강도의 시작 지점과 진전의 비율을 위한 고려사항과 연관이 있다. 능동적인 휴식은 자주 요구되어지며 예를 들면, 저항 없는 어떠한 운동과 짧은 기간의 중심-심장에 기초한 운동을 운동당 1~2분 대신 30초 정도 매우 낮은 강도로 하는 낮은 강도의 저항으로 시작한다. 이는 가능하다면 프로그램의 과정에서 심장 서킷에서 각 운동을 위해 의도된 운동과 능동적인 휴식의 비율은 유의하게 증가될 필요가 있다는 것을 의미한다.

개개인의 차이 / Individual difference

개개인의 차이 이론은 운동 설계는 개인 중심으로 되어야 하고 각 개인에 맞춤되어야 한다는 것을 의미한다(Jones와 Rose 2005). 각 개인의 건강, 생활방식 그리고 일반적인 기질은 독특하고 각각 그들만의 선호, 관심, 소망, 목표와 자원을 갖고 있다(Wicebloom 2007). 개개인의 차이는 아마 뇌졸중인 사람이 더욱 나타나는데 이는 두 명의 뇌졸중 생존자도 의학적, 생리학적, 약학적, 기능적, 피트니스, 의사소통, 심리사회적, 감정적, 태도의 차이와 다른 기대와 포부가 복잡하게 섞여 같은 방식으로 나타나지 않는다. 개개인의 요구에 맞춤하는 것은 뇌졸중 이후 운동과 피트니스에 있어서 중심적인 주제이고 운동 전문가에게 수행해야만 하고 계속 발전시켜야 하는 가장 중요한 기술이다(Dinan 등. 2008). 이를 이루기 위해 핵심은 중요한 것은 운동 전 평가와 위험요소 분류, 운동 전문가에 의한 개개인과 목표 계획에 관한 의뢰서이다(Mead 등. 2010). 7장에서 강조한 것처럼 운동 전문가는 넓은 범위의 의사소통 기술로 개개인 각자의 독특한 요구를 이해할 수 있는 그림을 그릴 수 있어야 한다.

변수들 / VARIABLES

표 10.1은 피트니스 프로그램 변수 각각의 해석에 대해 제시하고 뇌졸중 생존자(일반적인 사람들에게서는 낮은 위험요소로서)에게 프로그램을 적응하기 위한 훈련의 이론들을 적용하기 위해서 이러한 것들을 어떻게 능숙하게 관리하는지에 대해 나와 있다. 예시들은 길고 더욱 긴 점진적인 준비기간과 활동들 사이에 긴 휴식시간이 있고 기능적인 근력과 지구력에 더 큰 강조를 하고 있다. 다음의 전략들은 개인의 특수한 요구와 고려사항에 따른 뇌졸중 프로그램 이후 뇌졸중에 맞춘 STARTER 운동에 맞춰서 언급되어진다(Mead 등. 2007).

표 10.1 *프로그램 권고사항: 뇌졸중 이후 운동을 위해 조정된 훈련 이론들과 변수들*

프로그램 변수	의미	자세한 권고사항
빈도	프로그램이 수행되는 시간의 횟수는 대개 주마다 이뤄지지만 일마다 또는 달마다 이뤄질 수 있다.	주당 3번이나 그 이하 (하지만 대안으로 집 프로그램이나 활동 프로그램 지원과 함께)
강도	반복의 횟수, 저항의 양, 비율/속도, 움직임의 양은 각 활동에 따라 적용하고 또한 활동들 사이에 쉬는 기간을 갖는다.	나이를 예상한 최대 심박수의 70%로 중등도에서 최대강도나 Borg 척도 수준 3~4 정도
시간	각 운동 세션의 기간과 전체적인 프로그램의 기간	필요하다면 능동적인 휴식과 함께 최대 60분으로 활동과 함께 시작하고 강도를 올리기 전 충분한 기간을 갖는다.

계속

표 10.1 *프로그램 권고사항: 뇌졸중 이후 운동을 위해 조정된 훈련 이론들과 변수들 – 계속*

프로그램 변수	의미	자세한 권고사항
형태	피트니스의 요소는 각 운동 세션 내에서 포함된다.	심혈관계와 근력 이득을 위해 주로 단순하고, 적은 횟수, 작업에 특수한 운동
접근/고수	각 개인의 상습적인 참여를 위한 접근은 그들의 운동프로그램을 장기간동 안 순응(고수)하는 것이다.	개개인의 각자 목표, 손상과 기능적 상태에 대응한 개개인의 맞춤형 운동.
프로그램 기간	운동 프로그램 시간의 길이	최소 12주를 하나 오히려 제한을 두지 않음
내용	각 세션에서 운동의 형태	준비 운동, 지구력 운동, 저항 운동, 기능적 운동, 마무리운동으로 구성
진전	더욱더 도전적인 운동을 만들기 위한 변화율	개개인의 기초에 따라 정기적인 검토 예를 들면, 격주나 달별로 그리고 개인의 목표와 진전률에 대응하여 검토
사회적 상호작용	운동전문가와 동료와 상호작용으로부터 얻는 개인의 이익을 위한 기회	뇌졸중 생존자들 사이에서 사회적 상호작용을 위한 기회를 만듦. 운동 경험을 재밌게 만들고 운동 환경 이후 이완을 만듦 (예. 차 마시기)
측정	각 뇌졸중 생존자가 활동들이나 결과가 유지되거나 호전되는지 보여주기 위한 기록	결과 측정은 수행되어져야 하고 세션 진행과 종결시의 피드백과 평가를 포함한다. 예를 들면, 목표 달성, Timed up-and-Go(TUAG)와 10미터 보행 시간(11장)
프로그램 관찰	사용자 서비스를 위한 목적으로 이루어진 운동 프로그램의 내용을 나타내기 위한 기록	프로그램은 그룹 결과로서 표현된 참석, 호전의 내성, 프로그램의 완료, 탈퇴의 비율과 결과 측정을 포함하여 전체적으로 관찰된다.
Best 등 2010, Mead 등 2007.		

뇌졸중 후 몇몇의 개인은 주당 3번 감독하 세션에 참여할 수 없는 경우도 있다. 주당 3번의 언급을 이루는 것을 도와주기 위하여 자가 훈련 선택이 고려되어야 한다. 이는 뇌졸중 생존자가 독립적으로 수행하는 것이고 비 전문가인 가족 구성원/친구/보호자에 의해 감독되고 운동 전문가는 감독 세션 동안 지속적으로 보조를 제공해 주어야 한다. 물리치료사는 뇌졸중 생존자를 위해 가정에서 기초로 한 프로그램에서 운동과 체력 훈련을 포함해야 한다. 비록 감독된 그룹 세션은 주로 기간에서 시작을 한 시간 동안 하지만 자가 운동 세션들은 시작시 시간이 10분에 불과할 수 있다.

자가 실행을 추천할 때 운동 전문가는 뇌졸중 생존자/보호자가 잠재적인 위험(예. 낙상)을 알고 있는지 확인할 필요가 있고 낮은 가구와 러그는 일시적으로 제거하는 것과 같은 활동들이 최소로 필요하다. 관리는 주로 안전하게 운동하는 기술과 친숙한 것을 촉진하도록 주로 실시한다. 게다가 발달과 관리를 유지하기 위한 전략이 고려해야 한다. 예를 들면, 정기적인 날과 시간에 운동하기.

근거에 기초로 한 세션 구성과 최고의 실행 추천 / EVIDENCE-BASED SESSION CONTENT AND BEST PRACTICE RECOMMENDATIONS

이 장의 부분은 5장에서 개요를 서술한 보행 가능한 뇌졸중 생존자를 위한 운동 훈련의 임상적 실험인 STARTER 프로그램을 기초로 한다(Meard 등 2007). 이 부분에서는 프로그램의 내용을 더욱 자세히 서술한다.

STARTER 시도의 운동 훈련 프로그램은 연구가 2004년에 진행되었을 때 가장 이용 가능한 증거에 기반을 둔다. 예를 들면, 뇌졸중 이후 운동 훈련(Saunders 등 2004), 손상당하기 쉬운 노인을 위해 설계된 운동, 노인을 위한 낙상을 줄이기 위한 운동(Skelton 등 2005)과 영국 사선단체 'different strokes'를 위해 설계된 지역사회 운동 세션과 관련되어 이에 대한 코크란 체계적 고찰이 있다. STARTER 운동 프로그램은 또한 미국 스포츠 의학 대학에서 스포츠와 운동 과학의 최상의 실행 지침(ACSM 1995)과 운동 의뢰 체계의 UK National Health Service National Quality Assurance Framework(보건부 2001)를 근거로 하고 있다.

근거와 지침의 내용은 모든 운동 훈련이 증거에 기초하고 점차적인 준비운동(순환, 움직임과 신장 운동)으로 시작하고 마무리운동(순환 저하와 유연성 운동)으로 끝내는 것을 추천한다.

STARTER 시도는 이 운동 프로그램이 효과적이고 안전하고 실현 가능하다는 것을 나타냈다. 그러나, 5장에서 설명한 것처럼 현재 증거의 기초는 뇌졸중 이후 운동과 체력 훈련의 내용에 있어 FITT 이론(빈도, 강도, 시간/기간과 운동의 형태)과 관련하여 아직 명확한 추천을 만들지 못한다. 더 많은 증거들을 사용할 수 있도록 일반적인 재활을 마친 보행 가능한 뇌졸중 생존자들을 위한 지역 사회에 기초한 서비스를 위한 STARTER 시도를 위해서 발달된 운동 프로그램을 사용하는 것이 타당하다. 계속되는 시도로부터 증거는 진전될 것이고 뇌졸중 이후 운동을 추천하는 것의 더 많은 발달을 알리는 것이 기대되어진다.

표 10.2와 그림 10.12에서 27까지는 STARTER 세션의 형식과 내용을 자세히 묘사하였다. 부가적으로 이 세션은 심폐 지구력을 위한 직립 자전거 타기를 포함한다(그림 10.2).

표 10.2 *STARTER 세션 형식과 운동 내용*

요소	운동	목적	장비	뇌졸중 환자에게 특수한 적응과 주의점의 예
준비 운동 15~20분 (효과적인 심리학적 생리학적 준비를 가능하게 하기 위한 준비 운동의 연장)	앉은 자세에서 행진/팔의 행진 (그림 10.13, 10.14)	기능적인 활동(걷기)을 사용하고 큰 근육군을 포함한 안전하고 단순한 starter 운동 상체를 포함한 보행 행동과 자세 안정성을 증진	앉은 자세로부터 가쪽으로 나오지 않고 다리와 함께 앉은 자세에서 운동을 위한 적절한 의자	다리는 단지 율동적인 팔 움직임의 도입을 도와주기 위해 시작한다. 자세와 움직임 형태의 대칭에 집중한다. 체간 회전의 요소를 포함한다(뇌졸중 후 보행에서 주로 감소되거나 소실한다).
	앉은 자세에서 서기와 의자 뒤로 이동	앉은 자세에서 서기와 선 자세에서 운동은 더욱 많은 근육 군들을 포함하고 더욱 효과적인 준비 운동을 위한 균형능력을 촉진한다. 기능적 활동을 나타낸다.		필요한 만큼 많은 걸음을 따르고 안정성을 위해 필요하다면 의자 등받이를 사용한다. 특히 아래 시야 소실이나 하지 협동운동의 어려움이 있으면 의자 다리가 돌출되어 있는지 확인한다. 가장 최상의 시야와 함께 옆으로 돈다. 능동적인 휴식을 유지한다.
	주요 관절을 위한 가동성 운동. 예를 들면, 어깨(그림 10.15), 발목, 척추(체간의 가쪽 굽힘과 회전을 포함)	관절 안전성		관절가동범위의 대칭에 초점을 두고 관절에 특수하게 적용
	맥박이 증가하는 활동: 행진하고 옆으로 걷기	큰 근육군 활동들의 기능적 사용 혈류의 증가와 보행 자극 낙상 방지 반응의 부분과 방향을 바꾸는 능력을 증진시키기 위해 필요한 행동들		매우 점차적으로 강도를 증가하면서 율동적이고 지속적인 활동을 촉진 옆으로 걷기 동안 다리를 가쪽으로 들어올리기 위해 필요한 노력은 특히 체간의 정렬을 유지하면서 하도록 확인

표 10.2 *STARTER 세션 형식과 운동 내용 – 계속*

요소	운동	목적	장비	뇌졸중 환자에게 특수한 적응과 주의점의 예
준비 운동 15~20분 (효과적인 심리학적 생리학적 준비를 가능하게 하기 위한 준비 운동의 연장)	신장 운동 (그림 10.6, 10.8, 10.16, 10.17)	세션의 주요한 부분을 하는 동안 움직임의 범위를 크기 하도록 장려하고 전체 가동범위(ROM)를 통해 신경근 동원을 촉진		선 자세나 앉은 자세에서 균형이 유지되는 것을 확인 비 손상측 사지는 손상측 사지를 보조하도록 사용
	서킷(circuit) 구역으로 이동 (그림 10.19)	기능적 활동		도움이 요구되지 않을 때까지 능동적인 휴식의 기다림과 첫 번째로 이동하는 것을 촉진하거나 보조 요구와 함께 단계적인 이행을 실시
심혈관계 지구력 요소 (증거에 기초한 것을 우선)	싸이클링 (그림 10.1, 10.2)	많은 뇌졸중 생존자를 위한 가장 효과적인 심혈관계(CV)의 활동: 큰 근육 군들을 사용한다. 큰 범위의 움직임을 통해 큰 근육군들의 신경근육학적 동원을 포함한다.	직립된 자전거	자전거는 낮은 걸음을 통하여 올라가고 저절한 안장 높이와 길이를 선택하도록 설계. pulse/power 저항을 가져야만 함. 뇌졸중과 관련된 약화가 있을 때 페달의 호를 통해 힘의 출력이 다양하기 때문에 자석/공기 저항이 기계적인 마찰보다 낫다. 특수한 계획으로 안전하게 자전거에 오르고 내리는 과정을 확인하는 것이 요구된다.
서킷 형식	공을 들고 내리기 (선 자세에서 필요하다면 벽에 기대서 : 공을 두 손으로 든다(그림 10.26)	기능적 팔 활동 (들기)	Fitball/ 작은 공	공을 가슴 높이 이상 드는 것은 피한다. 적절한 아래팔과 손의 정렬과 공을 확인한다. 균형이나 선 자세에서 어려움이 있는 사람들에게는 맞춤형으로 변이를 주거나 의자를 사용한다.

표 10.2 *STARTER 세션 형식과 운동 내용 – 계속*				
요소	**운동**	**목적**	**장비**	**뇌졸중 환자에게 특수한 적응과 주의점의 예**
서킷 형식	왕복 걷기(의자 사이 10미터 걷기를 하되 필요하다면 벽을 따라 걷는다 (그림 10.18)	많은 뇌졸중 생존자들을 위한 기능적이고 효과적인 심혈관의 걷기와 방향전환과 직접적으로 연관이 있다.		적절한 보행을 촉진하고 필요하다면 페이스를 줄인다. 특히 방향전환에 주의한다. 만약 시야 소실이나 한쪽으로 균형능력이 떨어진다면 특수한 방향이 필요하다. 일정한 구간마다 손잡이 난간이나 다른 안정적인 물체가 요구된다.
	벽 누르기 (벽을 바라보고 선 자세에서 push-up, 그림 10.27)	큰 하지 근육 군들을 위한 능동적인 휴식; 신체의 양쪽의 지각을 장려한다. 자세와 움직임의 안정성을 위한 약한 근육 군들을 일하도록 강조한다.		벽/바닥은 매트 질감이여서 미끄러지는 위험을 줄인다. 만약 요구된다면 손은 다른 높이에서 수용되어야 한다. 유의한 팔의 약화나 긴장도의 문제를 가진 경우와 벽에 대항하여 손을 평평하게 위치하지 못하는 경우에는 변형된 옵션으로 맞춘다.
	앉은 자세에서 일어서기 (그림 10.21, 10.22)	기능적인 큰 근육군 활동, 심장 출력을 증가시키는 것을 촉진하기 위하여 근력강화 부분보다 속도/힘을 더욱 증가하여 반복한다.	의자	오른쪽 단하지 보조기를 착용하는 경우 부족한 발목 가동범위와 서는 자세와 앉는 자세 동안에 발을 바닥에 평평하게 놓고 유지하는 것을 적응하기 위하여 손상된 쪽의 발을 좀 더 앞쪽에 위치할 필요가 있다.

표 10.2 *STARTER 세션 형식과 운동 내용 - 계속*

요소	운동	목적	장비	뇌졸중 환자에게 특수한 적응과 주의점의 예
서킷 형식	무릎에 손 대기 (선 자세 〈필요하다면 벽에 기대어〉 : 반대편 무릎으로 손을 가져온다. (그림 10.25)	균형능력과 조화운동이 요구되고 큰 범위의 엉덩관절 움직임을 확인하고 일상생활을 위해 유용함 (예를 들면, 장애물 넘기)		직립 자세를 장려 한쪽다리로 균형을 유지할 수 없거나 상지를 효과적으로 사용할 수 없을 때 변형된 운동이 요구된다.
	계단 오르기 (벽을 따라 계단 오르기 그림 10.23)	계단 오르기와 앉은 자세에서 일어서기와 관련된 기능적 활동	계단 또는 physiostairs	다양한 높이가 가능하고 벽 근처나 다른 상지 지지를 할 수 있는 곳에 위치한다. 계단 주위의 바닥과 벽의 표면은 반대색이 추천된다.
	앉은 자세에서의 이동	선 자세 이후 능동적 휴식을 준다.		장비의 도움이나 근처의 감독이 필요한 사람들을 위해 단계적인 이행을 실시
근력 요소 (근거를 기초로 한 것을 우선)	막대기 들기 (의자를 바라보고 서기, 의자에서부터 막대기를 들기 몸쪽으로 가져오기와 놓기, 그림 10.5)	낮은 높이에서 높은 높이로 기능적인 들기 활동(기능적 활동을 자극, 예를 들면, 부엌에서 쟁반을 테이블에 올려놓기)	나무로 된 막대기나 빈 무게의 막대기/바꿀 수 있는 다양한 가벼운 무게	무게는 운동하는 동안 특수한 수준에서 물체를 약한 팔로 고정할 수 있어야 할 능력과 관계되어져야만 하고 적절하게 손바닥을 위로하여 쥐기 (뒤침)를 유지할 수 있어야 한다.
일치 형태	위팔세갈래근 강화 (앉은 자세: 필요하다면 저항 밴드를 이용하여 팔꿈치를 펴고 어깨를 가쪽돌림한다.)	자세 조절을 증진하고 위팔세갈래근을 강화한다.	저항 밴드	어깨 가쪽 돌림과 가슴을 편 자세와 함께 팔꿈치 폄을 촉진

표 10.2 *STARTER 세션 형식과 운동 내용 – 계속*

요소	운동	목적	장비	뇌졸중 환자에게 특수한 적응과 주의점의 예
일치 형태	허리 상부 강화 (앉은 자세: 저항 밴드를 사용하여 양쪽 어깨뼈의 안쪽면을 들임하고 어깨는 가쪽 회전한 상태, 그림 10.4)	자세 조절, 일반적인 어깨의 안쪽과 가쪽 회전근들의 근육 불균형에 맞춰 어깨뼈 조절을 증진	저항 밴드	당기는 각도는 상지의 안쪽 돌림과 굽힘을 피한다. 당기는 각도는 아래복부 수준으로 머리/얼굴과 일직선은 피한다. 밴드는 감소된 감각이 있는 사지의 쥐기를 증진시키기 위해 사지를 둥글게 말지 않아야 한다. 하지만 느슨한 끝은 약한 쥐기능력을 돕기 위해 손바닥으로 말아질 수 있다.
	앉은 자세에서 서기	기능적인 다리 운동에서 기능적인 활동들에서 요구되는 원심성 조절을 강조하기 위해 근력을 촉진하는 서킷보다 느리게 시행한다.	의자	위와 같다.
마무리운동	준비운동처럼 신장운동	호전된 자세와 대칭성을 촉진하고 활동의 차분한 끝을 제공한다.		앉는 자세는 필요하다면 선택하고 선 자세가 표준 자세

Mead 등(2007).
AFO; 발목-발 보조기(ankle-foot orthosis), CV; 심혈관계(cardiovascular), ROM; 관절가동범위(range of movement).

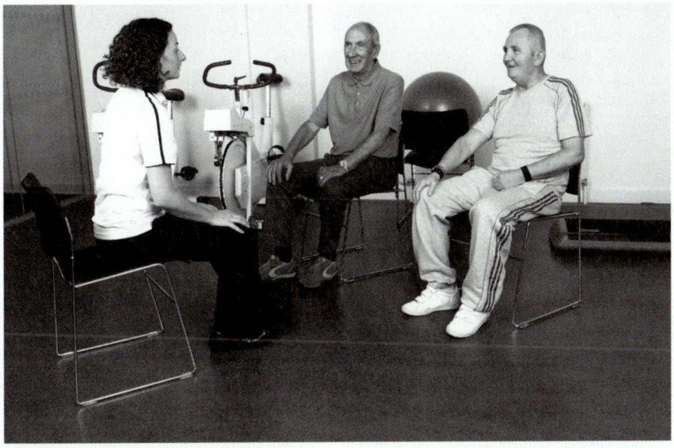

그림 10.12 STARTER 방에서의 계획 부분(Mead 등 2007).

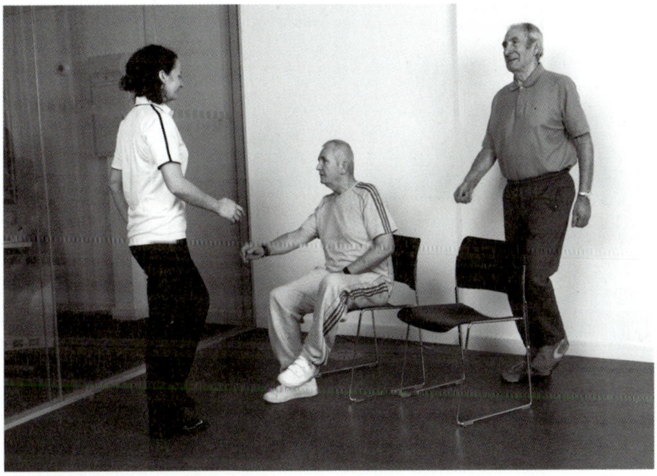

그림 10.13 의자 보조와 함께 제자리에서 행진.

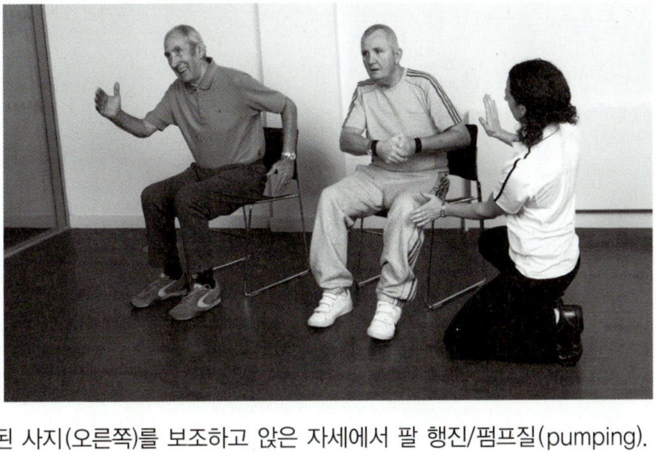

그림 10.14 손상된 사지(오른쪽)를 보조하고 앉은 자세에서 팔 행진/펌프질(pumping).

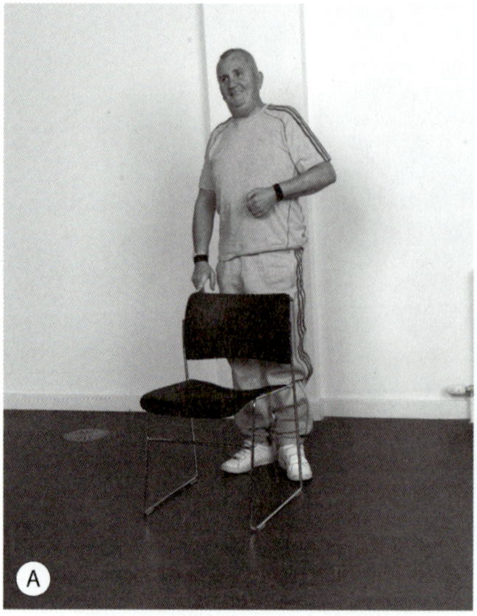
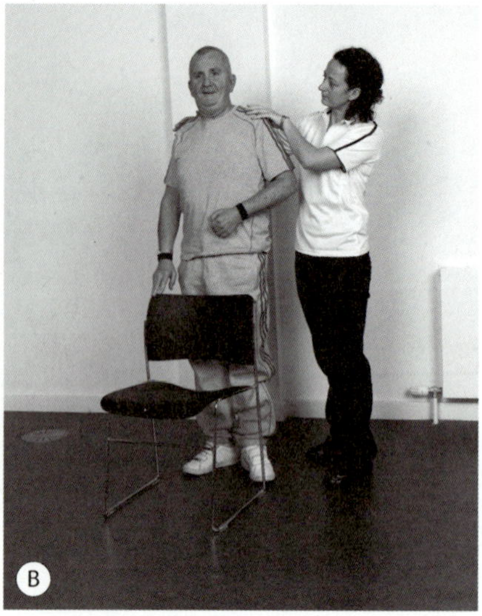

그림 10.15 어깨 돌리기 전(A)과 교정 후(B).

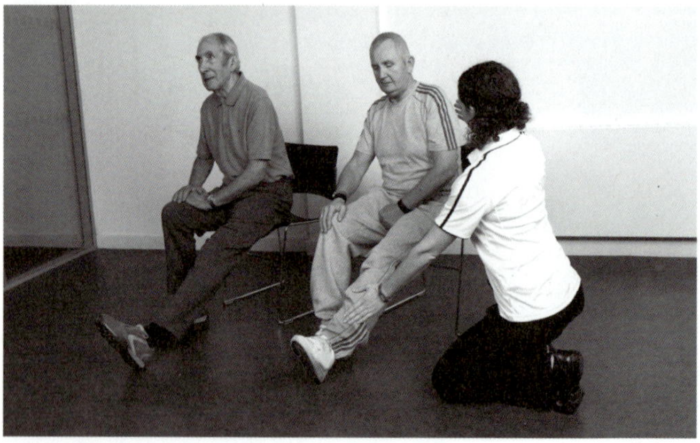

그림 10.16 앉은 자세에서 뒤넙다리근 신장운동.

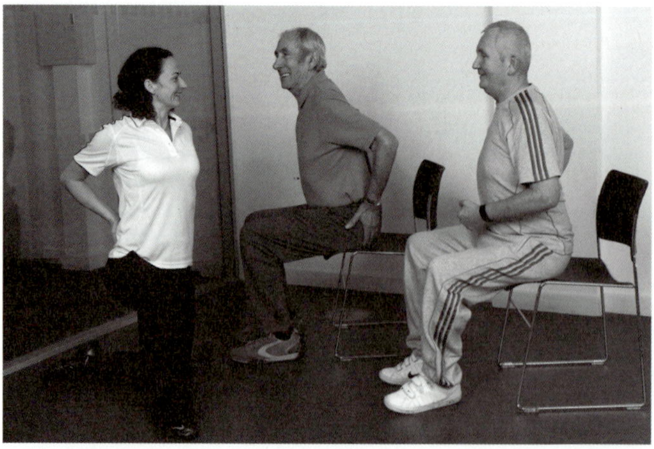

그림 10.17 앉은 자세에서 가슴 신장운동.

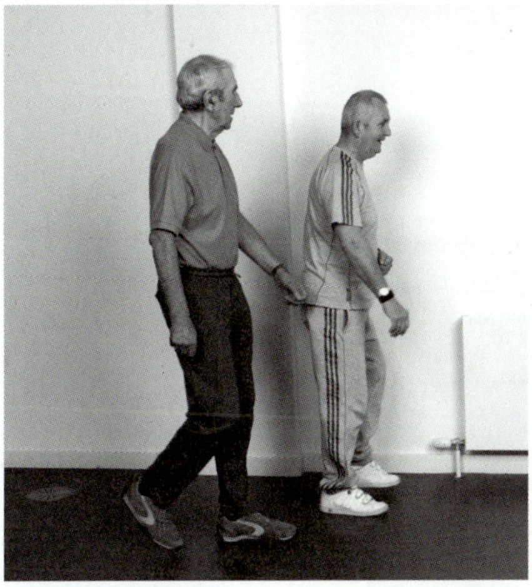

그림 10.18 심호흡계 지구력 : 파틀렉(fartlek) 훈련 접근을 사용하여 반복 걷기.

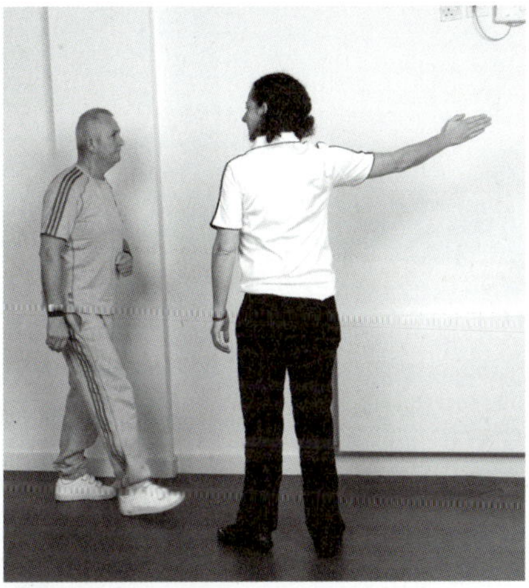

그림 10.19 운동 사이에 이행을 명확한 시각 명령에 의해 지시된다.

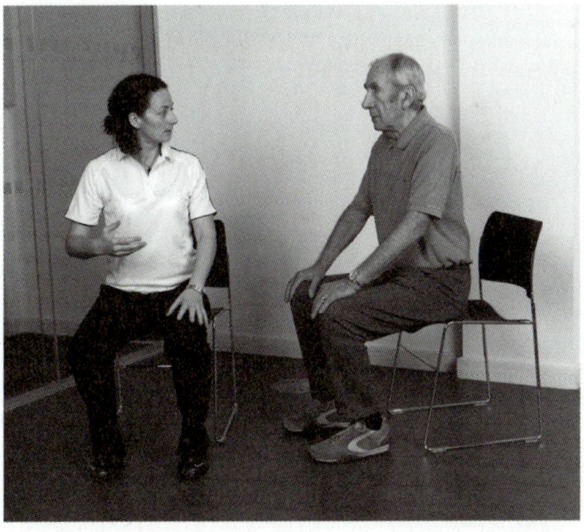

그림 10.20 운동들은 중요한 점을 전달하기 위하여 가르치는 자세를 주의깊게 고려하여 가르친다.

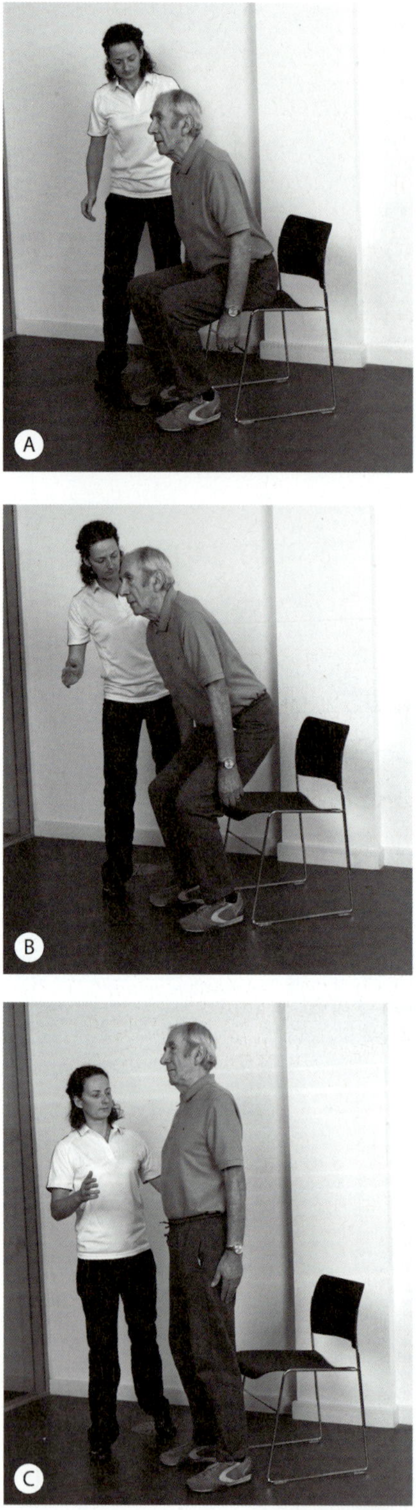

그림 10.21 앉은 자세에서 서기: 정상적인 스탠스와 함께 (A) 시작 자세, (B) 중간 자세, (C) 끝 자세.

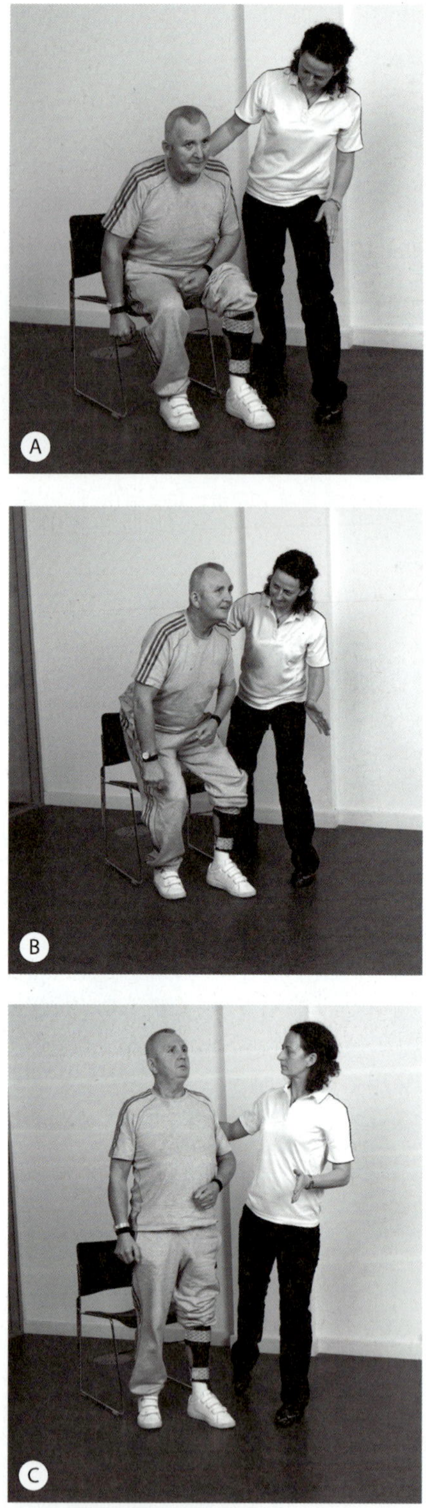

그림 10.22 앉은 자세에서 서기: 분열된 스탠스와 함께 (A) 시작 자세, (B) 중간 자세, (C) 끝 자세. 이러한 조정은 발을 평평한 자세로 유지시키는 것을 도와주어 균형 능력을 증진시킨다.

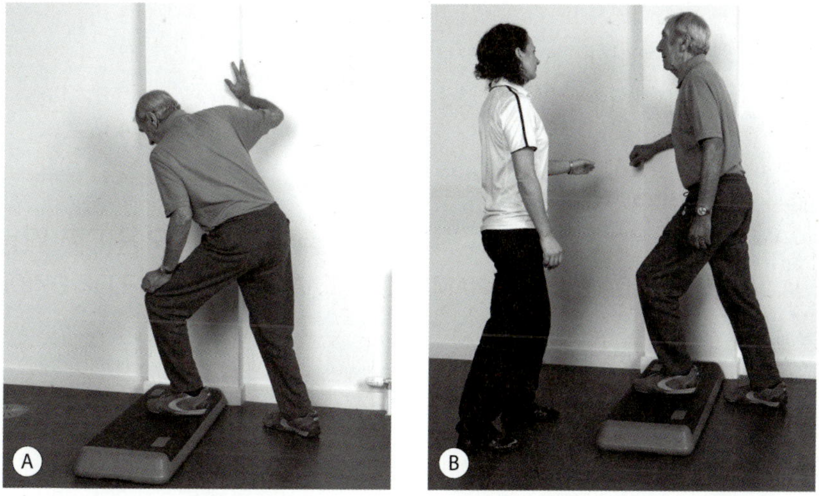

그림 10.23 (A) 부정확한 자세에서 계단 오르기, (B) 정확한 자세.

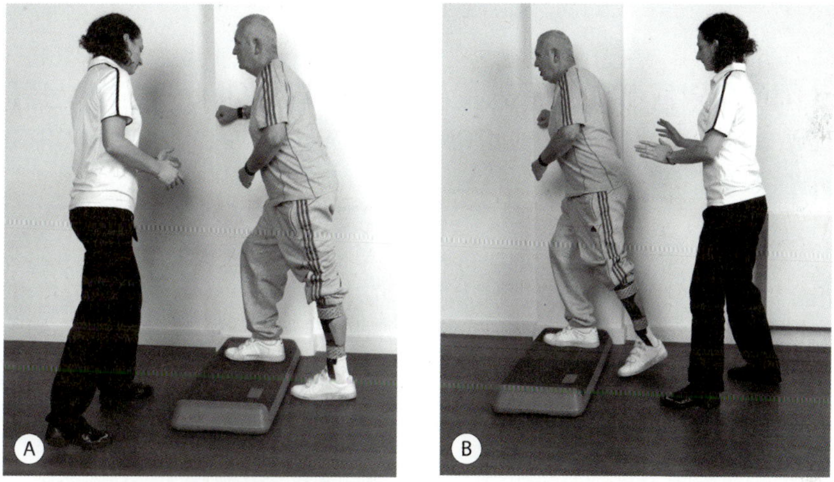

그림 10.24 (A) 발보조기와 함께 계단 오르기 : 첫 번째 단계, (B) 두 번째 단계. 덜 손상받은 쪽을 벽 근처에 유지하고 실시하는 것을 주목.

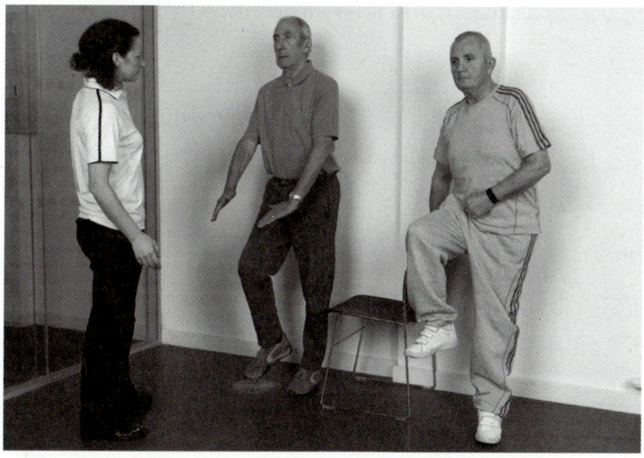

그림 10.25 '무릎을 올려 손에 대기(knee to hand)' 대상자는 벽에 등을 붙이고 하는 것을 주목한다.

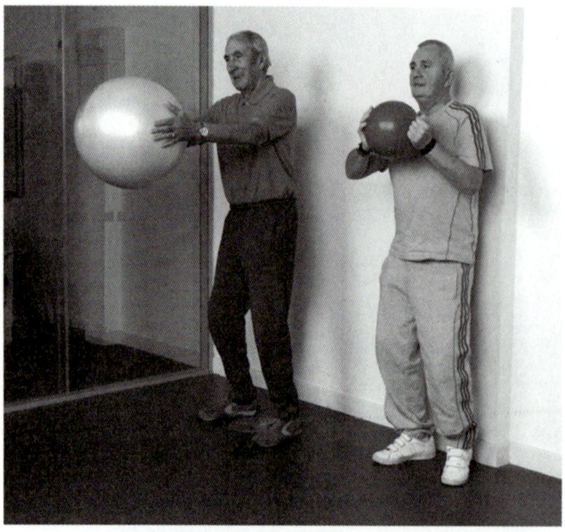

그림 10.26 손 자세를 위한 맞춤형 선택과 함께 공을 들고 내리기(오른쪽).

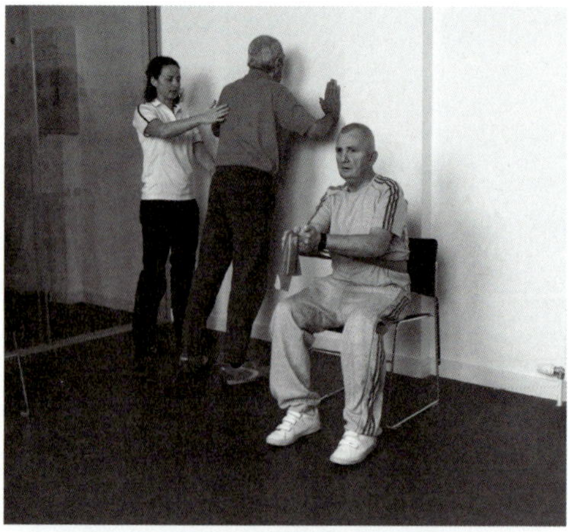

그림 10.27 '벽 누르기(wall press)' 운동: 자세 조절의 교정(왼쪽) '위팔 세갈래근 누르기'로 맞춤형 선택을 주목(오른쪽).

특별한 고려사항들 : 뇌졸중 생존자를 위한 조정하고 맞춤형 운동 / SPECIAL CONSIDERATIONS: ADAPTING AND TAILORING EXERCISE FOR STROKE SURVIVORS

뇌졸중 생존자에게는 일반적인 운동 프로그램 설계에서 조정과 특히 모든 뇌졸중 생존자를 위한 이로운 결과와 경험을 확인하기 위해 각 개인을 위한 특수한 운동의 맞춤이 요구되는 특별한 고려사항이 있다. 조정과 맞춤의 과정은 별개이지만 밀접하게 연관되어 있다. 이들의 적용을 위한 기술은 다양하고 복잡한 뇌졸중 후 손상과 활동 제한을 설명할 때 필요하다. 이 부분에서는 그들이 기술을 발전시키고 증거에 기초하고 개인적인 요구사항에 따른 프로그램을 조정하고 맞추는 방법에 대한 정보를 제공한다(글상자 10.8을 참고).

글상자 10.8 뇌졸중 생존자를 포함하는 환자들을 위한 운동 설계과 체력 훈련 프로그램의 내용에서 '조정(adaptation)'과 '맞춤(tailoring)'의 정의

조정 : 상태에 특수한 조정으로 세션의 목적, 구조, 내용, 교육과 프로그램은 모든 환자들을 위한 최적의 안전성과 효율성을 확인하기 위해 만들어질 필요가 있다.

맞춤 : 매우 개인적으로 처방되는 해결책(수정, 추가와 제외)으로 각 환자의 건강, 기능적 또는 심리사회적/정서적 요구에 맞춘 운동 중재를 확인하기 위해 필요하다.

Dinan 2001, Skelton과 Dinan 2008

낮은 심혈관계 피트니스를 위한 특별한 고려사항
/ SPECIAL CONSIDERATIONS FOR LOW CARDIOVASCULAR FITNESS

4장에서 설명한 것처럼 많은 뇌졸중 생존자가 낮은 심혈관계 피트니스를 가지고 있다. 뇌졸중 이전에 낮은 신체 활동 수준이나 건강 상태를 포함하는 기여 요인들은 뇌졸중으로부터 직접적인 신경학적 손실, 뇌졸중 이후 즉각적인 재활과 퇴원 이후 동안 신체적 활동의 부족(Bernhardt 등. 2007)과 동시 존재하는 질환과 고령 등이 있다. 부가적인 기여요인들로는 낮은 정서상태와 흥분성을 포함하는 뇌졸중의 심리사회적인 영향이 있다.

뇌졸중 이후 급성기에 병원에 기초한 재활은 집으로 퇴원하기 위한 기능적이고 특수한 일상 기능 작업에 중점을 둔다. 심혈관계 피트니스는 주로 이 시기에 다루지 않는다. 이들을 하나로 합쳐서 생각하면 재활 기간임에도 불구하고 뇌졸중 생존자는 심혈관계 피트니스를 계속해서 잃을 확률이 크다.

낮은 심혈관계 피트니스를 위한 해결책 / Solutions for low cardiovascular fitness

운동은 건강한 사람들보다 낮은 신체적 피트니스 기초를 가지고 시작하도록 처방한다.

조정. 다음과 같은 것들을 포함한다:

- 스테핑이나 걷기와 같은 기능적인 요구에 맞는 안정적인 활동[예를 들면, 자전거 타기, 스텝 업(step-up)]들을 제공하는 중에 큰 근육군들을 사용하는 낮은 중간 강도나 중간 강도의 유산소 활동을 할 수 있는 심혈관계 훈련 방법을 선택한다.
- 더 길고 점진적인 준비운동과 마무리운동 시기(초기 6~8주 동안에는 20분, 피트니스가 얻어졌을 때는 단지 15분으로 줄인다)
- 골격근으로 혈류의 느린 재분배와 증가된 요구에 맞추기 위한 관상 동맥 혈류의 느린 증가를 수용하기 위해 유산소 훈련 요소인 준비 운동과 마무리운동을 더 길게 한다. 이는 주로 심혈관계 질환과 관련있는 뇌졸중 환자에게서 중요하다.
- 중등도 정점의 활동과 함께 간격 컨디셔닝 지구력 훈련 접근과 20분에서 30분 또는 적절하다면 그 이상으로 점차 지속적인 활동을 이루기 위해서 낮은 강도의 저점인 능동적 휴식을 보장한다.
- 강도 전에 전체 기간의 진전되는 세션을 증가시킨다. 이상적으로 정점은 일의 비율이 변함없는 시기보다 약간 더 강한 곳이나 편안한 곳을 포함하며, 활동이 편안한 상태로 되돌아오고 쉽게 노력 수준을 지속할 수 있는 중등도의 회복 시기에 뒤이어 일어난다(Brooks 1997). 능동적인 휴식은 낮은 강도의 유산소 활동의 형태(예를 들면, 행진)나 낮은 저항 훈련(예를 들면, 1kg 아령을 들고 15번 팔꿈치 굽힘)에 의해서 나타난다. 운동 전문가는 낮은 쪼그려 앉았다 일어서기나 스텝 업 등과 같은 중력을 거슬러 체중의 움직임과 조화된 커다란 동작을 수행하기 위해 큰 노력이 필요하다는 것을 알아야 한다.
- 훈련 프로그램이 진행중 일 때 운동의 중간정도 강도를 목적으로 한다(예를 들면, 초기 4~6주 동안 낮은 강도에서 중등도의 강도).
- 관찰 : 이로운 효과를 만들기 위해 안전하고 충분한 훈련 강도를 유지하고 설립한다. 유산소

운동의 강도 수준은 인식된 노력 비율(RPE)(Borg 1998), 거의 매 15분마다 talk test (Persinger 등. 2004), 그리고 시진에 의해 정기적으로 모니터한다.

맞춤 전략들. 이들이 포함된다:

- 큰 근육군 활동을 위한 목적일 때 균형을 유지할 수 없는 사람들을 위한 각 운동 단계에서 앉은 자세를 선택하거나 상지를 지지하는 것을 통합한다.
- 손과 손가락의 조화 운동, 관절 가동범위와 근력의 어려움이 있으면 쥐기의 장비의 접근을 바꾼다
- 경한 형태의 발목 발 보조기를 신은 뇌졸중 생존자를 위한 지지의 기저면을 바꾼다.
- 인지와 의사소통 어려움이 있는 뇌졸중 생존자를 위한 운동 단계를 이름을 붙이기 위해 의사소통 전략을 바꾼다.
- 시야 손상이나 집중력 장애가 있는 사람들에게 맞추기 위한 특별한 순서나 자세로 운동 단계 세션을 설계한다
- 장비의 주요 부분을 오르고 내리는 안전한 방법을 사용한다(예. 자전거, 계단)
- 움직임의 요소가 불균형된 것처럼 보이는 곳의 주요 형태의 움직임을 강조한다.

편마비를 위한 특별한 고려사항 / SPECIAL CONSIDERATIONS FOR HEMIPLEGIA

편마비는 근육약화로서 주로 나타내고 조화운동의 어려움이 동반되어 뇌졸중 생존자들이 운동을 수행하기 위해 시도하는 것은 그들에게 큰 도전일 수 있다(3장). 약화와 자세 비대칭은 주로 신체의 손상된쪽 상지와 하지뿐만 아니라, 체간의 굽힘근과 폄근 사이의 불균형을 이끄는 형태로서 일어난다. 손상측 움직임의 형태는 정적 그리고 동적 균형능력의 감소를 이끈다. 아래와 같은 해결책은 비정상적 움직임을 이끄는 근육 군들 사이에서 일반적인 균형불능을 찾아 강조될 필요가 있는 움직임 패턴을 나타낸다.

균형은 정적이거나 움직이는 동안 평형의 유지로서 설명하고(ACSM 2010, p.3) 그러므로 정적 균형(서 있는 자세 유지)뿐만 아니라 동적 균형(예. 걷기)와 같이 구성된다. 비록 균형을 증진시키기 위해 고안되었지만, 보행보조도구는 몇몇 활동들을 더욱 복잡하고 위험하게 만든다(계단 오르기, 스텝업 운동). 지팡이를 이용하여 안전하게 손상된 보행 패턴을 조화롭게 하는 것은 부가적인 집중과 노력이 요구된다. 감소된 심혈관계 피트니스와 함께 보행보조 도구를 사용하는 것은 주로 느린 보행을 이끌어 연장된 기간 동안 유지하는 것을 어렵게 한다.

편마비를 위한 해결방법 / Solutions for hemiplegia

조정. 다음과 같은 것들을 포함한다:

- 어깨의 가쪽 돌림, 팔꿉관절의 폄과 손바닥을 펴는 것이 가능하고 손목 폄과 함께 아래팔의 뒤침 움직임 형태를 집중한 상지운동을 선택(예를 들면, '상부 등 강화운동' 이나 '공 들기')

- 양쪽 엉덩관절과 무릎관절의 굽힘과 함께 발목의 발등굽힘 운동과 엉덩관절과 무릎관절의 커다란 폄 형태(예를 들면, '스텝 업')를 포함한 하지 운동 선택

맞춤 전략. 다음과 같은 전략들이 포함된다:

- 선 자세에서 균형이 문제가 되거나 장기간 선 자세로 인한 근피로가 한계가 된다면 상지 운동을 위한 앉은 자세 선택을 제공한다 (예를 들면, '공 들기')
- 자세와 균형 조절이 직립 자전거를 타기 힘들다면 의자에 앉아서 하는 사이클링을 이용 (움직이는 페달 또는 누워서 하는 사이클 에르고미터)
- 뇌졸중 생존자가 손상된 상지를 사용할 수 없다면 이를 위한 능동 보조 운동을 제공한다 (예. 닿기와 유지하기).

운동의 변형(예를 들면, 저항의 낮춤/자세나 관절 운동범위에 의한 시작자세 변경)은 강직(예를 들면, 클로너스, 경련, 연합 반응; 3장)이나 자세 비정렬이 운동동안에 일어나거나 뇌졸중 생존자가 즉각적인 자가 교정을 할 수 없다면 요구된다.

인지와 의사소통 어려움을 위한 특별한 고려사항 / SPECIAL CONSIDERATIONS FOR COGNITIVE AND COMMUNICATION DIFFICULTIES

뇌졸중 이후 인지와 의사소통 어려움은 운동에 참여하는데 큰 영향을 줄 수 있다(3장과 9장 참고). 손상된 기억은 뇌졸중 생존자에게 일주일 전 운동 기술을 상기하는데 어렵게 만들고 손상된 이해능력은 빠르게 지시들을 진행하는 능력에 영향을 줄 수 있다. 이러한 손상들은 뇌졸중 생존자에게 특히 그룹 운동에서 계속하는데 어려움을 만든다.

인지와 의사소통 어려움을 위한 해결책 / SOLUTIONS FOR COGNITIVE AND COMMUNICATION DIFFICULTIES

효과적인 의사소통이 특히 그룹 뇌졸중 운동 세션에서 필수적인 기술이다.

조정. 다음과 같은 것들을 포함한다.

- 기억과 정확한 운동의 학습, 운동 기억을 돕기 위해 그리고 운동 전문가와 뇌졸중 생존자 사이의 의사소통을 증진시키기 위하여 시각 프롬프터를 사용
- 운동 프로그램의 계획, 수행, 평가에서 가능하다면 효과적인 의사소통을 사용해 뇌졸중 생존자가 참여하고 이는 뇌졸중 이후 신체적 활동의 자기 관리에서 중요한 요소이다.
- 운동 전문가와 뇌졸중 생존자 사이에서 사회적 상호작용과 의사소통 자신감을 장려하기 위해 운동 세션 시간을 넘어(예, 만나기 전이나 이후 시간) 의사소통의 기회를 창출

맞춤 전략들. 이러한 전략들이 포함되어야 한다:

- 각각의 지시 사이와 운동 섹션들 사이에 휴식을 허락하고 행동을 보여주고 교정을 유도

하는 것은 뇌졸중 생존자가 정보를 진행하며 두 가지 방법의 의사소통을 가능하게 한다.

- 매일의 단순한 기능적 작업이라도 회상을 촉진하기 위해 모든 운동들과 명백히 관련되고 유도된 규칙적인 최소의 단어(심지어 한 단어)를 사용.
- 목적 있게 제스쳐를 사용; 과도한 팔의 움직임과 함께 하는 몇몇의 제스쳐는 뇌졸중 생존자에게 집중 어려움과 함께 의도된 메시지를 이해하는 것을 혼란시킨다.
- 뇌졸중 생존자가 그 운동들을 회상할 수 있도록 돕기 위해서 정신 가상의 상기시켜 주는 말의 범위를 계획한다(예를 들면, 친숙한 활동이나 잘 알려진 게임과 관련된 기억들을 기초로 한다)
- 의사소통(그림 10.20)할 때 운동 전문가에 의해 특수한 자세를 사용하고 뇌졸중 생존자 개개인의 요구에 맞춘다. (예를 들면, 시각 문제나 사적인 요구사항들)

감각과 인지의 어려움을 위한 특별한 고려사항 / SPECIAL CONSIDERATIONS FOR SENSORY AND PERCEPTUAL DIFFICULTIES

감각과 인지의 어려움은 운동 세션 동안 위험요소를 증가시키기 위한 잠재성을 갖고 있다. 반대측 무시로 인한 바뀐 중심선 정위는 자신의 중심선의 정위에 관해 불확실성을 만들거나 환경을 효과적으로 해석하거나 보는 것의 불능은 운동을 안전하게 수행하는데 어려움을 일으킨다(3장 참고). 시야의 결손, 손상된 깊이 인지와 공간 인식은 계단으로부터 낙상과 장비나 물체(예를 들면, 문이 열리고 닫히는 것의 변화된 예상)뿐만 아니라 사람의 속도를 잘못 판단하여 부딪힐 위험이 증가할 수 있다. 촉각과 고유수용성 감각의 결손은 뇌졸중 생존자의 손상된 다리의 인식에도 또한 영향을 준다. 기계와 충돌과 같은 위험요소를 줄이기 위하여 그들은 항상 그들의 사지의 위치와 움직임을 관찰하기 위하여 보고 있어야 한다.

감각과 인지의 어려움을 위한 해결책 / Solutions for sensory and perceptual difficulties

관리는 적절한 도전을 설정하는 동안 운동의 유형과 순서가 위험요소를 최소화 하는지를 확인하는 것이 반드시 수행되어야 한다.

조정. 다음과 같은 것들을 포함한다.

- 비뇌졸중 군들을 위한 서킷보다 작은 지역으로 설정되어야 한다. 예를 들면, 장소들 사이에, 일치된 이행과 서킷 주위를 같은 방향으로 이동하는 사이에 최소 거리가 확보되어야 한다. 이들은 위험요소를 줄이고 명료함을 증가시키는데 도움을 줄 수 있고, 부가적으로 뇌졸중 생존자가 운동전문가의 소리를 명확히 들을 수 있도록 도움을 줄 수 있다.
- 운동 사이에 위험요소가 더 높고 장비가 이동되어져야 하는 경우, 잘 짜여진 감독하에 이동이 확인되어야 한다. (예를 들면, 소그룹에서 단계 이동)
- 물체 인식이 잘 될 수 있도록 장비의 가장자리와 바닥 사이에 바닥과 반대 색깔을 입히도록 시도해야 한다.
- 보조/감독과 특수하게 동의된 움직임 연속과 자전거를 오르기 위한 안전 프로토콜을 제공

해야 한다. 예를 들면, 뇌졸중 생존자의 시야 밖에 페달이 있다면 이는 손상을 일으킬 수 있다.

맞춤 전략. 맞춤 전략에는 다음과 같은 것들을 포함한다:

- 인식의 손상이 있을 때 뇌졸중 생존자들 사이에서 충분한 거리를 확보해야 한다. (예를 들면, 운동 중인 다른 사람 근처에서)
- 운동 전문가는 앉아있는 군들에서 시야 소실이 있는 개개인들의 적절한 위치를 확보하여 그들의 위치, 자세와 운동 기술의 변화 없이 명확하게 볼 수 있도록 해야 한다.

동반질환을 위한 특별한 고려사항 / SPECIAL CONSIDERATIONS FOR CO-MORBIDITIES

예를 들면, 골관절염, 당뇨, 골다공증과 통증과 같은 운동의 내성을 제한하는 이전부터 존재하거나 현재 같이 존재하는 건강상태에 대한 고려사항이 필요하다. 3장에서 뇌졸중 생존자에게 가장 일반적으로 나타나는 동반질환에 대해 설명하였고, 운동의 내용에서 이러한 상태들에 대한 일반적인 지침을 제공하였다. 동반질환을 지닌 뇌졸중 생존자들은 특별히 자기 관리를 장려하고 운동전문가에게 수행능력이나 건강의 미세한 변화라도 보고해야 한다. 이들에게 통증이 핵심 문제이고, 시각 상사 척도(11장)와 같은 측정을 사용하는 것은 운동 전과 운동 후 개인의 운동 내성에 대한 견해를 제공하고 근 약화, 아탈구, 관절염이나 다른 상태들에 의해 영향을 받는 손상받을 수 있는 관절을 피하도록 도운다.

사회적 지지 / SOCIAL SUPPORT

운동 세션 전에 운동 전문가는 필요하다면 건물에 들어오는 것을 돕기 위하여 15~20분 동안 운동 지역에 존재해야 하는 것을 예정하고 있어야 한다. 또한 중요한 것은 운동 전문가는 세션 전에 각 개인과 접촉하여 뇌졸중 생존자들 사이에서 사회화를 위한 기회를 촉진한다. 각 세션 후에 뇌졸중 생존자들 사이에서 사회적 상호 작용은 촉진되어야 한다. 예를 들면, 시간과 편안한 장소에서 차나 커피를 마시면서 대화를 한다. 뇌졸중 생존자들은 그룹의 사회적 면에서부터 이득을 얻는다고 말한다.

운동에 평생 참여를 촉진 / PROMOTING LIFE-LONG PARTICIPATION IN EXERCISE

비록 실제 상황에서 이루기 위한 최선의 방법에 대한 연구는 적지만 뇌졸중 후 운동에 일생 참여는 의학적 지침에서 언급되어졌다(예를 들면, Scottish Intercollegiate Guidelines Network, 2008). 뇌졸중 서비스이후 사회적 기반을 둔 운동에서 동기부여, 즐거움, 장기간 고수와 소모 감소[즉, 탈퇴(drop-out)]를 증진시키는데 기여하는 여러 요소들은 확인되어졌다

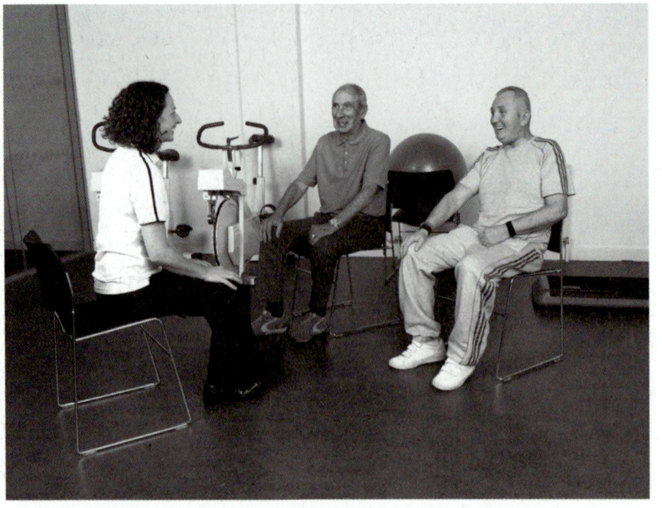

그림 10.28 즐거움은 동기부여와 고수를 위해 필수적이다.

(그림 10.28). 어디서나 가능하다면 확인해야 하는 것은 다음과 같은 것들을 포함한다:

- 세션은 같은 (또는 매우 유사한) 시간에 실시한다
- 세션은 같은 장소(또는 인근)에서 실시한다
- 운동 전문가는 (뇌졸중 생존자에게 입학시기를 소개하고 교육)하는 입학 세션과 동일하게 있는다.
- 인서비스 훈련은 모든 전문가와 참여한 스태프(접수 직원까지 포함)를 위해 받는다. 이는 무료로 하는 온라인 훈련에 참여한다(예. www.strokecorecompetencies.org).
- 뇌졸중 생존자를 위한 이동은 어디서든지 가능하다면 제공되고, 헌신적이며 간략하게 되어진 환자 이송 인원에 의해 수행된다.

동료 멘토 중재들과 동료 멘토 훈련 또한 나이가 많고 환자 연령들에게 운동 세션에 대한 고수를 증가시키기 위해 효과적으로 보인다. 뇌졸중 이후 운동에 보유를 증진시키기 위한 동료 멘토링 중재의 효과에 대해 더 많은 연구가 필요하다

의뢰인에게 피드백 / FEEDBACK TO REFERRERS

영국 운동 의뢰 지침(보건부 2001)는 뇌졸중 생존자의 의뢰인(예. 일반의사)에게 피드백의 일정한 형태를 받을 필요가 있다고 명기했다. 이는 3~12개월 기간의 운동의뢰 시기의 끝에 공식적인 피드백을 구성한다(비록 이는 지역 보건 당국을 통하여 다양하다). 이 지침은 시기의 끝에 피드백뿐만 아니라 의뢰 기간과 함께 각 개인이 명시한 서비스 계약과 개인에 의해 동의된 시간 이후에 후속조치도 언급한다(예를 들면, 운동 프로그램이 종료된 후 3개월과 6개월). 후속조치가 없다고 서비스 계약에 명시되었다면 이 책임은 의뢰된 건강 전문가에 있다.

시기의 끝이라고 명시된 것이 없는 경우 운동 전문가와 의뢰자 사이 연결은 열려 있는 채로 유지되고, 피드백은 언제든지 일어날 수 있다는 것이 중요하다.

요점 / SUMMARY POINTS

- 이 장은 뇌졸중 생존자를 위한 운동의 설계, 수행과 피트니스 프로그램에 대한 핵심 이론들과 변수들 또한 특수 고려사항에 대해서 토의하고 있다. 뇌졸중 생존자들을 위한 운동과 체력 훈련은 안전성과 효율성을 촉진하기 위해 현재 가장 근거 중심적이고 실행 지침이 가장 잘 되어있는 것을 기본으로 하고 있고, 가능한 곳 어디든지 더욱 신체적으로 능동적인생활 방식을 장려하기 위한 장기 목적과 함께 동기부여와 즐거운 경험을 제공한다.
- 뇌졸중 생존자들을 위한 운동과 피트니스 프로그램을 설계하고 수행하기 위하여 조정과 맞춤이 요구된다.
  - 조정은 일반적으로 모든 뇌졸중 생존자들을 위한 최적의 안전성과 효율성을 확보하기 위한 세션 목적, 구조, 내용, 교육과 프로그램에 맞게 상태에 특수한 조정으로 구성된다.
  - 맞춤은 특수한 해결책(적응, 부가와 제외)을 언급하는 것으로 각 뇌졸중 생존자 개개인의 건강, 기능적이고 사회심리적이고 정서적인 요구에 부합하는 운동 중재를 보장하는 것이 요구된다.
- 뇌졸중 생존자를 위한 운동과 체력 훈련의 주요한 목적은 신체적 피트니스의 모든 요소를 증진시키는 것이고 최적의 건강과 기능적 이득을 달성하기 위해 주어진 심혈관계 지구력과 기능적 근력, 일률과 지구력을 우선으로 증진한다. 이차적인 목적은 특수한 매일 기능적 활동들의 수행을 증진시키고 일반적인 건강과 기능적 결과들뿐만 아니라 개인적인 목표의 달성을 촉진하고 자기 옹호와 자기 관리를 신체 활동과 관련하여 증진시키고 심리학적 그리고 사회적 안녕을 촉진하는 것이다.
- 운동 프로그램의 일반적 이론들은 특수성, 점진적인 과부하, 휴식과 회복 그리고 개인 차가 있으며 이에 대한 변수들로는 주기, 강도, 운동의 형태와 타이밍, 접근과 고수가 있다. 뇌졸중 생존자들을 위한 운동 프로그램의 특수한 고려사항은 낮은 심혈관계 피트니스, 편마비, 인지와 의사소통의 어려움, 감각과 인지의 어려움과 동반질환 등이 토의되었다. 조정과 맞춤을 위한 전략들도 특수 고려사항으로서 토의되어 설명되었다.
- 현재 출판된 문헌을 기초로 FITT(빈도, 강도, 시간/기간과 운동의 형태) 이론들과 관련하여 최종적인 추천은 불가능하다. 현재 증거들을 기초로 지역사회에 기반을 둔 서비스인 STARTER를 발달시킨 중재를 사용하는 것이 합당한데 이는 일반적인 재활을 끝마친 보행 가능한 뇌졸중 생존자를 위해 안전하고 효과적이며 실현 가능하도록 보여지기 때문이다.
- 이 장에서 프로그램 설계를 위한 언급은 사용 가능한 출판된 문헌과 뇌졸중 재활과 운동 부분에서 전문가로부터 합의된 추천을 기초로 한다. 이들은 뇌졸중 생존자들뿐만 아니라 신체적 활동과 재활의 특수한 영역에 있는 장기간 경험이 있고 전문가로 인정받은 건강 전문가, 임상적 운동 실행가와 임상적 운동 과학자로 여러 범위를 포함하고 있다.
- 뇌졸중 생존자들을 위한 운동과 피트니스 프로그램의 설계와 수행을 위한 권고는 이용가능한 새로운 증거로서 검토되어질 필요가 있을 것이다.

참고문헌 / References

American College of Sports Medicine (ACSM), 1995. Guidelines for exercise testing and prescription, fifth ed. Williams and Wilkins, London.

American College of Sports Medicine (ACSM), 2010. Guidelines for exercise testing and prescription, eighth ed. Lippincott Williams & Wilkins, Philadelphia, PA.

Axelson, H.W., 2005. Signs of muscle thixotrophy during human ballistic wrist joint movements. J. Appl. Physiol. 99, 1922–1929.

Bernhardt, J., Chan, J., Nicola, I., et al., 2007. Little therapy, little physical activity: rehabilitation within the first 14 days of organized stroke unit care. J. Rehabil. Med. 39, 43–48.

Best, C., van Wijck, F., Dinan-Young, S., et al., 2010. Best practice guidance for the development of Exercise after Stroke services in community settings. Edinburgh University, Edinburgh. Available online at: http://www.exerciseafterstroke.org.uk/ (accessed 08.09.2011).

Borg, G., 1998. Borg's perceived exertion and pain scales. Human Kinetics, Champaign, IL.

Brazzelli, M., Saunders, D.H., Greig, C.A., Mead, G.E., 2011. Physical fitness training for stroke patients. Cochrane Database Syst. Rev. 11, CD003316. doi: 10.1002/14651858.

British National Formulary. Available online at: http://www.bnf.org/bnf/ (accessed 27.09.2011).

Brooks, D.S., 1997. Program design for personal trainers. Human Kinetics, Champaign, IL.

Buckley, J.P., 2008. Exercise physiology in special populations. Advances in sport and exercise science. Elsevier, Edinburgh.

Department of Health, 2001. NHS: exercise referral systems: a national quality assurance framework. HMSO, London.

Dinan, S., 2001. Delivering an exercise prescription for vulnerable older patients. In: Young, A., Harries, M. (Eds.), Physical activity for patients: an exercise prescription. Royal College of Physicians, London, pp. 53–70.

Dinan, S., Dennis, J., 2010. In: Mead, G.E., Dennis, J., Paul, S., et al. (Eds.), Exercise after stroke: physical activity and health. Specialist Exercise Professional Training Course Syllabus. Unpublished Course Syllabus. Queen Margaret University, Edinburgh.

Dinan, S., Skelton, D., Gawler, S., et al., 2008. Exercise for the prevention of falls and injuries. Specialist Professional Training Course Syllabus, third ed. LaterLife Training, Crianlarich.

Duncan, P., Studenski, S., Richards, N., et al., 2003. Randomised clinical trial of therapeutic exercise in subacute stroke. Stroke 34 (9), 2173–2180.

Flansbjer, U.B., Downham, D., Lexell, J., 2006. Knee muscle strength, gait performance, and perceived participation after stroke. Arch. Phys. Med. Rehabil. 87, 974–980.

French, B., Thomas, N.H., Leathley, M.J., 2007. Repetitive task training for improving functional ability after stroke. Cochrane Database Syst. Rev. 4, CD006073. doi:10.1002/14651858.

Gordon, N.F., Gulanick, M., Costa, F., et al., 2004. Physical activity and exercise recommendations for stroke survivors: an American Heart Association Scientific Statement from the Council on Clinical Cardiology, Subcommittee on Exercise, Cardiac Rehabilitation, and Prevention; the Council on Cardiovascular Nursing; the Council on Nutrition, Physical Activity, and Metabolism; and the Stroke Council. Circulation 109, 2031–2041.

Health and Safety Executive, 1981. The Health and Safety (First-Aid) Regulations. Available from http://www.hse.gov.uk/firstaid/program.htm.

Jones, J., Rose, D., 2005. Physical activity instruction of older adults. Human Kinetics, Champaign, IL.

Katalinic, O.M., Harvey, N.A., Herbert, R.D., et al., 2010. Stretch for the treatment and prevention of contractures. Cochrane Database Syst. Rev. 9, CD007455. doi:10.1002/14651858.

Kraemer, W.J., French, D.N., 2005. Resistance training. In: Jones, C.J., Rose, D. (Eds.), Physical activity instruction of older adults. Human Kinetics, Champaign, IL.

Lakie, M., Robson, N., 1988. Thixotrophic changes in human muscle stiffness and the effects of fatigue. J. Exp. Physiol. 73, 487–500.

Langhorne, P., Coupar, F., Pollock, A., 2009. Motor recovery after stroke: a systematic review. Lancet Neurol. 8, 741–754.

Laver, K., Rehab, M.C., Halbert, J., et al., 2010. Patient readiness and ability to set recovery goals during the first

6 months after stroke. J. Allied Health 39, e149–e154.
Leach, E., Cornwell, P., Fleming, J., et al., 2009. Patient centered goal-setting in a subacute rehabilitation setting. Disabil. Rehabil. 26, 1–14.
Le Brasseur, N.K., Sayers, S.P., Ouellette, M.M., et al., 2006. Muscle impairments and behavioral factors mediate functional limitations and disability following stroke. Phys. Ther. 86, 1342–1350.
Mead, G., Greig, C.A., Cunningham, I., et al., 2007. STroke: A Randomised Trial of Exercise or Relaxation (STARTER). J. Am. Geriatr. Soc. 55, 892–899.
Mead, G.E., Dennis, J., Paul, S., et al., 2010. 2010 Exercise after stroke: physical activity and health. Specialist Exercise Professional Training Course Syllabus. Unpublished Course Syllabus. Queen Margaret University, Edinburgh.
Nakayama, H., Jorgensen, H.S., Raaschou, H.O., et al., 1994. Recovery of upper extremity function in stroke patients: The Copenhagen Stroke Study. Arch. Phys. Med. Rehabil. 75, 394–398.
Persinger, R., Foster, C., Gibson, M., et al., 2004. Consistency of the talk test for exercise prescription. Med. Sci. Sports Exerc. 36, 1632–1636.
Playford, E.D., Siegert, R., Levack, W., et al., 2009. Areas of consensus and controversy about goal setting in rehabilitation: a conference report. Clin. Rehabil. 23, 334–344.
Saunders, D.H., Greig, C.A., Young, A., et al., 2004. Physical fitness training for stroke patients. Stroke 35, 22–35.
Saunders, D.H., Greig, C.A., Young, A., et al., 2008. Association of activity limitations and lower-limb explosive extensor power in ambulatory people with stroke. Arch. Phys. Med. Rehabil. 89, 677–683.
Saunders, D.H., Greig, C.A., Mead, G.E., et al., 2009. Physical fitness training for stroke patients. Cochrane Database Syst. Rev. 4, CD003316. doi:10.1002/14651858.
Schmidt, R.A., Wrisberg, C.A., 2008. Motor learning and performance. A situation-based learning approach, fourth ed. Human Kinetics, Champaign, IL.
Scottish Intercollegiate Guidelines Network, 2008. Guideline 108. Management of patients with stroke or TIA: assessment, investigation, immediate management and secondary prevention: a national clinical. Scottish Intercollegiate Guidelines Network (SIGN). Edinburgh. Available online at: http://www.sign.ac.uk/guidelines/fulltext/108/index.html (accessed 08.09.2011).
Skelton, D.A., Dinan, S.M., 2008. Ageing and older people. In: Buckley, J.P. (Ed.), Exercise physiology in special populations. Advances in sport and exercise science, Elsevier, Edinburgh, pp. 161–223.
Skelton, D.A., McLaughlin, A.W., 1996. Training functional ability in old age. Physiotherapy 82, 159–167.
Skelton, D.A., Greig, C.A., Davies, J.M., et al., 1994. Strength, power and related functional ability of healthy people aged 65–89 years. Age Ageing 23, 371–377.
Skelton, D.A., Young, A., Greig, C.A., et al., 1995. Effects of resistance training on strength, power and selected functional abilities of women aged 75 and over. J. Am. Geriatr. Soc. 43, 1081–1087.
Skelton, D.A., Dinan, S.M., Campbell, M., et al., 2005. Tailored group exercise (Falls Management Exercise - FaME) reduces falls in community-dwelling older frequent fallers (an RCT). Age Ageing 34, 636–639.
SkillsActive, Level 4 National Occupational Standards for Physical Activity after Stroke, 2010a. D516.1 – Design and agree a physical activity programme with patients/clients after stroke. Available online at: http://www.skillsactive.com/training/standards/level_4/physical_activity_and_health (accessed 09.09.2011).
SkillsActive, Level 4 National Occupational Standards for Physical Activity after Stroke, 2010b. D516.2 – Deliver, review and adapt a physical activity programme with patient/clients after stroke. Available online at: http://www.skillsactive.com/training/standards/level_4/physical_activity_and_health (accessed 09.09.2011).
van Vliet, P.M., Sheridan, M.R., 2007. Coordination between reaching and grasping in patients with hemiparesis and normal subjects. Arch. Phys. Med. Rehabil. 88, 1325–1331.
Vattanslip, W., Ada, N., Crosbie, J., 2000. Contribution of thixotrophy, spasticity and contracture to ankle stiffness after stroke.

J. Neurol. Neurosurg. Psychiatry 69, 34–39.
Wade, D.T., 2009. Goal setting in rehabilitation: an overview of what, why and how. Clin. Rehabil. 23, 291–295.
Wicebloom, S., 2007. Training disabled people (fitness professionals). A&C Black, London.

11

뇌졸중 이후 운동과 체력 훈련 평가: 결과 평가

Evaluating exercise and fitness training after stroke : outcome assessment

목 차

서론 / INTRODUCTION

이전 장들에서는 뇌졸중 생존자를 위한 운동 프로그램의 준비, 설계 및 수행에 대해 토의했었다. 이 장에서는 우리는 이러한 프로그램의 영향을 결정하기 위해 결과를 평가하는 것에 집중할 것이다. 결과 평가에 사용하는 측정들은 운동을 위한 언급 전에 뇌졸중 생존자들을 검사하는데 사용하는 것과 유사하고(9장) 그러나 결과 평가를 위한 측정 목적은 뚜렷하게 다르다.

결과 평가는 뇌졸중 생존자들과 그들의 가족, 운동 전문가, 의뢰된 건강관리 전문가, 서비스 매니저, 뇌졸중 이후 운동의 경험과 효과에 관한 위원에게 피드백을 제공하므로 중요하다. 책임과 근거에 기초한 실행의 현재 분위기에서 결과 평가는 서비스 제공의 통합 부분이다. 이 장의 목적은 뇌졸중 이후 운동의 내용에서 결과 평가의 이유와 무엇을 어떻게 평가하는지 토의하는 것이다.

측정과 평가의 정의 / DEFINING MEASUREMENT AND ASSESSMENT

무엇보다도, 우리는 '평가(assessment)' 와 주로 혼용되어 사용되는 다른 용어인 즉, '측정(measurement)' 의 뜻이 무엇인지 정의할 필요가 있다(Wade 1992). 양 단어에 대한 많은 정의가 있다. Kondraske(1989)는 다음과 같이 제안하였다:

'측정은 관찰된 것을 수량화하기 위해 미터자와 같은 기준을 사용하는 것을 언급한다.'

'평가는 특수한 내용의 측정들을 모으거나 측정의 의미를 결정하는 과정이다.'

이러한 정의들에 따르면, '측정' 은 순수하게 양적인 정보를 모으는 반면, '평가' 는 정보의 *의미*를 해석하는 것을 포함한다. 임상적 내용에서 '평가' 는 공식적인 측정을 포함하거나 또는 하지 않는 반면 임상적 판단의 적용을 주로 언급하고, 이는 대개 의학적 증상과 징후와 임상적 경험에 기반을 둔다.

Timed up-and-Go(Podsiadlo와 Richardson 1991)를 예를 들어, 이 검사는 의자에서 일어나서 3 미터를 걷고 다시 돌아와서 앉는데 걸리는 시간을 측정한다(표 11.1을 참고). 이 검사를 수행하는데 걸리는 시간을 결정하는 것은 실제 측정이지만 어떻게 결과를 같은 나이와 같은 성별의 사람들과 비교하는 방법을 결정하는 것은 실제적인 측정이 아니다. 그러므로 위의 정의에 따라서 평가의 과정은 판단의 부가적인 요소를 포함한다.

평가: 왜? / ASSESSMENT: WHY?

도입에서 언급한 것처럼 결과 평가는 서비스에 의해 영향을 받는 뇌졸중 생존자, 운동 전문가, 서비스 매니저와 책임자에게 피드백을 제공하기 위해 수행된다. 결과 평가는 분석의 다른 수준으로서 간주되고 그림 11.1에 삽화되어 있다:

- 개인 뇌졸중 생존자 수준 : 결과 평가는 운동의 영향에 대한 정량적 정보를 모으는 것이 포함된다. 이는 증진된 피트니스와 기능, 감소된 통증과 피로, 이루려는 개인적 목표의 정도,

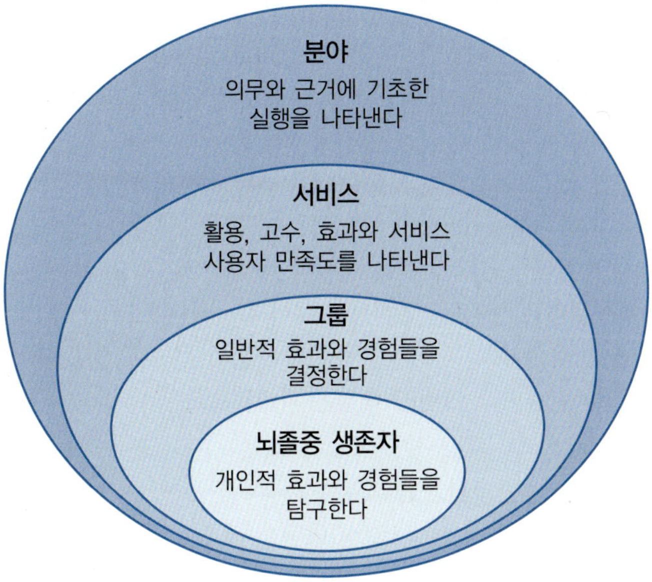

그림 11.1 결과 평가는 개개인 뇌졸중 생존자 수준에서 서비스 부분 전체 수준까지 다른 수준에서 수행될 수 있다.

서비스의 경험에 관한 질적 정보 등의 지표들을 포함한다. 피트니스 개선에 관한 정보는 뇌졸중 생존자에게 동기부여를 제공하여 운동에 계속 참여하고 운동의 자기 관리를 장려한다고 6장에서 설명하였다.

- 뇌졸중 생존자의 그룹의 수준 : 자료는 전체 집단에서 개개인에 대한 운동 프로그램의 시작과 끝사이에 변화에 대한 정보를 산출한다.
- 지역 운동 서비스의 수준 : 결과 평가는 활용과 고수, 효과와 부작용, 뇌졸중 생존자 만족도 서비스를 받는 중의 비용에 관한 정보로 구성된다. 이러한 정보는 서비스의 영향을 나타내고 자금을 위한 이유와 서비스를 위한 요구를 정당화하기에 중요할 것이다.
- 전체 서비스 부분의 수준: 국소적인 서비스로부터 온 정보는 표준화된 평가 과정을 사용하여 제공된 주요 지역, 나라 또는 기구(예. 국가 자선 기구)를 위한 전체 서비스 부분의 효과와 비용효과에 관한 정보를 산출하여 따른다. 이 정보는 또한 의무, 근거 중심의 실행, 그리고 사용자 요구에 맞춘 서비스의 내용을 나타내는 부분으로서 사용될 수 있다.

평가 : 무엇을? / ASSESSMENT: WHAT?

관련성 / Relevance

결과 측정을 결정하기 전에 알기 원하는 것이 무엇인지 명확하게 하는 것이 중요하다. 이론적으로 표 11.1에서 제시한 것처럼 정보를 과다하게 모으는 것은 가능하지만 단지 자신의 이익을 위해서 정보를 모으는 것은 비윤리적이다. 나는 알고 싶은게 무엇인가? 이 정보가 나에게 무엇을 말해주나? 나는 이 정보를 가지고 무엇을 할 것인가와 같은 질문에 의해서 항상 시작한다. 다른 말로 질문이 무엇이냐?

결과 평가의 목적이 개인 뇌졸중 생존자가 그들의 운동 목표에 도달하기 위한 내용을 평가하는 것이라면, 우리는 이들의 목표가 무엇인지 그리고 그들을 어떻게 측정했는지 명확히 이해가 되어야 할 필요가 있다. 10장에서 뇌졸중 이후 건강 관련 운동과 체력 훈련의 일반적인 목적은 심혈관계/심호흡계 지구력, 근력뿐만 아니라 유연성, 운동 기술과 협조운동을 증진시키는 것이라고 설명했다. 더욱이 개인 뇌졸중 생존자는 자신의 목표를 가지려고 한다. 뇌졸중 생존자들은 특수한 손상(근육 위축이나 최대 산소 섭취량)보다는 일상 생활(예를 들면, 의자에서 쉽게 일어나길 원한다), 심지어 더욱 일반적인 조건(정상으로 돌아가길 원함)의 면에서 그들의 목표를 만들어내려 하는 것을 명심하는 것이 유용하다(Lawler 등. 1999). 운동 전문가를 위한 도전은 뇌졸중 생존자의 목표를 분석하고 그들의 목적을 현명하게 반영한 하나 또는 그 이상의 결과 측정을 결정하고 이러한 측정은 과학적으로 탄탄할 필요가 있는 것을 명심하는 것이다.

체계로서 기능, 장애와 건강(ICF)의 국제적 분류
/ The International Classification of Functioning, Disability and Health (ICF) as a framework

어떻게 운동 전문가는 사용할 결과 측정 방법을 결정할까? 문제를 명확하게 도와줄 체계는 세계 보건 기구의 기능, 장애와 건강의 국제적 분류 또는 ICF이다(WHO 2001). ICF는 국제적 과학적 체계로 건강에 영향을 주는 요소들과 건강의 다른 면들을 설명하고 묘사한다. 이는 건강 상태의 다른 면을 포착하여 측정 방법들을 분류하고 확인하는데 또한 사용될 수 있다.

ICF 모델을 설명하기 위해 건강상태의 예로 '뇌졸중'을 사용해 보자. 이는 그림 11.2에 나타나 있다.

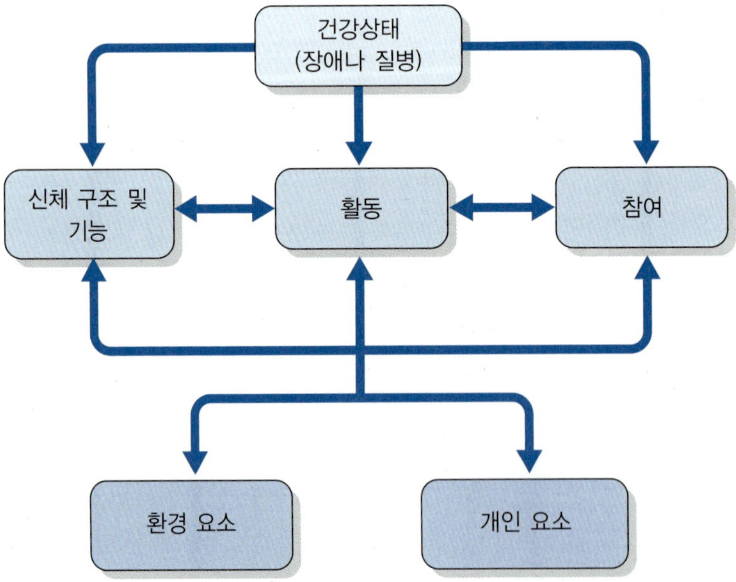

그림 11.2 세계보건기구(WHO 2001)의 기능, 장애와 건강의 국제적 분류의 도식적 개요.

신체 기능, 구조와 손상 / *Body functions, structures and impairments*

신체 기능은 심혈관계통과 호흡계통, 근골격계통, 시각이나 계통 등과 같은 신체 계통들의 생리학적이나 심리학적 기능을 언급한다.

신체 구조는 장기, 사지와 그들의 구성요소인 관절, 근육, 신경과 같은 신체의 해부학적 부분이다. 손상은 신체 기능이나 구조가 유의한 일탈의 각성 소실과 같은 문제로서 정의되어 진다. 3장은 예를 들면, 어떻게 뇌졸중이 근 활성도나 신체의 손상쪽의 감각, 시각 인식과 각성과 같은 넓은 범위의 기능 손상이 일어날 수 있는지에 대해 설명하고 있다. 상응하는 손상들은 각각 마비, 감소된 감각, 시각 실인증과 반 부주의 등이다. 4장에서 설명한 것처럼 많은 뇌졸중 생존자들은 또한 피트니스와 관련된 손상들을 많이 가져 심혈관과 근지구력, 근 일률과 근력 감소도 포함되어 있다.

활동과 활동 제한 / *Activity and activity limitations*

활동은 개인에 의한 작업이나 활동의 수행으로서 정의된다. 활동 제한들은 맡은 활동들을 수행하는데 어려움이 있는 것이다. 뇌졸중 이후 활동 제한들은 물건을 잡거나 옷을 입고 걷거나 아침식사를 준비하거나 운동을 위해 장비를 사용하거나 쇼핑을 하거나 계단을 사용하는데 어려움 등을 포함하고 문제를 해결하고 의사소통을 하는데 어려움이 있다.

참여와 참여 제한 / *Participation and participation restrictions*

참여는 생활 환경에 참여하는 것으로 예를 들면, 직업을 유지하고 취미 활동에 참여하고 아이를 돌보는 것 등이 있다. 참여제한은 이런 생활 환경의 참여하는 것에 문제가 있는 것으로 예를 들면, 뇌졸중 이후 직업으로 복귀하는데 장애물이 있거나 이전 레저활동들에 참여하기 힘들거나 사람간의 관계들에 문제가 있는 것이다.

환경과 개인 요소 / *Environmental and personal factors*

마지막으로 ICF는 건강 상태에 영향을 주는 두 가지 중요한 요소인 환경과 개인 요소를 포함한다.

환경 요소들은 사람들이 살고 있는 신체적, 사회적 그리고 사고방식의 환경을 구성한다. 예를 들면, 직장에서 장애를 향한 사고방식은 뇌졸중 생존자의 작업 복귀 기회에 영향을 준다. 접근할 수 있는 이동수단의 부족은 뇌졸중 생존자들에게 지역사회의 레저 서비스에 참여하는데 어려움을 준다(Rimmer 등, 2008).

개인 요소들은 각 개인의 삶에 주요한 배경과 관련이 있다(예. 나이, 인종, 교육 정도, 대응하는 스타일). 예를 들면, 한 연구는 뇌졸중 이후 초기에 회피 대응 전략을 크게 사용하는 것은 뇌졸중 이후 우울증의 예측인자이다(평소보다 잠을 더 잔다거나 뇌졸중이라는 것을 믿는 것을 거부함)(King 등 2002).

ICF의 개요를 나타낸 것을 보면 어떻게 이러한 체계가 뇌졸중 이후 운동의 내용에서 결과 측정에 의해 나타내는 영역을 명확히 하는지 도와준다. 표 11.1은 American College of Sports Medicine(ACSM 2010)에 의해 분류된 다양한 건강 요소들과 뇌졸중 이후 운동의 효과를 평가하는 것과 연관된 다른 요소들에 대해 열거하였다. 이들은 가능한 결과 측정과 그와 관련된

ICF 영역을 나란히 예를 들어가며 상정되어있다. 이 표는 철저하지 않고 결과 평가를 위한 선택의 범위의 개관을 강조하기 위해 중요하다. 이것으로부터 개인과 평가가 수행되는 내용과 관련있고 적절한 측정을 하나 또는 그 이상 선택할 수 있다.

9장은 운동전 평가의 내용에 대한 운동 검사가 언급되었다. 열린 서킷(open circuit) 폐활량 측정과 함께 운동 검사는 운동 프로그램의 과정에서 피트니스 결과를 평가하기 위해 또한 사용되어진다(Ivey 등. 2011). 많은 뇌졸중 생존자들이 전통적인 트레드밀 검사를 위한 균형이나 근력을 갖고 있지 않으므로 트레드밀이나 자전거에서 운동 검사시 포함되는 위험요소를 주의 깊게 평가되어야 하는 것이 중요하다. 운동 검사를 위한 타당한 프로토콜의 개관을 위해 독자는 Ivey 등(2011)의 연구를 참고한다. 뇌졸중과 관련된 결과 측정들에 대한 더 자세한 정보는 Salter 등(2010)의 연구에 나와 있고, 피트니스와 관련된 결과 측정은 American College of Sports Medicine(ACSM) 지침에 설명되어 있다.

표 11.1 *뇌졸중 이후 운동과 체력 훈련의 효과를 평가하기 위한 결과 측정과 이에 상응하는 ICF 영역의 예*

피트니스 요소	결과 측정의 예	ICF 영역
심혈관계 지구력	(최대) 싸이클링 일률 보행 경제 최대 산소 섭취량 호흡 교환률	신체 구조 및 기능
신체 구성요소	체질량 지수 신체 둘레 피부주름 측정	신체 구조 및 기능
근력	상지: 쥐기(grip)와 잡기(pinch) 힘 하지 : 등척성 또는 동적 발목, 무릎과 엉덩관절 굽힘근과 폄근의 힘신체 구조 및 기능	신체 구조 및 기능
지구력	6분 걷기 검사(Eng 등. 2002, Fitts와 Guthrie 1995, Guyatt 1985, Steffen 2002, Wade 1992, Willenheimer와 Erhardt 2000)	신체 구조 및 기능
유연성	수동적 또는 능동적 움직임의 관절 범위	신체 구조 및 기능
민첩성	생체역학적 보행 변수(예. 활보장, 입각기 시 대칭, 입각기 시간, 최대 수직 지면반발력) Timed up-and-go (Podsiadlo와 Richardson 1991, Steffen 등. 2002)	신체 구조 및 기능
조화운동	뇌졸중 이후 신체적 수행능력을 검사하는 Fugl-Meyer 검사(Fugl-Meyer 등 1975)	신체 구조 및 기능 활동
균형	Berg Balance Scale (Berg 등. 1989) Tinetti (Tinetti 등. 1986)	활동

표 11.1 뇌졸중 이후 운동과 체력 훈련의 효과를 평가하기 위한 결과 측정과 이에 상응하는 ICF 영역의 예 – 계속

피트니스 요소	결과 측정의 예	ICF 영역
일률	하지 폄근의 폭발성의 일률	신체 구조 및 기능
반응 시간	작업에 의존: 특수한 행동의 단서와 행동의 시작 사이에 시간	신체 구조와 기능
속도	10분 걷기 검사 (Duncan 등 2007, Wade 1992)	신체 구조와 기능 활동
구성	**결과 측정의 예**	**ICF 영역**
목표 달성	Canadian Occupational Performance 측정 (Law 등, 1998) Goal Attainment Scaling (Turner-Strokes 2009)	목표에 따라 신체 구조 및 기능 활동 참여
독립적인 자기 관리와 이동	Barthel 지표(Mahoney와 Barthel 1965)	활동
독립적인 신체 기능	Functional Independence Measure (Granger 등, 1993), 기능 비교 (즉, 자기 관리, 괄약근 조절, 운동성, 이동, 의사소통과 사회적 인지)와 인지(즉, 사회적 상호작용, 문제 해결 및 기억) Functional Ambulation Category (Collen 등 1990, Holden 등, 1984, 1986).	활동 참여
자가 보고된 뇌졸중의 영향	Stroke Impact Scale (Duncan 등, 2003a, b), 신체 근력, 손 기능, 일상생활 동작, 운동성, 정서와 감정의 조절사고와 기억, 의사소통, 참여, 뇌졸중 회복으로 구성	신체 구조 및 기능 활동 참여
건강 상태	Medical Outcomes Study Short Form SF-36 (Ware와 Sherbourne 1992), 신체 기능, 역할 제한 – 신체적, 통증, 사회적 기능, 일반적인 정신 건강, 역할 제한 – 감정, 활력과 일반적인 건강 자각으로 구성	신체 구조 및 기능 활동 참여
통증	시각 상사 척도 (Bond와 Pilowsky 1996, Prince 등, 1999)	검사된 통증의 면에 따라 신체 구조 및 기능 활동 참여
정서: 불안과 우울증	Hospital Anxiety와 Depression Scale (Zigmond와 Snaith 1983)	개인적 요소

VO_2, oxygen utilisation.

표 11.1은 결과 측정이 분명한 ICF 영역에 깔끔하게 적합하다는 것을 제시한다. 그러나, 실제로는 ICF 영역들 사이에서 차이의 영역은 불분명하다. 예를 들면, '걷기' 의 요소(예. 길을 가로지르기)는 기능적인 활동으로서 보여질 수 있고 그러므로 걷기의 어려움은 활동 제한으로서 해석될 수 있다. 그러나, 생체 역학적인 특성(관절 이동이나 근육 활성도)을 통하여 걷기를 측정할 때, 우리는 활동을 여전히 측정하는가 아니면 신체 기능과 구조로 변화되는가? 어떤 사람은 각 보행 특성은 특수한 신체 기능과 구조를 나타낸다고 주장하고 이들에 중점을 두면 우리는 걷기가 일어나는 기능적 내용의 견해를 잃을 수 있다. 이 예는 같은 물체를 다른 관점으로 바라보는 경우로서 볼 수 있다.

부가적으로 몇몇 결과 측정들은 한 가지 영역 이상에서부터 오는 항목들로 구성된다. 예를 들면, Fugl-Meyer 검사(Fugl-Meyer 등. 1975)에서 대부분의 항목들은 분명한 기능적인 목표들을 설명하지 않고 관절 움직임을 평가하지만 몇몇 항목들은 기능적인 활동을 평가한다(예, 물건 잡기). 그러므로 Fugl-Meyer의 대부분은 손상을 지향하고 반면 작은 부분은 활동 제한을 지향한다.

가장 연관된 측정을 결정할 때 운동전문가는 모든 윤리적 영향(안전성과 자료 보호와 같은)과 정보를 모으기 위해 사용된 각 방법이 과학적으로 튼튼한 지(즉, 타당도, 신뢰도, 충분한 민감도)를 고려할 필요가 있다. 마지막으로 복잡성과 검사의 기간과 같은 실행적인 측면과 적절한지에 대해 고려되어야 한다. 기구와 훈련 요구사항과 또한 결과를 어떻게 해석하고 전달될지에 대한 방법도 고려해야 할 필요가 있다. 이러한 면들을 각각 아래에서 토론할 것이다.

윤리적인 고려사항 / ETHICAL CONSIDERATIONS

실제적인 결과 평가 과정을 시작하기 전에 운동 전문가는 고려사항으로 인해 주어지는 모든 윤리적인 요구사항을 확인해야만 한다.

동의 / Consent

평가하기 전에 뇌졸중 생존자로부터 평가의 목적과 어떻게 비밀이 보장되는지에 대한 것에 대해 설명하여 허가를 받아야 한다(필요하다면 그들의 보호자에게, 예를 들면, 환자의 인지능력 손상인 경우). 운동 전문가는 허가를 받았다는 것을 기록하는 것이 중요하다. 연구 목적들을 위해 정보가 사용될 때 조사자들은 윤리 인증의 법으로 정한 과정을 거쳐야만 한다. 윤리적 승인을 얻는 과정은 다른 나라 사이에서 다양할 것이다.

결과 평가 수행의 위험요소 / Risks of performing outcome assessment

운동 전문가는 평가 과정에서 포함된 위험요소를 평가하고 상당히 실행 가능한 것과 먼 것은 줄여야 한다. 예를 들면, timed up-and-go에서 만약 뇌졸중 생존자가 불량한 균형능력을 가지고 있다면 보조자가 요구된다.

자료 보호 / Data protection

뇌졸중 생존자에 의해 고정하지 않는 한 모든 문서는 일반적인 건강 서비스나 지역 당국의 작성된 기록이나 전자 기록들의 표준과 보안을 준수해야 한다. 쓰여진 어떠한 기록들도 저장되고 운동 전문가가 살고 있는 지역과 종사하고 있는 지역에 속한 규제를 따라서 보존해야 한다. 이는 지역 당국 사이에서 다양하지만 영국 내에 국가 건강 서비스를 통한 기준이다. 영국 내에 보건부(2001)는 기록들은 운동 시설에서 안전하게 보관하거나 대안으로 뇌졸중 생존자들이 준비할 수 있으면 개인 일지를 만들도록 규정하고 있다.

측정의 과학적 이론 / SCIENTIFIC PRINCIPLES OF MEASUREMENT

평가도구의 사용을 고려하기 전에 적절하게 작용하는지 확실히 하기 위해 평가 도구의 과학적인 특성을 확인하는 것이 필요하다(예. 자신의 무게를 측정하기 위해 부러진 저울을 피한다). 이러한 특성들은 타당도와 신뢰도와 민감도(반응성)이다(Durward 등. 1999). 각 특성은 아래에서 자세히 설명될 것이다.

타당도 / Validity

측정의 타당도는 하려고 주장되어진 것을 나타내는 것이다. 예를 들면, 무게의 등급은 명백히 무게를 측정해야 한다. 하지만 질문 형태의 통증 등급은 개인 수준의 통증, 등급 사용에 대한 이해, 등급에 의견을 표현할 수 있는 능력 또는 이러한 요소들의 조합 등을 평가할 수 있다. 그러므로 통증 등급의 타당도는 명백히 의심스럽다.

결과 측정이 목적에 적합하기 전에 결과 측정이 타당도의 과정을 통해 겪었는지를 강조하는 것이 중요하다. 과학적 문헌은 결과 측정의 넓은 범위의 타당도와 신뢰도를 보고하는 연구들로 가득하다. 안좋은 타당도를 가진 측정방법을 사용하는 것은 단순히 시간을 버리기 때문에 이러한 연구들이 중요하다. 그러나 가끔 전문가들의 요구사항(사용하기 쉽고 관련이 있는 것)에 맞춘 결과 측정을 찾는 것은 어렵고 자신이 원하는 대로 재분류 한다. 이는 어떤 항목들은 빼고, 다른 항목들을 추가하고 도구를 단순화 하거나 어려운 프로토콜을 사용하여 질문들의 바뀐 항목들을 포함한다. 그러나 결과 측정의 변화는 타당도를 변질시켜선 안 되고 (약간 구부러진 자!) 결과로서 정보를 적절히 해석하거나 다른 결과와 비교가 불가능해 질 수 있다. 예를 들면, 10미터 걷기 검사의 많은 버전이 있는데 이는 혼란을 일으키고 다른 결과와 비교를 어렵게 한다. 결과 측정을 하기 위해 사용할 때 공표된 프로토콜을 따라 사용하고 타당한 것이어야 한다.

타당도의 다른 형태들이 있다:

- **구성 타당도:** 이것은 이론적인 구성이나 측정되어진 현상의 타당도이다(예. 온도). 구성의 정의가 명확하지 않다면(예. 피로) 그것을 측정할 수 없다.
- **내용 타당도:** 이것은 측정이 측정된 구성을 완벽히 표현하는 정도이다. 예를 들면, '운동성'의 구성이 보통 실내와 실외 운동성을 포함하고, 운동성의 완전한 평가는 두 가지 요소 모두 포함될 필요가 있다. 그러나 운동성이 실내에서만 평가된다면 검사의 내용 타당도는 제한되어 고려될 수 있다(Lord와 Rochester 2005).

- 기준 타당도: 이는 다른 측정들(예. 팔 기능)과 함께 연합된 측정(예. 등척성 쥐기 힘)의 정도이다. 두 가지 형태의 기준 타당도가 있다.
    - 동시 타당도는 황금 기준과 비교하여 측정된 양이다(예를 들면, 신체활동의 측정에서 비디오 녹화는 독창적인 활동 관찰의 결과와 비교할 때 황금기준으로 사용된다).
    - 예측 타당도는 측정이 미래 결과를 예측하는 양이다(예를 들면, 뇌졸중 이후 1달에서 Berg Balance Scale의 양으로 6개월 이후 독립적인 걷기를 예측하는 것이다).

신뢰도 / Reliability

신뢰도는 측정을 재생할 수 있는 양을 나타내는 것으로 즉, 측정이 각각 같은 결과를 가져오고 같은 양이 측정되어져야 한다. 사람의 수행능력을 측정하는 도전은 수행능력은 사람들 사이 그리고 같은 사람내에서도 본질적으로 다양하다(이러한 다양함의 근원을 *대상자간* 그리고 *대상자내* 다양성이라고 한다). 예를 들면, 측정자내 다양성은 같은 사람 안에서 균형의 변동으로 '좋은 날' 에는 한 다리로 서 있는 자세를 상대적으로 긴 시간 유지할 수 있고 '나쁜 날' 에는 단지 몇 초 이후 균형을 잃는다. 뇌졸중 이후 수행능력은 건강한 같은 나이의 대조군과 비교하였을 때 더욱 변이가 큰 것으로 알려져 있다(van Vilet과 Sheridan 2007). 사람 수행능력에서 고유한 변동은 왜 단일 케이스연구보다 그룹연구가 또한 한 사람에게 단일 측정보다 다중 측정의 평균(예. 10미터 걷기 검사)이 연구에서 더 적절하고 가능한지에 대한 이유중의 하나이다.

고려해야 할 다른 요인은 *기구(instrument)*의 신뢰도이다. 예를 들면, 키를 측정할 때 단단한 자가 측정시마다 매우 유사한 결과를 내는 반면, 천으로 된 테이프 측정은 결과가 다르다. 더욱이 측정의 신뢰도 결정은 도구뿐만 아니라 사용하는 방법에 의해서 결정된다는 것을 주목하는 것도 중요하다. 예를 들면, 운동 전문가가 뇌졸중 생존자에게 10미터 걷기 검사를 하는 동안 격려를 제공하고 다른 운동 전문가는 그렇지 않았다면 이는 다른 결과를 얻을 수도 있다. 또는 같은 운동 전문가가 한 경우에는 궤도의 중간에 위치하고 다른 경우에는 궤적의 끝에 위치한다면 이는 결과에 영향을 미칠 수 있다. 왜냐하면 시야의 다른 선들이 끝 자세에 대한 평가자의 지각에 영향을 줄 수 있다(시차라고 알려진 현상). 이러한 예들은 *표준화된 프로토콜*을 위해 필요하다고 강조한다.

이상적으로, 뇌졸중 서비스 이후 각 운동은 표준화된 결과 측정의 중심 세트로 운동 전문가들이 훈련되고 받아들일 수 있는 수준의 표준화를 확인하여 쓰여진 프로토콜과 함께 한다. 이는 신뢰도의 다음과 같은 형태를 증진시키는 것이다:

- 측정자간 신뢰도: 같은 현상을 평가하는 다른 평가자들 사이에 일치도
- 측정자내 신뢰도 : 같은 평가자들 내에서 같은 현상을 한 번 이상 측정하였을 때의 일치도

변화의 민감도 / Sensitivity to change

민감도(반응성으로서 또한 알려짐)는 도구로 감지할 수 있는 변화의 수준이다. 평가 척도,

명목 척도(예. 예/아니오)는 제한된 민감도를 제공하는 반면 10점 척도는 높은 수준의 민감도를 제공한다. 뇌졸중 생존자와 함께 작용하는 연관된 변화를 감지할 수 있는 충분한 수준의 민감도를 가진 측정을 사용하는 것이 중요하다. 이 집단에서 변화는 빠르거나 드라마틱하지는 않지만 만약 대충의 척도들이 사용된다면 더욱 미세한 변화를 놓칠 수 있을 것이다. 민감성의 제한점은 다음과 같다:

- *바닥 효과(floor effect):* 이는 확실한 역치 이하 손상은 신뢰도 있게 감지될 수 없다는 것을 의미한다. 예를 들면, 뇌졸중 생존자에게 심각하게 영향을 주는 능동적 손가락 움직임의 작은 개선은 높은 수준의 능력을 요구하는 Nine Hole Peg Test(Heller 등 1987)에선 보이지 않는다.
- *천정 효과(ceiling effect):* 이는 척도가 어떠한 더 이상의 개선을 등록할 수 없는 것을 의미한다. 예를 들면, 일반적으로 사용하는 Barthel Index(Marhoney와 Barthel 1965)는 손상과 활동 제한의 미세한 호전을 기록할 수 없고, 뇌졸중 환자가 가능한 최대 점수를 받는다면 뇌졸중 생존자는 완전히 회복되었다고 (잘못) 보고될 것이다(Duncan 등. 2000)

측정 오차 / MEASUREMENT ERROR

얼마나 도구가 세련되었는지는 문제가 되지 않고, *오차*는 측정의 어떤 형태이든지 필연적이다. 두 가지 종류의 오차(또는 변이)가 있다: 체계적 오차와 무작위 오차.

체계적 측정 오차 / Systematic measurement errors

체계적 오차는 변함 없는 오차이다. 예를 들면, 체중계는 영점조절이 부정확하고 늘 어느 정도 체중보다 과대평가된다. 이론적으로 이 오차가 알려진 채로 제공되면(즉, 체계적으로 나온 값에서 알려진 무게를 비교한다) 모든 측정에서 실제 값을 산출하기 위해 측정된 양으로부터 오차를 줄임으로 이렇게 처리하면 상대적으로 단순하다.

무작위 측정 오차 / Random measurement errors

무작위 오차는 예상할 수 없이 변동이 있고 그러므로 더욱 다루기 어렵다. 여러 측정들은 정확한 평균값을 얻는 것을 요구한다. 하지만 실제상 명백한 문제가 있는데 특히 뇌졸중 생존자를 측정할 때 근피로는 반복적인 검사를 제한한다.

오차를 줄이기 위한 측정 도구는 적절히 영점 조절해야 하고 평가자가 훈련될 수 있도록 자세한 표준 프로토콜이 사용되어야 한다.

현재 이러한 일반적인 측정의 과학적 이론들이 토의되고 있고, 결과 측정의 더욱 실용적인 측면으로 전환되고 있다.

실용적인 고려사항 / PRAGMATIC CONSIDERATIONS

실행가능성 / Practicability

실행가능성은 실제로 측정을 하기 위해 어떻게 실현이 가능한지를 나타내는 일반적인 용어이다. 이는 요구되는 정보의 양, 과정의 기간 및 복잡성과 뇌졸중 생존자와 운동 전문가가 평가시의 부담 등으로 구성된다(예. 혈압은 단지 단일 측정이 요구되는 반면 Stroke Impact Scale은 다양한 질문들을 포함한다). 많은 훌륭한 결과 측정방법들이 가능하지만 과학적인 특성들의 감각에 대해 그들의 실행가능성이 떨어짐으로 인해 많은 것들이 사용되지 않는다.
과정이 복잡하고 시간이 많이 소비되고 뇌졸중 생존자가 피곤하다면, 이는 일상적으로 사용되지 않는다.

이는 우리들을 결과 평가가 수행되는 환경과 어떻게 결과측정의 선택에 대한 정보를 주는지 알려준다. 명백하게 일상적인 여가 환경은 광대한 수많은 복잡성과 자세한 결과 측정은 실현 가능하지 않거나 합리적이지 않지만 아마도 특수한 심사나 연구 상황에서는 할 수 있다. 일상적인 평가가 끝나고 다른 연구를 연속적으로 상상하는 데는 도움은 줄 수 있다(그림 11.3).

- 개개인 참여자의 일상적인 평가를 위하여 지역사회 환경에서 뇌졸중 이후 운동을 위한 영국 국가 의학 지침(Best 등. 2010)에서는 이는 등록한 참석자와 적어도 하나의 결과 평가(예. timed walk test, timed up-and-go [Podsiadlo와 Richardson, 1991])이나 개인적인 목표 성과의 측정)로 구성된다. 등록자는 많은 수의 세션에 일정기간 참여하여 정보를 제공하고 반면 결석자는 후속조치가 요구되는 참여자를 운동 전문가에게 알린다.
- 서비스 평가 목적들을 위해 기능적인 결과들(표 11.1의 예)과 뇌졸중 생존자의 서비스를 받은 경험들을 포함하여 넓은 범위의 부가적인 결과를 고려되어야 한다(아래를 참고).
- 연구 목적을 위해 선택된 결과들은 특수한 연구 질문이나 연구의 가설에 의존할 수 있다. Fugl-Meyer 검사(Fugl-Meyer 등. 1975)와 Stroke Impact Scale(Duncan 등. 1999, 2001, 2003a,b)는 자세히 되어있는 도구의 예로 더욱 연구 목적을 위해 적절하다. 부가적으로 최대 산소량은 심호흡계 피트니스를 위한 기준 측정으로 고려되고 특수 장비와 훈련된 직원을 요구하고 그러므로 임상적 그리고 연구 환경을 위한 경향이 있다(ACSM 2010).

포용성 / Inclusivity

3장에서 본 것처럼, 감각/지각, 인지와 의사소통의 어려움은 뇌졸중 생존자들 중에서 일반적이다. 이는 의미있는 방법과 맞물려서 할 수 없는 구성방식(긴 질문과 복잡한 질문)을 참여

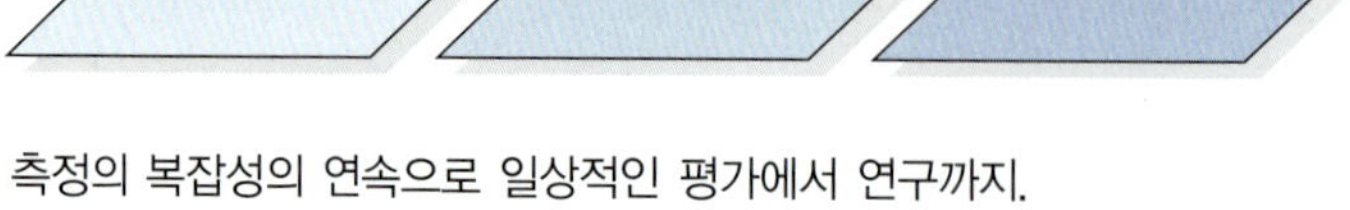

그림 11.3 결과 측정의 복잡성의 연속으로 일상적인 평가에서 연구까지.

해야 한다면 뇌졸중을 가진 사람들은 결과 평가의 과정에서 제외된다는 것을 의미한다. 그러므로 언어, 구성과 형식은 사람에게 주어진 능력과 장애를 모두 맞추어 해야 한다. 의사소통 어려움을 가진 뇌졸중 생존자들은 만약 질문을 채워야 하거나 그들의 경험을 보고하는 것을 해야한다면 의사소통 지원이 필요하다.

전달성 / Communicability

전달성은 어떻게 결과 측정으로부터 다른 사람(예. 뇌졸중 생존자, 동료, 서비스 매니저)에게 얻어진 정보를 쉽게 의사소통하는 지를 나타낸다. 고려해야 할 요소들은 양, 형식, 정보의 표준화가 포함된다. 혈압 측정은 이 정보를 위한 표준화된 형식이 있기 때문에 대개 보고하고 이해하기 쉬운 두 가지 그림으로 산출된다. 반대로 생체역학적 정보는 광대하고 복잡하고 대개 완전 이해를 위하여 훈련이 요구된다.

결과 해석 / INTERPRETING THE RESULT

평가 과정을 마친 후에 결과의 의미가 무엇인지 어떻게 우리는 결정하는가? 첫 번째로 오차는 실제 결과로부터 잡음이 구별되어 고려할 필요가 있다. 예를 들면, 한 사람이 Nine Hold Peg Test(이 검사는 판에 가능하면 빨리 나무 막대기를 위치하는 작업이다)의 민첩성을 평가한다면, 초당 0.05개의 나무막대의 변화는 실제 호전보다 초시계의 일관성 없는 사용으로 나타나는 잡음과 더 관련이 있다.

결과의 해석은 그들을 어떻게 비교했는지는 예를 들면, 같은 대상자가 조기 섬수(에, 운동 프로그램 시작 전)를 비교했는지, 같은 개인들의 군을 비교했는지(예, 전체 뇌졸중 운동반), 또는 문헌상으로 출판된 나이를 매칭한 건강한 대조군들과 비교했는지(예, 정상 자료)에 대한 방법에 또한 의존한다. 이러한 이유로 인해 이 장에서 기준으로 열거한 것들과 부합되도록 제공한 것은 일반적으로 사용되는 결과 측정을 결정하기 위해 주로 도움이 된다. 뇌졸중 이후 운동과 체력 훈련의 영역에서 주로 사용되는 측정은 무엇인가? 뇌졸중 이후 운동과 체력 훈련의 효과를 평가한 24개 연구의 Cochrane 체계적 검토에서(Saunders 등. 2009) 측정들의 대다수는 ICF의 활동 영역내의 주로 걷기에 초점을 맞추어 집중되어져 있다. 손상에 근거한 측정들은 드물게 실시하고 보행 생체역학, 근력과 운동 수행으로 구성된다. 흥미롭게 심호흡계 피트니스의 측정은 24개 연구들 중 4개에서 자전거 일률을 사용하였고 2개의 연구들은 각각 보행 경제와 최대 산소 섭취량을 사용하여 드물게 사용되었다. 호흡 환기율, 10번 최대 반복이나 스텝 검사는 단지 한 연구에서만 사용되었다. 신체 구성의 측정은 이 문헌에서 전체적으로 없었다. ICF영역에서 참여를 반영하는 측정은 증거의 고려할만한 빈틈을 노출한 단지 4개의 연구에서 SF-36과 함께 드물게 사용되었다.

마지막으로 의미 있는 변화를 나타내는 결과의 차이를 판단하기 위해 '최소 의학적 중요한 차이' 라는 용어가 고려하기 위한 개념으로 사용된다. 비록 이는 논란의 대상이지만 환자에 의해 의미 있게 고려되어지는 차이를 말한다(Copay 등. 2007). 예를 들면, Stroke Impact Scale에서 10%와 15% 사이의 차이는 의학적으로 관련된 차이가 되는 것으로 고려된다(Duncan 등. 1999).

뇌졸중 이후 운동 평가: 질적인 접근
/ EVALUATING EXERCISE AFTER STROKE: A QUALITATIVE APPROACH

지금까지 주로 결과 측정의 양적인 접근을 알아보았다. 그러나 질적인 정보도 또한 매우 유용할 수 있다. 질적인 정보(예를 들면, 운동 프로그램의 대상자의 경험)는 참석률과 뇌졸종 생존자의 건강과 웰빙에 서비스의 영향에 따른 결과를 설명하는데 도움을 줄 수 있다. 어떻게 뇌졸중을 가진 사람이 운동이나 체력 훈련 프로그램에 참여하였는지에 대해 현재는 매우 적은 연구만이 있다.

현재 출판되어진 이 연구들에서 뇌졸중 생존자들의 그룹에서 행해진 운동은 단지 수행한 운동이 아니라 세션 외부에서 하는 다른 활동들을 제시한다(Carin-Levy 등, 2009, Sharma 등. 2011, Wiles 등. 2008). 지역사회를 기초로 한 운동과 교육 계획에 대한 뇌졸중 생존자의 인식에 대한 평가(Reed 등. 2010)에서 운동과 목표 설정은 뇌졸중 이후 삶을 재건설하는 과정에서 양적 활동으로서 가치가 있다고 제시한다. 뇌졸중과 관련된 운동 의뢰 계획에 참여하는 뇌졸중 생존자들은 그들의 독립성과 증진된 생활 방식, 일과 사회적 참여에 중심이 된다고 나타냈다(Sharma 등. 2011). 이러한 연구들은 서비스 사용자의 경험에 대한 정보 습득의 이익이 있다고 함께 나타냈다. 그러므로 뇌졸중 이후 운동 서비스는 더 많은 정보를 주고 서비스 수행을 증진시키기 위해 정기적으로 사용자 견해를 구해야 한다고 제시하고 있다.

서비스 사용자의 견해를 모으는 것은 편견의 영향을 최소화하고 분석의 의존성을 증진시키기 위해 적합한 질문들과 부분적으로 구성된 인터뷰나 그룹들에 초점을 맞춘 것과 같이 철저한 방법들이 사용되어야 한다. 질적 연구 방법들의 더 나은 지침들을 위해 독자는 Richards (2005)와 Auerbach와 Silverstein (2003)의 연구들을 언급한다.

부작용 / ADVERSE EVENTS

부작용에 대한 정보는 위험-이익 분석들을 수행하기 위한 서비스를 가능하게 하기 위해 정확하게 기록되어져야 한다. 운동하는 동안 (일반 사람들에게) 부작용의 가장 큰 위험은 근골격계 손상과 심장 사고로부터 온다. 심장 문제들은 뇌졸중과 관상동맥 질환 사이의 현저한 동반질환으로 인해 뇌졸중을 가진 사람에게 각별한 관심사항이다(9장 참조).

뇌졸중 이후 신체 체력 훈련의 Cochrane 체계적 검토(Brazzelli 등. 2011, Saunders 등. 2009)는 검토에서 포함된 연구에서 보고한 부작용을 검사하였다. 그러나 불행하게도 이들은 언제나 체계적으로 보고되지 않았다. 이러한 결과는 중재 동안 부작용을 보고한 6개 시도들 중 단지 두 개가 있는 뇌졸중 이후 운동성을 증진시키는 고전적인 서킷 중재의 또다른 Cochrane 검토를 일으켰다(English와 Hillier 2010). 비록 최소나 이러한 연구들에서 손상은 없었지만 이는 중재군에서 더 많은 낙상을 포함하였고, 이 결과는 낙상의 기록의 중요성을 강조한다. 최소이기 때문에 낙상과 심장 사고는 기록되어져야 하고 또한 당뇨가 있는 사람에게 저혈당증도 기록해야 한다. 기록된 다른 부작용들로는 심장 사고, 손상 없는 낙상, 손상이 있는 낙상, 근육 통증, 피로가 포함된다.

부작용은 단지 혈관성 사고와 사건 책 속이 아닌 뇌졸중 이후 운동 세션에서 특수하게 기록되었는지 주목해야 한다. 이는 일어날 수 있는 뇌졸중에 특수한 심사로 가능하고 이러한 사람들에게 특정한 어떠한 경향들을 분석해야 한다.

요점 / SUMMARY POINTS

- 결과 평가는 뇌졸중 생존자들과 그들의 가족, 운동 전문가들, 서비스 매니저와 의원에게 운동이 건강, 웰빙과 개인 목표 달성에 미치는 영향을 평가할 수 있게 한다.
- 세계보건기구 건강 기능과 장애의 국제적 분류(또는 ICF)(WHO 2001)는 결과 측정을 나타내는 ICF의 영역을 확인하기 한 기틀을 제공할 수 있다.
- 피트니스와 관련된 결과 측정은 주로 ICF의 신체 구조/기능 영역에 속한다.
- 가능하다면 운동 전문가들은 뇌졸중 생존자에 의해 선택된 운동의 목표를 나타내는 결과 측정을 포함하는 것을 고려해야 한다.
- 내가 알아야 할 필요가 있는 것은 무엇인가에 대한 질문에 의해 결과 평가의 과정을 시작해야 한다. 이를 확인하면 결과 측정의 선택의 과정을 시작할 수 있다. 적절한 결과 측정을 위한 요구사항은 관련이 있고, 윤리적이고, 타당하고, 신뢰성이 있고 변화의 반응성과 포용성과 실현 가능성과 의사소통의 쉬움이 있어야 한다. 결과측정의 의미의 해석은 정보가 가능하는 곳이면 어디든나 필연적인 측정 오차, 정상 규준과 최소 의학적 중요성 차이들을 고려해야 한다.
- 양적인 방법이나 질적인 방법을 통해 얻어진 결과 평가로부터 오는 정보는 서비스 사용자의 요구에 맞춰 맞춤되거나 서비스를 증진시키고 책임과 근거에 기초한 실행이 필수적이다.

참고문헌 / References

American College of Sports Medicine (ACSM), 2010. Guidelines for exercise testing and prescription, eighth ed. Williams and Wilkins, London.

Auerbach, C., Silverstein, L., 2003. Qualitative data: an introduction to coding and analysis. NYU Press, New York.

Berg, K.O., Wood-Dauphinee, S.L., Williams, J.I., et al., 1989. Measuring balance in elderly: preliminary development of an instrument. Physiother. Can. 41, 304–311.

Best, C., van Wijck, F., Dinan-Young, S., et al., 2010. Best practice guidance for the development of Exercise after Stroke services in community settings. Edinburgh University, Edinburgh. Available online at: http://www.exerciseafterstroke.org.uk/ (accessed 08.09.2011).

Bond, M.R., Pilowsky, I., 1966. The subjective assessment of pain and its relationship to the administration of analgesics in patients with advanced cancer. J. Psychosom. Res. 10, 203–208.

Brazzelli, M., Saunders, D.H., Greig, C.A., 2011. Physical fitness training for stroke patients. Cochrane Database Syst. Rev. 11, CD003316.

Carin-Levy, G., Kendall, M., Young, A., et al., 2009. The psychosocial effects of exercise and relaxation classes for persons surviving a stroke. Can. J. Occup. Ther. 76, 73–76.

Collen, F.M., Wade, D.T., Bradshaw, C.M., 1990. Mobility after stroke: reliability of measures of impairment and disability. Int. Disabil. Stud. 12, 6–9.

Copay, A.G., Subach, B.R., Glassman, S.D., et al., 2007. Understanding the minimum clinically important difference: a review of concepts and methods. Spine J. 7, 541–546.

Department of Health, 2001. Exercise referral systems: a national quality assurance framework. Department of Health,

London. Available online at: http://www.dh.gov.uk/prod_consum_dh/groups/dh_digitalassets/@dh/@en/documents/digitalasset/dh_4079009.pdf (accessed 09.09.2011).

Durward, B.R., Baer, G.D., Rowe, P.J., 1999. Measurement issues in functional human movement. In: Durward, B.R., Baer, G.D., Rowe, P.J. (Eds.), Functional human movement. Measurement and analysis. Butterworth-Heinemann, Oxford, pp. 1–12.

Duncan, P.W., Wallace, D., Lai, S.M., et al., 1999. The Stroke Impact Scale version 2.0. Evaluation of reliability, validity, and sensitivity to change. Stroke 30, 2131–2140.

Duncan, P.W., Lai, S.M., Keighly, J., 2000. Defining post-stroke recovery: implications for design and interpretation of drug trials. Neuropharmacology 39, 835–841.

Duncan, P.W., Wallace, D., Studenski, S., et al., 2001. Conceptualization of a new stroke-specific outcome measure: the stroke impact scale. Top. Stroke Rehabil. 8, 19–33.

Duncan, P.W., Bode, R.K., Lai, M.S., et al., 2003a. Rasch analysis of a new stroke-specific outcome scale: the Stroke Impact Scale. Arch. Phys. Med. Rehabil. 84, 950–963.

Duncan, P.W., Lai, M.S., Bode, R.K., et al., 2003b. Stroke Impact Scale-16: a brief assessment of physical function. Neurology 60, 291–296.

Duncan, P.W., Sullivan, K.J., Behrman, A.L., et al., 2007. Protocol for the Locomotor Experience Applied Post-stroke (LEAPS) trial: a randomized controlled trial. BMC Neurol. 7, 39.

Eng, J.J., Chu, K.S., Dawson, A.S., et al., 2002. Functional walk tests in individuals with stroke: relation to perceived exertion and myocardial exertion. Stroke 33, 756–761.

English, C., Hillier, S.L., 2010. Circuit class therapy for improving mobility after stroke. Cochrane Database Syst. Rev. 7, CD007513. doi:10.1002/14651858.

Fitts, S.S., Guthrie, M.R., 1995. Six-minute walk by people with chronic renal failure: assessment of effort by perceived exertion. Am. J. Phys. Med. Rehabil. 80, 837–858.

Fugl-Meyer, A.R., Jaasko, K., Leyman, I., et al., 1975. The post-stroke hemiplegic patient. 1. A method for evaluation of physical performance. Scand. J. Rehabil. Med. 7, 13–31.

Granger, C.V., Cotter, A.C., Hamilton, B.B., et al., 1993. Functional Assessment Scales: a study of persons after stroke. Arch. Phys. Med. Rehabil. 74, 133–138.

Guyatt, G.H., Sullivan, M.J., Thompson, P.J., et al., 1985. The 6-minute walk: a new measure of exercise capacity in patients with chronic heart failure. Can. Med. Assoc. J. 132, 919–923.

Heller, A., Wade, D.T., Wood, V.A., et al., 1987. Arm function after stroke: measurement and recovery over the first three months. J. Neurol. Neurosurg. Psychiatry 50, 714–719.

Holden, M.K., Gill, K.M., Magliozzi, M.R., et al., 1984. Clinical gait assessment in the neurologically impaired. Reliability and meaningfulness. Phys. Ther. 64, 35–40.

Holden, M.K., Gill, K.M., Magliozzi, M.R., 1986. Gait assessment for neurologically impaired patients. Standards for outcome assessment. Phys. Ther. 66, 1530–1539.

Ivey, F.M., Ryan, S.A., Hafer-Macko, C.E., et al., 2011. Stroke. In: Saxton, J.M. (Ed.), Exercise and chronic disease. An evidence-based approach. Taylor & Francis, London, pp. 56–91.

King, R.B., Shade-Zeldow, Y., Carlson, C.E., et al., 2002. Adaptation to stroke: a longitudinal study of depressive symptoms, physical health, and coping process. Top. Stroke Rehabil. 9, 46–66.

Kondraske, G.V., 1989. Measurement science concepts and computerized methodology in the assessment of human performance. In: Munsat, T.L. (Ed.), Quantification of neurologic deficit. Butterworths, Stoneham, pp. 33–48.

Law, M., Baptiste, S., Carswell, A., et al., 1998. Canadian occupational performance measure. CAOT Publications, Ottawa.

Lawler, J., Dowswell, G., Hearn, J., et al., 1999. Recovering from stroke: a qualitative investigation of the role of goal setting in late stroke recovery. J. Adv. Nurs. 30, 401–409.

Lord, S.E., Rochester, L., 2005. Measurement of community ambulation after stroke: current status and future developments. Stroke 36, 1457–1461.

Mahoney, F.I., Barthel, D.W., 1965. Functional evaluation: the Barthel Index. Md. State Med. J. 14, 61–65.

Podsiadlo, D., Richardson, S., 1991. The Timed 'Up & Go': A test of basic functional mobility for frail elderly persons. J. Am. Geriatr. Soc. 39, 142–148.

Price, C.I.M., Curless, R.H., Rodgers, H., 1999. Can stroke patients use visual analogue scales? Stroke 30, 1357–1361.

Reed, M., Harrington, R., Duggan, A., et al., 2010. Meeting stroke survivors' perceived needs: a qualitative study of a community-based exercise and education scheme. Clin. Rehabil. 24, 16–25.

Richards, L., 2005. Handling qualitative data: a

practical guide. Sage Publications, London.
Rimmer, J.H., Wang, E., Smith, D., 2008. Barriers associated with exercise and community access for individuals with stroke. J. Rehabil. Res. Dev. 45, 315–322.
Salter, K., Jutai, J., Zettler, L., et al., 2010. Outcome measures. EBRSR: Evidence-Based Review of Stroke Rehabilitation. Available online at: http://www.ebrsr.com/ (accessed 07.09.2011).
Saunders, D.H., Greig, C.A., Mead, G.E., Young, A., 2009. Physical fitness training for stroke patients. Cochrane Database Syst. Rev. 4, CD003316. doi:10.1002/14651858.
Sharma, H., Bulley, C., van Wijck, F., 2011. Experiences of an exercise referral scheme from the perspective of people with chronic stroke: a qualitative study. Physiotherapy doi:org/10.1016/j.physio.2011.05.004.
Steffen, T.M., Hacker, T.A., Mollinger, L., 2002. Age- and gender-related test performance in community-dwelling elderly people: Six-Minute Walk Test, Berg Balance Scale, Timed Up & Go Test, and gait speeds. Phys. Ther. 82, 128–137.
Tinetti, M.E., Williams, T.F., Mayewski, R., 1986. Fall risk index for elderly patients based on number of chronic disabilities. Am. J. Med. 80, 429–434.
Turner-Stokes, L., 2009. Goal attainment scaling (GAS) in rehabilitation: a practical guide. Clin. Rehabil. 23, 362–370.
van Vliet, P.M., Sheridan, M.R., 2007. Coordination between reaching and grasping in patients with hemiparesis and normal subjects. Arch. Phys. Med. Rehabil. 88, 1325–1331.
Wade, D.T., 1992. Measurement in neurological rehabilitation. Oxford University Press, Oxford.
Ware Jr., J.E., Sherbourne, C.D., 1992. The MOS 36-item short-form health survey (SF36) I: Conceptual framework and item selection. Med. Care 30, 473–483.
Wiles, R., Demain, S., Robison, J., et al., 2008. Exercise on prescription schemes for stroke patients post-discharge from physiotherapy. Disabil. Rehabil. 30,
Willenheimer, R., Erhardt, L., 2000. Value of 6-min-walk test for assessment of severity and prognosis of heart failure. Lancet 355, 515–516.
World Health Organization (WHO), 2001. International Classification of Functioning, Disability and Health. Available online at: http://www3.who.int/icf/intros/ICF-Eng-Intro.pdf (accessed 08.09.2011).
Zigmond, A.S., Snaith, R.P., 1983. The Hospital Anxiety Depression Scale. Acta. Psychiatr. Scand. 67, 361–370.

제 4 부

뇌졸중 이후 운동 : 서비스 설계 및 지침

EXERCISE AFTER STROKE: SERVICE DESIGN AND GUIDELINES

주요 목차

뇌졸중 이후 운동 서비스 설계의 모델

12

Models of Exercise after Stroke service design

목 차

서론 / INTRODUCTION

이전 장에서 우리는 뇌졸중 생존자들을 위한 운동과 피트니스 훈련 프로그램의 설계, 수행과 평가를 상세히 열거하였다. 이 책의 마지막 부분에서는 더 넓은 관점을 가질 것이다. 이 장은 뇌졸중 이후 제공하는 운동과 이러한 서비스의 실행과 관련하여 핵심 질문들을 다루는 현존하는 다른 모델들을 알아볼 것이다. 다음과 마지막 장은 뇌졸중 이후 지역사회에 기초한 운동 서비스를 위한 현재 최고의 실행 지침을 제시할 것이다. 이번 장의 내용은 스코틀랜드에서 뇌졸중 이후 존재하는 운동 서비스의 조사에 근거(Best 등. 2011)를 하고, 우리가 아는 바 이는 현재 영국에서 뇌졸중 이후 운동을 위한 서비스 설계의 모델로 가장 자세한 정보의 근원이다. 캐나다에서 피트니스 시설의 조사를 포함한 다른 관련된 국제적인 간행물도 또한 토의될 것이다.

뇌졸중 이후 지역사회 운동 서비스의 존재하는 모델 / EXISTING MODELS OF COMMUNITY EXERCISE AFTER STROKE SERVICES

영국에서 뇌졸중 이후 운동 서비스 제공자와 접촉한 것이 포함된 연구(Best 등. 2011)와 뇌졸중 이후 국제적인 운동의 검토문헌들은 운동에 접근하는 뇌졸중 생존자에 의해 여러 의미들이 있다는 것을 보였다:

- 운동 의뢰 제도
- 심장 재활과 낙상 예방 제도에 의해 조정된 심장 재활
- 뇌졸중-특수한 운동 세션(건강 서비스, 여가 서비스와 뇌졸중 자선 단체들에 의해 운영)
- 다수 질환의 운동 서비스로 즉, 다른 건강 상태의 다양성을 가진 사람들의 집단에 운동을 제공하는 서비스
- 뇌졸중에 특수하게 맞춤되지 않은 유산소 운동을 위한 다른 선택들. 예를 들면, 장애 스포츠 그룹, 장애 수영 세션, 50세 이상 교실, 수중 에어로빅, 개인 트레이너
- 유산소 훈련 요소 없이 다른 선택들. 예를 들면, 태극권, 요가, 필라테스와 뇌졸중에 특수한 앉은 자세에서의 운동

이러한 각각의 선택들은 아래에서 더욱 자세히 토의될 것이다.

운동 의뢰 체계 / EXERCISE REFERRAL SCHEMES

운동 의뢰 체계들(신체 활동 의뢰 체계들이나 처방전에 의한 운동으로 또한 알려져 있다)은 적합하게 자격이 있는 운동 전문가에 의해 설계되고 운동의 개인별 맞춤 프로그램을 위해 일반 의사(일차 관리 의사)나 다른 지명된 건강관리 전문가가 환자를 의뢰할 수 있는 여러 기관을 포함한 서비스이다(보건부 2001).

운동 의뢰는 전체 인구 내에서 높은 수준의 신체적 비활동이나 앉아서만 생활하는 행동을 하는 것을 방지하기 위해서 설계되어 졌다. 운동 의뢰 체계에 의뢰된 사람들은 더욱 능동적으로 되기 위하여 운동 관리 전문가로부터 단지 충고나 언급 이상에 것, 예를 들면, 정서적 지지

와 그들의 요구와 선호에 맞게 맞춤되어진 운동의 프로그램들을 필요로 한다.

운동 의뢰 체계는 건강과 여가 서비스들 사이의 구조적 연결로 다음과 같은 것을 보장한다:

- 운동 전문가는 적절한 자격과 자원들을 가지고 있다.
- 운동 전문가는 적절한 의학적 의뢰 정보를 받는다.
- 참여자는 의뢰되기 전에 건강 전문가에 의해 운동을 위한 위험 평가를 받는다.

2001년도 영국 보건부는 서비스 수행의 이러한 표준들을 확인하기 위한 운동 의뢰 체계를 위한 질적인 면을 확인하는 체계를 출판하였다.

운동 의뢰 체계는 지역적으로 구성되고 그러므로 국소 환경에 따라 다른 특성들을 가진다(예를 들면, 의뢰 루투, 포함 기준). 이러한 이유로 영국에서 운동 의뢰 체계는 다음과 같은 면에서 매우 다양하다:

- **목표 집단**: 이들은 주로 앉아서 생활하고 경제적으로 궁핍하고 건강 상태나 미래 건강 문제의 위험이 있다고 확인되어진 사람들로서 정의된다.
- 중재의 기간
- **위치**: 이는 지역의 여가 센터, 수영장이나 실외 등을 포함한다.
- **중재의 형태**: 이는 개인적인 체육관 프로그램, 운동이나 보행 집단이 될 수 있다.
- **후속조치의 양**: 이는 세션에 참여하지 않는 사람들에게 접촉하여 참석 안하는 이유를 확인하거나 결과 측정을 기록한다.

우리는 뇌졸중 생존자들이 이러한 서비스들을 성공적으로 사용하는 것과 좋은 결과를 이룰 것이라는 입증되지 않은 보고를 가지고 있다. 이는 매년 대략 400~500의 뇌졸중 생존자가 영국의 NHS Greater Glasgow와 Clyde 지역에서 수행되는 Live Active 운동 의뢰 체계에 접근한다고 추정된다(Forsyth 2009).

포괄적인 운동 의뢰 체계(뇌졸중 생존자들을 목표로 하는 것이 아닌)는 스칸디나비아(예. Leijon 등. 2009)와 유럽(Schmidt 등. 2008)을 포함한 온 세계에 존재하고 운동을 위한 의뢰의 이론도 또한 미국에서 잘 발달되어 있다(American College of Sports Medicine 2010).

뇌졸중 생존자들을 위한 운동 의뢰 체계를 사용하는 긍적적인 측면은 어디서든지 각 참여자는 그들의 선호하는 운동의 형태에 맞춘 개인 활동 프로그램과 함께 개인의 장벽에 주어진 집중과 더욱 능동적으로 만드는 동기부여를 가질 수 있어 운동의뢰가 매우 개인화된 과정이다. 다른 긍정적인 요소는 포괄적인 운동 의뢰 체계는 좋은 지역사회 침투를 이룰 수 있다: 최근 조사에서 스코틀랜드의 일반의사의 70%는 포괄적인 운동 의뢰 체계로 접근하였다고 조사되었다(Jepson 등. 2010).

그러나 뇌졸중 이후 운동을 위한 모델로 운동 의뢰를 사용하는 데는 몇 가지 제한점이 있다:

- 운동 전문가의 자격. 대부분 운동 전문가들은 영국 내에서 뇌졸중에 국한된 진보된 운동 자격(영국에서 운동 전문가 수준 4 자격의 등록)보다 일반적 자격(영국에서 운동 전문가 수준 3 자격의 등록)인 운동 의뢰 체계에 종사한다. 그러므로, 운동 의뢰 체계에서 운동 전문가의 대부분은 뇌졸중을 가진 사람과 일하는데 요구되는 특별한 자격을 가지고 있지

않다. 뇌졸중 생존자의 질적인 연구에서 뇌졸중 생존자들에 의해 중요하게 고려되는 운동 전문가들 사이에서 뇌졸중에 대해 적절한 지식이 있는 물리치료사와 운동 전문가는 남영국에서 운동 의뢰 체계에 포함되고(Wiles 등. 2008), 뇌졸중에 관해 운동 전문가의 제한된 지식 때문에 물리치료사와 관련되어 단지 적은 신체적으로 손상된 환자들이 서비스에 언급될 수 있다:

- 개인적 운동을 강조. 대부분 운동 의뢰 체계는 그룹 운동 세션을 포함하지 않는다. 그러므로 뇌졸중 생존자들은 유사한 상황에서 다른 사람들과 그룹을 이루어 운동을 하는 사회적 측면을 잃어버릴 수 있다. 동료와 함께 하는 운동 참여로 사회적 지지의 요소는 뇌졸중 이후 운동의 경험의 연구들에서 높은 가치가 있다고 6장에서 설명하였다(예. Carin-Levy 등. 2009, Reed 등. 2010, Sharma 등. 2011),
- 운동 의뢰 체계의 시간 제한적인 면. 운동의뢰 체계들은 주로 개인적인 기초를 가지고 일하며 그러므로 수용력 쟁점은 주로 제한된 시간을 의미한다. 몇몇 뇌졸중 생존자들은 독립적으로 움직일 수 없거나 주류 운동을 할 수 없으므로 그들은 무기한으로 일대일 지지가 계속되어야 하거나 비용 효율적이지 못하고 개인은 구성된 운동을 계속할 수 없다.

심장 재활 / CARDIAC REHABILITATION

심장 재활은 *'심장질환이 있는 환자를 건강 전문가들의 여러 학문 분야에 걸친 팀과 함께 협력하여 최적의 신체적 그리고 정신사회적 건강을 유지하고 이루는데 지지하고 격려하는 과정이다'*(Scottish Intercollegiate Guideline Network Guideline 2002, p.1).

심장질환을 가진 환자를 위한 심장 재활 프로그램들은 지지된 운동과 생활방식 충고가 포함된다. 심장 재활의 과정은 4가지 단계로 나누어지고 급성 병원 치료로 시작하고 지역사회에서 운동과 건강한 생활방식의 장기간 유지로 끝난다. 심장 재활의 중요한 요소는 운동 중재이고 이는 프로그램의 다른 면들과 독립적으로 고려할만한 건강 이득을 가지고 있다고 보여진다(Jolliffe 등. 2001). 무엇보다도 심장 문제를 가진 사람을 위한 호전된 결과들에서 심장 재활의 효율성의 증거는 매우 강하다. 심장 재활 프로그램들은 영국을 거쳐 퍼져나가고 있고 선진국의 나머지와 비록 몇몇 지역들에서는 지역사회에서 장기간 운동 수업 유지에 대한 접근이 제한되더라도 심장 재활 지역사회 운동 세션은 현재 뇌졸중 이후 운동 그룹들보다 넓게 퍼져 있다.

조정된 심장 재활 / Adapted cardiac rehabilitation

캐나다에서 근무하는 Tang과 동료들은 심장 재활이 뇌졸중 생존자들을 포함하도록 조정된 것을 대신하여 제시된 새롭게 발전한 뇌졸중 이후 새로운 지역사회 운동 서비스에 대항하여 주장하였다(Tang 등. 2009). 이를 위한 주장은 다음과 같다:

- 뇌졸중과 심장질환 사이에 고려할만한 동반질환이 있다. 이는 뇌졸중 생존자들의 75% 이상이 심장질환(Roth 1993)을 동반질환으로 갖고, 두 가지 질환들은 변화시킬 수 있는 위험 요소들로 고려할만한 공통부분을 가지고 있다.

• 심장 재활 서비스는 이미 잘 갖추어져 있고 건강 서비스로부터 잘 발달된 의뢰 루트가 있다.

그러나 비록 심장 재활 서비스의 60%가 뇌졸중 생존자들로 수용되었다 할지라도(Tang 등. 2009) 캐나다의 온타리오 지역에서 심장 재활 서비스 연구에서 이 서비스의 참여자 중 단지 5%만 뇌졸중 생존자였다. Tang 등(2010)은 일차 뇌졸중 진단과 심장 진단을 받은 사용자, 일차 심장과 뇌졸중 진단을 받은 생존자, 단지 심장 진단을 받은 사용자의 결과를 비교하였다. 모든 3개의 집단에서 심장 재활 프로그램을 통해 정점 산소 용량이 호전되는 유사한 이득이 있었다.

심장 재활 모델이 뇌졸중 이후 운동 서비스를 발달시키기 위한 사용할 수 있는 두 가지 방법이 있다:

1. 위에서 설명한 것처럼 심장재활 서비스에 존재하는 뇌졸중 생존자들을 포함한다. 하지만 10장에서 설명한 것처럼 뇌졸중에 특수한 조정이 있어야 한다.
2. 견본으로서 심장재활 운동 교실을 사용한다. 예를 들면, 심장 재활의 단계 모델을 기초로 하여 뇌졸중에 특수한 서비스를 설계한다.

뇌졸중에 특수한 서비스를 위한 견본으로서 사용할 심장 재활에서 이송되어야 할 심장재활의 두 가지 핵심 요소가 있다. 첫 번째는 심장 재활은 입원하는 동안 시작하고 운동은 의학적 환경 내에서 첫 번째 노출이 되고 건강관리 전문가에 의해 감독되어 진다. 심장 환자가 지역사회에서 운동을 시작할 때는 참을 수 있는 운동의 기간과 강도에 대해서 알아야 하고, 운동에 대한 신체의 반응에 관해 배웠을 것이다. 두 번째 요소는 심장 재활은 생활방식에 대한 조언과 더욱 전인적인 재활 중재를 포함해야 한다. 스코틀랜드에서 여러 건강 전문가에 의해 운영되는 뇌졸중 이후 운동 서비스는 심장 재활 모델의 몇몇 요소들을 가지고 있다. 비록 운동 프로그램이 특수하게 뇌졸중 생존자를 위해 조정되고 개인에게 맞춤되었더라도 체계 접근은 심장 재활과 유사하다.

• 운동 프로그램은 재활환경에서 수행된다.
• 운동 프로그램은 건강 전문가(물리치료사, 간호사와 보조)에 의해 운영된다.
• 운동 프로그램은 교육적 요소를 포함한다.
• 운동 프로그램은 시간에 한정적이다.
• 운동 프로그램은 위험요소 평가 또는 지역사회 장소에서 운동을 이행함으로써 역할을 한다.

이러한 방법으로 이러한 서비스들은 3 단계의 심장 재활인 *'역사적으로 가져온 교육과 심리학적인 지지와 위험요인에 대한 조언을 함께하는 병원 환경에서 구조화된 운동 프로그램의 형태와 매우 유사하다'* (Scottish Intercollegiate Guidelines Network Guideline 57. 2002. p.1).

이는 다른 건강 서비스 프로그램에서 이미 효과적으로 이행한 모델을 복제한 매우 인색한 해결책이다. 그러나 교육 요소가 독립적으로 뇌졸중 생존자들을 위한 결과 호전에 효과적인지 더 연구적 증거가 필요하다. Harrington 등 (2010)은 뇌졸중 생존자들을 위한 지역사회에 기초한 운동과 교육 중재의 무작위 통제 시험을 실시하였다. 이와 평행적인 질적인 연구(Reed 등. 2010)는 참여자들이 유용한 교육 세션을 찾지 못했다고 나타내었다.

유산소 훈련은 이미 영국의 의학적 지침(Royal college of physicians 2008) 안에 뇌졸중을 위한 재활의 부분으로서 언급되어 입원 환자와 연합하고 통합된 환자 경로로 지역사회 운동 프로그램은 미래 서비스 발달의 최적의 모델인 것처럼 보인다(이 부분은 이 장의 끝부분에서 더 토론할 것이다).

낙상 예방 모델 / FALLS PREVENTION MODEL

심장 재활과 더불어 노인을 위한 운동 중 뇌졸중에 적용할 수 있게 존재하는 모델의 또다른 예는 낙상 예방이다. 뇌졸중 생존자들은 손상당하지 않은 지역사회에 거주하는 노인보다 낙상과 골절을 더욱 당하기 쉽다. 호주에서 시행하고 있는 시도 중에서 Dean 등(2009)은 뇌졸중 생존자들에게 균형과 가동성에 영향을 주는 그룹 운동 프로그램의 효과를 보았다. Batchelor등. (2009)도 또한 운동을 포함한 복합 중재가 지역사회의 뇌졸중 생존자들의 낙상 비율에 미치는 영향을 보았다. 이러한 연구들의 종료가 되면 더 많은 정보를 사용될 수 있지만 낙상 예방을 위한 운동들은 STARTER 시도를 위해 행해졌던 뇌졸중 이후 운동 세션과 통합되어진 것처럼 보인다(Mead 등. 2007).

뇌졸중에 특수한 운동 세션 / STROKE-SPECIFIC EXERCISE SESSIONS

이 글을 작성할 당시 뇌졸중 이후 운동 서비스 실행에 관해 어떻게 실제 상황에서 서비스를 발전시키는가를 설명하는 단지 하나의 연구만이 출판되어 있었다. Stuart 등 (2008)에 의한 연구는 이탈리아의 엠폴리 지역에서 제공된 조정된 신체 활동 프로그램을 설명하였다. 이탈리아는 인구비율에서 노인 인구가 높은 비율을 차지한다(엠폴리 지역에서 65세 이상의 인구는 22%이다). 조정된 신체 활동 프로그램은 요통, 구부정한 자세, 파킨슨 질환, 뇌졸중을 가진 사람들에게 제공하기 위해 발달되었다.

조정된 신체 활동 프로그램 / Adaptive Physical Activity programme

Stuart 등 (2008)은 엠폴리에서 대략 200명의 사람들 중 뇌졸중을 가진 17명을 조정된 신체 활동 서비스에 접근하였다고 보고하였다. 이 세션들은 지역을 거쳐 체육관들에서 수행하였고 프로그램의 이론들을 물리치료사에 의해 훈련받은 운동 전문가에 의해 운영되었다. 참여자들은 일반의에 의해 프로그램에 의뢰되었다. 참여자들은 일주일에 3번씩 운동하였다. 주당 1시간 운동 세션으로 구성된 프로그램은 영국에서 알고 있는 주당 한번 세션을 제공하는 다른 지역사회 프로그램과 비교하여 더욱 정렬적이다. 조정된 신체 활동 프로그램 세션들은 비용을 줄이기 위하여 체육관에서 성수기가 아닌 시기 동안 수행하였다.

프로그램의 조직과 수행 / Organisation and delivery of the programme

조정된 신체 활동 프로그램은 미국과 이탈리아 국립 보건원 공동작업을 통해 발달하였다.

이는 미국 건강관리 전문가와 노화 전문가 사이에 공동작업을 통해 미국의 Maryland 지역에서 이 서비스를 복제하기 위한 계획이었다. 우리의 지식대로 보고되어진 뇌졸중에 특수한 운동 종류의 큰 영역의 수행이다. 중요한 것은 이 프로젝트는 연구 요소도 또한 포함되어 있다.

조정된 신체 활동 프로그램 평가 / Evaluation of the Adaptive Physical Activity programme

Stuart 등(2009)은 조정된 신체활동 프로그램의 비무작위화 통제된 뇌졸중 연구를 보고하였다. 이 연구는 40명의 참여자를 중재군으로 같은 수를 대조군으로 포함하였다. 6개월의 추적후 중재군은 호전되었고 반면 대조군은 보행속도, 균형과 사회적 참여의 측정이 감소되었다. 중재군에서 15명과 대조군에서 13명은 우울증으로 평가되었다(우울증을 위한 Hamilton rating scale이 8 이상). 중재군의 참여자 중 우울증에 들었다가 6개월 이후 추적 결과 호전되었고 (Hamilton scale에서 평균 4.4점 이상 호전), 반면 대조군은 변화가 없었다(점수 변화의 차이가 유의했다 $p<0.03$).

이 연구는 두 가지 모두에서 중요한데, 먼저 존재하는 프로그램이므로 예를 들면, 실제 생활을 구현하였고 또한 장기간 참여의 잠재적 이득이 있다는 것이 보이기 때문에 중요하다. 많은 연구 중재는 12주 정도 지속되고 중재 이후에 이익을 잃은 양을 주목한다(예. Mead 등. 2007). 조정된 신체 활동 프로그램은 참여자가 6개월 동안 운동했던 지속하는 프로그램이다. 대조군은 이 기간 동안 악화되고 반면 중재군은 그렇지 않기 때문에 군간 차이의 양이 나타남으로 매우 흥미롭다.

다른 국가 맥락에서 뇌졸중 이후 운동 서비스 발달 / EXERCISE AFTER STROKE SERVICE DEVELOPMENT IN OTHER NATIONAL CONTEXTS

조정된 신체 활동 프로그램은 지금까지 단지 큰 규모의 뇌졸중 이후 전략상 중요한 운동 실행의 보고서이다. 다른 국가 맥락들(예. 인구에서 노인이 낮은 비율로 되었거나 국가적 조직이 없이 이끈 뇌졸중 이후 운동)로부터 출판된 증거가 없어서 실행 전략의 가장 실용적인 증거는 뇌졸중 이후 운동 서비스가 국소적인 수준에서 어떻게 진화하는지 찾는 것이다. 이러한 서비스들은 대개 지역 상황에 대응하여 조금씩 유행으로 되어 점차 발달된다. 그러나 이를 통해 임상에서 뇌졸중 생존자들에게 실현 가능하고 받아들일 수 있는 뇌졸중에 특수한 운동 모델에 대한 중요한 정보를 제공한다.

뇌졸중 이후 운동 서비스의 조사 / Surveys of Exercise after Stroke services

아는 바 종합적인 연구 문헌의 검색과 인터넷 검색 엔진을 통한 가장 일반적인 검색을 통하여 알아낸 것에서는 뇌졸중 생존자들을 위한 운동 제공을 확인하기 위한 단지 두 개의 체계적 시도가 있었다. 연구 집단에 의한 첫 번째 것은 스코틀랜드에서 뇌졸중 이후 운동 서비스에 대한 조사를 수행한 것이고, 다른 것은 Fullerton 등(2008)에 의한 것으로 캐나다에 Greater Toronto에서 뇌졸중 생존자를 위한 피트니스 훈련의 조사이다. 이 둘 연구 모두 매우 낮은 수준의 뇌졸중 서비스 이후 운동 실행이 있었다. 이 두 연구 모두 뇌졸중 생존자를 위한 운동의 대부분이 비영리 단체(자선 단체, 제 3단체)에 의해 운영되었다.

우리의 조사로부터 우리는 뇌졸중 이후 운동 서비스는 기관을 이끄는 것에 기초하여 예를 들면, 자선 단체, 여가 서비스, 또는 건강 서비스에 의해 운영되는지에 따라서 상당히 다양하였다는 것을 알 수 있었다. 우리는 뇌졸중 이후 운동을 하는 그룹들은 사적 기관에 의해서 운영되는 것은 없다는 것도 알 수 있었다. 스코틀랜드에서 자선 단체, 여가 서비스, 건강 서비스를 통해 운영되는 뇌졸중 이후 운동 서비스의 특성들은 아래와 같이 서술하고 있다.

자선 단체에서 이끄는 뇌졸중 이후 운동 서비스
/ Charity-led Exercise after Stroke services

- 서비스는 시간-제한적이 아니다. 예를 들면, 뇌졸중 생존자들은 그들이 원하는 대로 장기간 동안 계속 참석할 수 있고, 몇몇 예에서는 뇌졸중 생존자들은 뇌졸중 이후 서비스를 13년 동안이나 참석하였다고 한다.
- 주안점은 상호간 사회적 지지에 둔다. 서비스 발달은 구성원들의 소망에 의해 만들어진다(예. 구성원들이 뇌졸중 생존자들의 피트니스를 위해 일하기 원하면 그룹은 이와 같은 일들이 가능하게 하는 방법들을 찾는다).
- 의뢰와 평가 과정들은 최소로 줄어든다.
- 평가 방법들은 대체로 격식에 얽매이지 않는다. 예를 들면, 표준화된 도구를 사용하지 않고 결과 측정을 하지 않는다. 이는 과거력과 가장 우선인 뇌졸중 생존자를 운동에 접근하도록 힘을 돋우는 이 그룹의 목적에 맞추어 조정한다.
- 세션들은 자발적 기초(무보수)나 시간당 보수를 기초로 운동전문가들이나 물리치료사에 의해 이끌어진다.
- 세션들은 지역사회 홀, 대학 또는 레저 센터에서 수행한다.

스코틀랜드에서 뇌졸중 이후 운동 서비스 여가 센터
/ Leisure centre Exercise after Stroke services in Scotland

- 세션들은 뇌졸중 생존자를 위한 운동을 설계하고 조정하고 수행하는 앞선 자격을 지닌 운동 전문가에 의해 이끌어진다. 운동 전문가는 레져 서비스에 의해 고용되어진다.
- 최소의 허가 기준과 제외 기준. 참여자는 또한 단지 최소의 결과 평가를 겪는다. 예를 들면, 가급적 다른 사람들과 가까이 레저센터에서 뇌졸중 생존자가 운동하는 경험을 만들기 위하여 여기에서는 뇌졸중 생존자 그룹을 위한 운동을 정상화(de-medicalise)하기 위한 서비스의 공식화된 목적에 맞추어 조정한다.
- 서비스는 시간에 제한적이지 않다.
- 지역사회 물리치료 팀과 함께 가까운 실천 관계. 비록 물리치료사는 이러한 세션들을 수행하는데 포함되지는 않지만 그들은 운동 전문가에게 수행 훈련과 특수한 조언을 하는데 크게 포함이 된다.
- 세션들은 레저 센터에서 수행한다.

스코틀랜드에서 뇌졸중 이후 운동 서비스들을 제공하기 위한 건강 서비스 / Health services providing Exercise after Stroke services in Scotland

- 서비스는 시간 제한적이다.
- 세션들은 모두 건강관리 전문가들과 보조에 의해서 이끌어진다.
- 특수한 건강관리 전문가에 의해 운동 전 스크리닝을 위한 명백한 프로토콜이 있다.
- 표준화된 평가 측정이 참여 전 스크리닝을 위해 또는 호전을 측정하기 위해 사용된다.
- 세션들은 건강 관리 장소에서 실시한다.

위에서 비교를 통해 보았듯이 이끄는 기관이 명백하게 뇌졸중 이후 운동 서비스의 구조와 과정에 영향을 준다.

다중 질병 서비스 / MULTI-PATHOLOGY SERVICES

스코틀랜드 두 개의 지역에서 찾은 우리의 조사는 포괄적이고, 기능적으로 배열되었으며, 세션들을 가지고 있는 다중 질병 서비스들은 뇌졸중 생존자들을 수용할 수 있도록 고안되었다. 다중 질병 서비스는 다양한 건강 상태의(예. 심장질환, 폐질환, 파킨슨 병, 다발성 경화증과 뇌졸중) 사람들을 위해 운동 세션을 제공했다. 운동 세션들은 건강 상태보다는 운동성과 심혈관계 피트니스의 수준에 따라 배열되었다. 뇌졸중에 특수한 서비스들은 한 방에서 주당 한 세션을 수행하였지만, 다중 질병 서비스는 그들의 구역에서 많은 방을 통한 세션을 제공하고 주당 하루 이상 실시하므로 포괄적이라고 설명되어진다.

두 가지 다중 질병 서비스들은 그들의 평가와 의뢰 과정에서 상당히 두드러지게 다양했다. 한 서비스는 요구되는 의뢰 정보의 양을 최소화하고 변형된 Physical Activity Readiness Questionnaire에 기초하여 자기 의뢰 기전을 향하여 이동하는 것을 목적으로 한다(Canadian Society for Exercise Physiology 2002). 이는 가급적이면 여가 센터를 사용해본 경험과 유사하게 운동 접근의 과정을 만들기 위한 것이고, 이러한 서비스들에 대한 접근을 촉진시키기 위한 것이다. 이 글을 쓰는 시점에서 참여자들은 이 서비스에 의뢰되지 않았지만 개개인의 운동 프로그램을 맞추기 위하여 운동 전문가에 의해 요구되는 의학적 그리고 기능적 상태에 대한 정보를 참여자에게 주는 물리치료사에 의해 방향이 제시되었다. 그러나 다른 서비스는 단지 급성 관리 건강 전문가로부터 의뢰만이 받아지고 상태에 특수한 의뢰와 평가 과정을 위한 준비가 되어있다.

이러한 서비스들이 다중 질병을 대상으로 하기로 선택된 이유는 역사적으로 15년 전부터 심장 재활을 시작하였고 레저 센터들은 건강 상태의 수가 증가하여 상태에 특수한 운동 반들을 제공하도록 요청이 있었다. 이는 다발성 경화증, 만성 폐쇄성 폐질환, 파킨슨 질환, 그리고 많은 다른 상태들을 위해 개별의 반들을 운영하였다. 왜 상태에 특수한 반들이 이 지역에서 그만두게 되었는지에 대한 3가지 주요 원인들이 있다.

- 상태에 특수한 교실의 참석하는 사람의 수가 매우 적어 수업료로 운동 전문가의 시간에 대한 비용을 충당하기에 충분하지 않았다. 같은 지역 내에서 몇몇 교실에선 예를 들면, 심장 재활 세션에서는 자주 사람들이 가득 찼다.

- 참여자는 단지 하나의 건강 상태와 함께 오지 않았다. 많은 사람들이 동반질환을 가지고 있어 상태 특수한 교실의 모델에 적합하지 않았다.
- 레저 센터는 실현가능한 것보다 더욱 상태에 특수한 교실을 제공하는 것이 요청되었다.

이러한 경우들의 해결책은 반들을 하나의 단일 다중 질병 서비스로 합쳐서 여러 범위의 건강 상태에 사람들에게 서비스를 제공하는 것이다. 이는 건강과 여가 서비스들 사이에 동업이 포함되었다. 뇌졸중에 특수한 서비스는 지역 물리치료 팀과 Stroke Managed Clinical Network의 직원들과 친밀하게 일할지라도 공동으로 자금을 받거나 관리되지 않는다. Managed Clinical Networks는 건강 전문가의 그룹과 일차, 이차 그리고 삼차 관리 조직이 연결되어 있고, 조화된 방법으로 일하고 존재하는 전문가와 경계들에 의해 자유롭고, 높은 질의 의학적으로 효과적인 서비스들의 공정한 제공을 확인한다(보건부 1999). 다중 질병 서비스 둘 다 공동으로 서비스 코디네이터 지위로 자금을 받는다.

다중 질병 서비스들 둘 다를 위해 세션의 내용을 고안하는 것은 세션의 내용에 동의를 하기 위해 운동 전문가들과 레저 관리인들과 함께 모든 관련된 건상 상태를 포함해서 특수 물리치료사가 하는 복잡한 과정이었다. 이는 중재를 조종하고 고안하는 시간이 소요된다. 이 세션들을 진행하는 운동 전문가는 훈련을 진행시키고 예를 들면, 심장 재활이나 자세 안정성, 그리고 운동 프로그램을 위한 상태에 특수한 고려사항에서 지역 물리치료 팀으로부터 손쉽게 접목할 수 있는 부가적인 훈련을 받는다.

다중 질병 운동 서비스의 긍정적인 면들은 다음과 같다:

- 실용적이다. 즉, 제공하도록 요청된 특수한 반의 수업을 운영하기 위해 여가 센터가 적합하지 않는다면, 뇌졸중 이후 운동 서비스들이 제공될 수 있다는 것을 보장하기 위한 방법이다.
- 경제적으로 지속가능한 잠재성이 있다. 한 서비스에서 참가자들은 세션에 참여하기 위한 비용을 내고 서비스는 단계를 통한 졸업한 운동 전문가/참여자 비율에 의해 경제적으로 지속가능한 목적이 있다. 이는 덜 기능적으로 손상된 참여자들을 위한 반들은 참여자/운동 전문가 비율이 높고 더욱 기능적으로 제한이 있는 참여자들을 위한 세션은 낮은 참여자/운동 전문가 비율을 나타낸다.
- 다른 건강 상태들과 함께 그룹들이 혼합되어 있고, 뇌졸중 생존자들은 뇌졸중을 가진 사실에 의해 그들의 삶에 나머지로 정의된 것을 얻지 못한다는 결과가 동반된다. 이는 장기간 참여를 지지하는 상태 특수한 반에서 일어날 수 있다.

뇌졸중에 특수하게 조정되지 않은 유산소 운동을 위한 다른 선택 / OTHER OPTIONS FOR AEROBIC EXERCISE NOT SPECIFICALLY ADAPTED TO STROKE

스코틀랜드 조사연구에서 뇌졸중 생존자들은 뇌졸중 생존자들의 요구에 특수하게 조정되지 않은 운동의 종류에 접근하였던 것을 발견하였다. 응답자는 뇌졸중 생존자들이 50대 이상의 교실로 수중 에어로빅, 장애 스포츠 그룹과 장애 수영 세션을 사용하였다고 말해주었다.

표 12.1 스코틀랜드 조사연구를 통해 확인된 뇌졸중 이후 지역사회에 기초한 운동을 위한 다른 서비스 모델의 개관

모델	운동 전문가	코디네이터	장소	참여비
자선 1	Voluntary	Existing – 자선	Existing – 다양함	없음
자선 2	Service	Voluntary	Existing – LA	있음
지역 당국 여가 서비스	Service	Service/Existing– LA	Existing – LA	있음
다중 질병 서비스	Service	Health와 LA	Existing – LA	있음 (첫 10주 동안은 무료)
건강 서비스	Existing – health	Existing – health	Existing – health	없음

Voluntary: 누군가 무료로 자원 봉사로 하는 것.
Existing: 서비스는 존재하는 자원들을 사용하는 것.
LA: 지역 당국, 지역 정부가 이 요소를 제공한다.
Health: 건강 서비스는 이 요소를 지불한다.
Service: 새로운 직위가 뇌졸중 이후 운동 서비스와 함께 연합된다.
자료는 Best 등 (2011)으로 부터 요약되었다.

우리는 뇌졸중에 특수하게 조정되지 않은 이러한 세션들이 호전된 피트니스를 이끌거나 뇌졸중 이후 문제(예. 증가된 긴장도, 어깨 아탈구)들을 관리하는 면에서 안전한지에 대해서는 알 수가 없고 이 영역에 대한 추후 연구가 요구된다.

유산소 훈련 요소 없이 다른 선택 / OTHER OPTIONS WITHOUT AN AEROBIC TRAINING COMPONENT

우리는 뇌졸중 생존자가 태극권, 요가와 필라테스 반들에 접근한 조사를 통해서 들을 수 있었다. 뇌졸중에게 태극권과 요가의 적응에 관한 연구 증거는 매우 적었다. 매우 작은 연구들에서 몇몇은 태극권이 잠재적으로 이득(예. Hart 등. 2004)이 있다는 증거들을 찾았고, 태극권은 특수하게 균형 능력에 이득(예. Au-Yeung 등. 2009)이 있었지만, 이는 방법적으로 더욱 크고 건강한 시도를 통해 더 연구가 요구된다.

재정의 지원 / FINANCIAL SUPPORT

뇌졸중 이후 운동 서비스의 조사 연구의 수행은 개인과 건강 서비스, 지역 당국 여가 서비스와 스코틀랜드를 통한 뇌졸중 자선 단체의 개인과 접촉이 포함되어 있었다. 표 12.1은 스코틀랜드에서 현재 고용되어 있는 자금의 모델을 보여준다.

가치를 강조하는 결과로 자선 단체 형태 2 서비스는 스코틀랜드의 두 지역에서 10년 이상 운영되고 있다. 그러므로 이 모델은 지속 가능한 것처럼 보이지만 서비스는 자원봉사를 기초로 그들의 에너지와 함께 뇌졸중 생존자들을 위해 일하므로 조직화되고 이러한 서비스들의 헌신이 그들을 운영을 유지하는데 결정적이다. 이는 국가 서비스로 복제할 수 있는지는 불확실하다.

뇌졸중 서비스 이후 운동의 실행과 관련된 핵심 질문들 / KEY QUESTIONS REGARDING THE IMPLEMENTATION OF EXERCISE AFTER STROKE SERVICES

뇌졸중 이후 운동 서비스들을 제공하는 다른 모델의 토의는 뇌졸중 후 운동의 적절한 실행과 관련하여 몇 개의 질문들을 강조한다. 이들은:

- 새로운 모델들이나 존재하는 견본들이 사용되었나?
- 다중 질병 반보다 뇌졸중에 특수한 반들이 사용되었나?
- 좋은 어떤 활동들이 있는가?
- 어떤 구조들이 뇌졸중 이후 운동 서비스를 발달시키는데 포함되는가?
- 어떻게 접근, 순수 가치와 질적인 확인을 보장할 수 있는가?

이러한 질문들은 아래에서 대답할 것이다.

새로운 모델들이나 존재하는 견본? / NEW MODELS OR EXISTING TEMPLATES?

질문은 뇌졸중에게 조정되어 적용하는 프로그램(심장 재활이나 낙상 예방)이나 뇌졸중에 특수하게 발달된 새로운 프로그램이 있는지 여부이다. 언뜻 보기에는 존재하는 사회기반 시설(예를 들면, 의뢰 루트), 과정들(예를 들면, 위험요소 평가, 계층화와 관리)과 운영되는 운동 서비스에 관한 건강과 여가 서비스 모두에 대한 경험을 기반으로 하면 이치가 맞다. 뇌졸중에 특수한 서비스에서 심장 재활 견본의 어떠한 요소들의 적용은 이익이 분명하다고 이 장의 초반부에서 설명했다(예. 끊임없이 제공되는 생각이지만 등급화된 입원에서부터 지역사회 서비스). 그러나 우리는 뇌졸중 생존자들은 뇌졸중에 특수한 운동 서비스가 아래에서 제시한 이유들로 인해 제공되어야 한다고 언급했다.

첫 번째, 뇌졸중 이후 운동을 위한 증거는 뇌졸중 생존자들의 특수한 요구에 의해 조정된 중재를 제공해야 하는 시도에 기초로 한다. 운동의 심장 재활 모델은 효과적인지 아닌지에 대해 알려져 있지 않다(비록 적어도 한번 지속되는 시도를 검사했지만).

두 번째, 뇌졸중 생존자들은 주로 넓음 범위의 장기간 뇌졸중 후 문제를 남기고 있고 이는 많은 사람들이 급성 관상동맥의 사건에서 생존함으로써 겪는 것과는 매우 다르다. 3장에서 언급한 것처럼 이러한 문제들은 인지, 수행이나 감각 손상, 조화운동 어려움뿐만 아니라 통증과 관절 불안정과 같은 숨겨진 손상들을 포함하여 다양하고 복잡한 신경학적 문제들을 포함할 수 있다. 이는 운동 전문가와 참여자의 비율을 포함한 운동의 현실적인 수행 결과일 수 있다.

세 번째, 영국에서 피트니스 구역은 뇌졸중 생존자와 함께 일하는 운동 전문가의 훈련을 위해 국가직무능력표준을 발달시켜 왔다. 이는 또한 전문가 보험을 입증하기 위한 요구사항이다. 이는 심장재활에서 일하는 사람의 자질과는 다르다.

마지막으로 중요한 것은 뇌졸중 생존자 자신들은 6장에서 설명한 것처럼 동료집단과 운동으로부터 심리사회적 이득을 얻을 수 있다고 나타내고 있다.

그러나, 뇌졸중에 특수한 운동 서비스의 부재는 10장에서 설명했던 심장 재활이나 뇌졸중에 특수한 훈련을 수행하기 위한 낙상 예방, 존재하는 운동 의뢰 체계, 적절한 운동전 스크리닝과 평가를 적용하는 것을 사용하기 위해 일하는 운동 전문가를 위한 기금을 확인하는 것이 타당하게 되었다. 그러나 우리는 일시적인 측정으로서 이를 알아보았다.

영국에서 사용하는 운동 의뢰의 견본은 또한 선택적으로 사용된다. 운동 의뢰는 일차 관리를 통하여 구성되었다는 사실이 적절한 건강 전문가의 평가를 요구하는 운동 의뢰의 영국 지침과 딱 맞음으로서 강점이다(보건부 2001). 그러나 운동 의뢰 체계들은 일반적으로 개인을 위해 맞춤된 프로그램을 발달시키는 운동 전문가를 포함한다. 이 프로그램은 뇌졸중 생존자에 의해 독립적으로 수행되고 몇 주 이후에 운동 전문가에 의해 개선사항이 재검토된다(Wiles 등. 2008). 감독 없이 운동을 수행할 수 없는 사람들을 위해 지속적인 일대일 지지는 단지 선택사항이여서 큰 범위의 실행을 위해서는 지속가능하지는 않을 것 같다.

뇌졸중에 특수한 것인지 또는 다중 질병인지? / STROKE-SPECIFIC OR MULTI-PATHOLOGY?

다중 질병 서비스는 뇌졸중 생존자를 포함하여 설계되고 전혀 조정되지 않은 운동보다 뇌졸중 생존자들이 이러한 그룹에 접근하기 더 좋다. 그러나 위에서 토의된 이유들로 인해 이상적인 것은 그룹에서 뇌졸중 생존자들 운동이 그들의 요구에 따라 특수하게 설계되고 뇌졸중 자격이 있는 전문가 강사에 의해 인도되는 것이나.

좋은 어떠한 활동? / IS ANY ACTIVITY A GOOD THING?

몇몇 뇌졸중 생존자들이 가능한 선택들은 4장에서 논의된 것처럼(예. 태극권이나 필라테스) 뇌졸중 이후 운동을 위한 증거를 기초로 하지 않고 있다. 이러한 경우, 우리는 서비스 의뢰와 발달이 현재 최고의 질을 가진 연구 증거와 가능하면 가깝게 기초로 하고 안전이나 효율성의 증거가 없는 운동 선택을 뇌졸중 생존자에게 향하는 것은 피한다.

여러 분야가 관련된 운용 / INTERDISCIPLINARY WORKING

우리의 조사는 뇌졸중 이후 운동의 가장 좋은 서비스는 스코틀랜드에서 자선단체에 의해 운영되는 것이고, 캐나다에 Greater Toronto에서도 같이 적용된다. 영국에서는 국가 뇌졸중 자선단체가 선두의 기관들로 큰 범위의 뇌졸중에 특수한 서비스를 제공할 수 있다. 우리의 조사와 서비스제공자와의 접촉은 뇌졸중 이후 운동 서비스를 수행하는 것이 여러 분야가 밀접하게 관련되어 있는 것을 제공한다; 최적의 수행을 위한 이상적 모델은 건강, 여가 서비스와 뇌졸중 자선단체 사이의 관계가 되어야 한다.

접근, 순수 가치, 질과 비용 효율의 보장 / ENSURING ACCESS, EQUITY, QUALITY AND COST-EFFECTIVENESS

우리가 이전 장들에서 본 것처럼 뇌졸중 후 운동은 명백히 생리학적, 기능적, 그리고 심리사회적 이득을 가진 것으로 보이고 잠재적으로 장기간 건강 관리 비용을 줄이기 위한 것이다. 이 글을 쓰고 있는 시점에 미국, 캐나다, 호주와 유럽에서 뇌졸중 이후 발달된 운동에 대한 관심이 증가하고 있다. 국가 정책 수행과 의학적 지침에서 뇌졸중 이후 운동을 위한 언급의 포함(예. Royal College of Physicians 2008, Scottish Government 2009, Scottish Intercollegiate Guidelines Network 2008, 2010)은 여러 나라들을 걸쳐 뇌졸중 이후 운동 서비스의 발달을 추진할 것으로 예상한다(Mead & Nernhardt 2011).

그러므로, 뇌졸중 생존자들이 그들의 요구에 맞춘 운동 프로그램에 참여하고, 이러한 서비스들이 충분한 수와 공평한 공급으로 참여가능하고, 그들의 서비스가 안전하고 현재의 최상의 질적 증거를 확보한 것이 포함되어 있는지를 확인하는 질적인 보증 방법을 포함하는지 보장하기 위한 국가 전략들을 발달시키기 위해서 요구되는 많은 양의 일이 수행될 필요가 있다.

위에서 많은 더욱 구체적인 질문들을 남긴 뇌졸중 이후 다양한 운동 서비스 모델들의 토의는 미래 서비스 발달을 위해 최상인 방향에 대해 열려있다. 존재하는 서비스와 출판된 연구 근거에 대한 우리의 최근 조사에 기초하여 주어진 최첨단의 연구와 실행으로 가능한 한 이러한 질문들에 답하기 위해 우리는 뇌졸중 이후 운동 서비스의 발달에 대한 최상의 수행을 위한 지침서를 발달시켰다. 이러한 지침들의 개요는 이 책의 다음과 마지막 장에서 주어질 것이다.

요점 / SUMMARY POINTS

- 현재 영국, 유럽과 북아메리카에서 뇌졸중 생존자들을 위한 지역사회 운동 프로그램(뇌졸중을 위해 맞춤되고 설계된)의 전문가는 몇 명 없다.
- 전문가 프로그램을 획득할 수 없는 곳에서 뇌졸중 생존자들은 현재 운동을 위한 다른 선택들에 접근한다. 예를 들면, 운동 의뢰 체계, 심장 재활 운동 세션, 50세 이상 교실, 수중 에어로빅, 태극권과 요가반.
- 심장 재활, 낙상 예방과 운동 의뢰와 같은 존재하는 프로그램들은 서비스 설계를 위하여 중요한 견본을 제공한다; 그러나, 뇌졸중에게 특수하게 맞춤되어지고 이 영역에서 진보된 자질을 가진 운동 전문가에 의해 수행되고 개인에게 맞춤되어진 뇌졸중 생존자들을 위한 필수적인 운동 프로그램이어야 하는 것에는 수많은 이유들이 있다(숨겨진 뇌졸중의 인지 후유증들이 주로 포함).
- 미국, 캐나다, 호주와 유럽에서 뇌졸중 이후 운동 서비스들의 발달에 관심이 증가되고 있다. 뇌졸중 생존자가 안전하고 질이 보장되고 공평하고 접근 가능하고 근거에 기초한 운동 프로그램에 접근하는 것을 보장하기 위한 미래의 일은 연구, 국가 전략의 발달과 건강 관리와 지역사회 설정을 통해 요구된다.

참고문헌 / References

American College of Sports Medicine, 2010. Guidelines for exercise testing and prescription, eighth ed. Lippincott Williams & Wilkins, Philadelphia, PA.

Au-Yeung, S.S., Hui-Chan, C.W., Tang, J.C., et al., 2009. Short-form Tai Chi improves standing balance of people with chronic stroke. Neurorehabil. Neural Repair 23, 515–522.

Batchelor, F.A., Hill, K.D., Mackintosh, S.F., et al., 2009. The FLASSH study: protocol for a randomised controlled trial evaluating falls prevention after stroke and two sub-studies. BMC Neurol. 9, 14.

Best, C., van Wijck, F., Dennis, J., et al., 2011. A survey of community exercise programmes for stroke survivors in Scotland. Health & Social Care in the Community. Available online at: http://onlinelibrary.wiley.com/doi/10.1111/j.1365-2524.2011.01043.x/abstract.

Carin-Levy, G., Kendall, M., Young, A., et al., 2009. The psychosocial effects of exercise and relaxation classes for persons surviving a stroke. Can. J. Occup. Ther. 76, 73–76.

Canadian Society for Exercise Physiology, 2002. Physical activity readiness questionnaire. CSEP, Ontario.

Dean, C.M., Rissel, C., Sharkey, M., et al., 2009. Exercise intervention to prevent falls and enhance mobility in community dwellers after stroke: a protocol for a randomised controlled trial. BMC Neurol. 9, 38.

Department of Health, 1999. Introduction of managed clinical networks within the NHS in Scotland. Scottish Executive, Edinburgh. Available online at: http://www.sehd.scot.nhs.uk/mels/1999_10.htm (accessed 07.09.2011).

Department of Health, 2001. National quality assurance framework for exercise referral systems. Department of Health, London.

Forsyth, R., 2009. Glasgow Life. Personal communication.

Fullerton, A., Macdonald, M., Brown, A., et al., 2008. Survey of fitness facilities for individuals post-stroke in the Greater Toronto Area. Appl. Physiol. Nutr. Metab. 33, 713–719.

Harrington, R., Taylor, G., Hollinghurst, S., et al., 2010. A community-based exercise and education scheme for stroke survivors: a randomized controlled trial and economic evaluation. Clin. Rehabil. 24, 3–15.

Hart, J., Kanner, H., Gilboa-Mayo, R., et al., 2004. Tai Chi Chuan practice in community-dwelling persons after stroke. Int. J. Rehabil. Res. 27, 303–304.

Jepson, R., Robertson, R., Doi, L., 2010. Audit of exercise referral scheme activity in Scotland. NHS Health Scotland, Edinburgh.

Jolliffe, J., Rees, K., Taylor, R.R.S., et al., 2001. Exercise-based rehabilitation for coronary heart disease. Cochrane Database Syst. Rev. 1, CD001800. doi:10.1002/14651858.

Leijon, M.E., Bendtsen, P., Nilsen, P., et al., 2009. Does a physical activity referral scheme improve the physical activity among routine primary health care patients? Scand. J. Med. Sci. Sports 19, 627–636.

Mead, G.E., Bernhardt, J., 2011. Physical fitness training after stroke: time to implement what we know, but more research is needed. Int. J. Stroke 6, 506–508.

Mead, G., Greig, C.A., Cunningham, I., et al., 2007. STroke: A Randomised Trial of Exercise or Relaxation (STARTER). J. Am. Geriatr. Soc. 55, 892–899.

Reed, M., Harrington, R., Duggan, A., et al., 2010. Meeting stroke survivors' perceived needs: a qualitative study of a community-based exercise and education scheme. Clin. Rehabil. 24, 16–25.

Roth, E.J., 1993. Heart disease in patients with stroke: incidence, impact, and implications for rehabilitation 1. Classification and prevalence. Arch. Phys. Med. Rehabil. 74, 752–760.

Royal College of Physicians, 2008. Intercollegiate Stroke Working Party. National clinical guideline for stroke, third ed. Royal College of Physicians, London. Available online at: http://www.rcplondon.ac.uk/pubs/books/stroke/stroke_guidelines_2ed.pdf.

Schmidt, M., Absalah, S., Stronks, K., 2008. The effectiveness of 'Exercise on Prescription' in stimulating physical activity among women in ethnic minority groups in the Netherlands: protocol for a randomized controlled trial. BMC Public Health 8, 406.

Scottish Government, 2009. Better heart disease and stroke care action plan. Scottish Government, Edinburgh. Available online at: http://www.scotland.gov.uk/Publications/2009/06/29102453/11 (accessed 08.09.2011).

Scottish Intercollegiate Guidelines Network, 2002. Guideline 57: Cardiac rehabilitation. Scottish Intercollegiate Guidelines

Network (SIGN), Edinburgh. Available online at: http://www.sign.ac.uk/guidelines/fulltext/57/contents.html (accessed 09.09.2011).

Scottish Intercollegiate Guidelines Network, 2008. Guideline 108: Management of patients with stroke or TIA: assessment, investigation, immediate management and secondary prevention: a national clinical. Scottish Intercollegiate Guidelines Network (SIGN), Edinburgh. Available online at: http://www.sign.ac.uk/guidelines/fulltext/108/index.html (accessed 08.09.2011).

Scottish Intercollegiate Guidelines Network, 2010. Guideline 118: Management of patients with stroke: rehabilitation, prevention and management of complications, and discharge planning: a national clinical guideline. Scottish Intercollegiate Guidelines Network (SIGN), Edinburgh. Available online at: http://www.sign.ac.uk/guidelines/fulltext/118/index.html (accessed 08.09.2011).

Sharma, H., Bulley, C., van Wijck, F., 2011. Experiences of an exercise referral scheme from the perspective of people with chronic stroke: a qualitative study. Physiotherapy. doi:org/10.1016/j.physio.2011.05.004.

Stuart, M., Chard, S., Roettger, S., 2008. Exercise for chronic stroke survivors: a policy perspective. J. Rehabil. Res. Dev. 45, 329–336.

Stuart, M., Benvenuti, F., Macko, R., et al., 2009. Community-based adaptive physical activity program for chronic stroke: feasibility, safety, and efficacy of the Empoli model. Neurorehabil. Neural Repair 23, 726–734.

Tang, A., Closson, V., Marzolini, S., et al., 2009. Cardiac rehabilitation after stroke-need and opportunity. J. Cardiopulm. Rehabil. Prev. 29, 97–104.

Tang, A., Marzolini, S., Oh, P., et al., 2010. Feasibility and effects of adapted cardiac rehabilitation after stroke: a prospective trial. BMC Neurol. 9 (10), 40.

Wiles, R., Demain, S., Robison, J., et al., 2008. Exercise on prescription schemes for stroke patients post-discharge from physiotherapy. Disabil. Rehabil. 30, 1966–1975.

13

뇌졸중 이후 운동 서비스 설계를 위한 지침

Guidelines for Exercise after Stroke service design

목 차

서론 / INTRODUCTION

이 장에선 뇌졸중 이후 운동 서비스의 설계와 수행에 대한 최상의 실행 지침의 개요를 서술할 것이다. 이는 잠재적으로 수행할 수 있는 뇌졸중 이후 운동 방법들의 범위에 대해 개요를 서술한 이전 장을 기반으로 할 것이다. 이전 장에서 나오는 명백한 질문은 뇌졸중 이후 운동 서비스들을 안전하고 효과적으로 발전시키기 위한 최상의 방법은 무엇이냐? 이다. 이 장에서는 뇌졸중 이후 운동 서비스들을 위한 최상의 실행 지침의 개요를 서술함으로서 이 질문에 답을 할 것이다.

뇌졸중 이후 운동의 이득이 증가한다는 근거들과 영국과 국제적 의학 지침과 정책의 병합(Gordon 등. 2004, Royal College of Physicians 2008, Scottish Government 2009, Scottish Intercollegiate Guidelines Network 2008, 2010)은 뇌졸중 이후 새로운 운동 서비스 발달을 위한 강한 자극이 있다는 것을 의미한다. 이러한 이유로 존재하는 논문 근거들과, 의학적 그리고 국가직무능력표준과 전문가의 경험을 기초로 어떻게 서비스 발달이 진행되는지와 같은 몇몇의 방향을 제공하는 것이 시기적절하다.

첫 번째로, 뇌졸중 경로에 있는 뇌졸중 이후 운동 서비스, 가려진 서비스의 범위와 이러한 지침을 위한 대상자 면에서 최상의 실행 지침의 범위를 명확하게 할 것이다. 그 다음 우리는 뇌졸중 이후 운동의 핵심인 최상의 실행 요소들의 개요를 서술할 것이다. 최상의 실행 지침들은 스코틀랜드에서 존재하는 서비스들(Best 등. 2010a, 2011), 이 영역에서 현재 연구 근거와 더하여 관련된 뇌졸중과 운동 지침들과 영국의 건강과 피트니스 영역에서 국가직무능력표준(SkillsActive 2010a, b)의 내용과 구성의 면밀한 분석을 기초로 한다. 지침들의 전문, 전문을 쓴 다중전문팀의 전체 세부사항과 추가의 배경 세부사항들은 www.exerciseafterstroke.org.uk 에서 찾을 수 있다.

지침의 영역 / SCOPE OF THE GUIDELINES

환자 여정에서 뇌졸중 이후 운동 서비스들 / EXERCISE AFTER STROKE SERVICES IN THE PATIENT JOURNEY

2장에서 묘사된 것처럼 뇌졸중 관리의 세 가지 핵심 요소들이 있다:

1. 급성 치료: 뇌졸중 이후 즉각적인 의학적 관리
2. 재활: 뇌졸중 이후 기능의 회복과 장기간 장애의 최소화
3. 이차적 예방: 투약과 생활방식 조언을 통한 더 이상의 뇌졸중을 예방

뇌졸중 이후 재활은 뇌졸중 이후 삶의 질과 독립적인 생활을 최대화 시키기 위해 매우 중요하다. 보통, 뇌졸중 이후 재활을 제공하기 위해 전문가들의 다중 이론팀이 개입된다. 그러나 자원의 문제로 인해 재활은 일반적으로 시간 제한적이고 대다수의 환자들은 결국 전문가 조언으로부터 자기 관리로 관리의 중점이 변하는 단계로 오게 된다. 5장에서 강조한 것처럼 연구들은 뇌졸중 이후 운동은 신체 피트니스와 기능을 증진시키고 유지하는데 중요한 역할을 하게 된

다고 밝혔다(Brazzelli 등. 2011, Saunders 등. 2009, English와 Hillier 2010). 그러므로 운동은 뇌졸중 생존자들에게 중요한 방법으로 그들 자신의 피트니스와 기능을 전형적인 재활 이후 또는 이와 더불어 증진시키는 것을 계속할 수 있다(Mead와 van Wijck 2011). 운동은 생전 처음으로 일어나는 뇌졸중의 위험을 줄이고 이차적인 뇌졸중 예방에 잠재적으로 중요한 역할을 할 수 있다. 비록 운동과 뇌졸중 재발의 위협에 대한 자료는 없지만 운동은 뇌졸중 재발을 줄일 것 같은 중요한 생물학적 효과를 가지고 있다는 증거가 있다. 예를 들면, 내인성 섬유소 분해의 자극(Ivey 등. 2003). 이 장은 뇌졸중 이후 안전하고 효과적인 운동을 지지하는 *지역사회*에서 어떻게 서비스를 제공하는지에 대해 설명한다.

뇌졸중 이후 운동 서비스 / EXERCISE AFTER STROKE SERVICES

뇌졸중 이후 운동 서비스는 여기서는 지역사회 서비스로 설명하고 이는 병원의 입원환자가 아닌 사람들을 위한 것을 의미한다. 비록 의학적 지침에서는 운동은 뇌졸중의 초기 관리와 포함되어지지만 운동에 입원환자가 참여하는 것은 도전적이다. 예를 들면, 감염과 같은 의학적 문제는 피로와 함께 뇌졸중 이후 초기에 일반적이다(Morley 등. 2005). 그러나, 계속 진행되는 연구는 입원 재활 동안 운동 훈련의 가능성, 안전성과 효율성에 관해서 더 많은 증거들을 제공한다. 이러한 지침들은 병원에서 퇴원한 뇌졸중 생존자들에 의해 접근될 수 있는 뇌졸중 이후 운동 지역사회 서비스들의 수행에 초점을 두고 있다.

우리는 재활 과정의 마지막 단계 예를 들면, 자기 관리로 전환해서 위치하고 있는 뇌졸중 후 운동을 아래에서 설명할 것이다. 이는 여가 센터와 헬스 클럽, 헬스 센터나 지역사회 홀과 같은 지역사회에서 적절하게 훈련받고 자질이 있는 사람과 물리치료사, 뇌졸중 간호사와 퇴원실에서 치료 보조로서 일하는 사람에 의해 운영된다.

지침들은 구성과 현재 건강 서비스, 뇌졸중 자선 단체, 개인 헬스 클럽, 공공 부분의 레저 센터, 지역사회 센터, 운동 전문가들, 건강관리 전문가들, 보조를 포함한 뇌졸중 이후 운동 서비스를 운영하거나 미래에 운영할 개인들을 위해 목표를 삼고 있다. 이는 또한 일반 의사, 실무 간호사, 작업 치료사, 사회 복지사와 서비스 사용자를 포함한 서비스에 잠재적인 추천인에게도 또한 관심이 있을 것이다.

뇌졸중 이후 운동을 위한 최상의 실행 지침 / BEST PRACTICE GUIDELINES FOR EXERCISE AFTER STROKE

독자들은 전문 지침을 '지역사회에서 뇌졸중 이후 운동 서비스의 발전을 위한 최상의 실행 지침' 으로 부른다(Best 등 2010b). 이 장은 뇌졸중 이후 운동에서 최상의 실행을 위한 핵심 요구사항을 설명한다. 이들은 글상자 13.1에 열거하였다. 이들 요소들 각각은 아래에서 설명될 것이다.

글상자 13.1 뇌졸중 이후 운동 서비스에서 최상의 실행을 위한 핵심 요구사항들

- 서비스 통치와 관리
  - 다양한 분야의 공동 작업
- 인력공급 계획
  - 서비스 코디네이터
  - 각 운동 전문가를 위한 뇌졸중 생존자의 최대 숫자는 8명이다.
- 의뢰 과정
  - 건강 관리 전문가로부터 의뢰
  - 필수적인 의학적 정보의 적절한 이송을 위한 과정
- 운동 전문가 자격
  - 뇌졸중 분야에서 전문가 강사 자격
- 서비스 내용, 형식과 수행
  - 근거에 기초
  - 그룹 형식
  - 진행중(즉, 시간에 제한받지 않음)
- 재정적 지원(전문 지침에서는 포함되지 않음)
  - 지역 환경에 의존

서비스 통치와 관리 / SERVICE GOVERNANCE AND MANAGEMENT

공동 위원회 / Working group

지침은 뇌졸중 이후 새로운 운동 서비스의 발전을 감독하기 위해서 관련된 모든 지역 단체들과 전문적 집단의 대표들로 구성된 지역 공동 위원회가 소집되어야 한다고 권고한다.

비록 영국에서 존재하는 많은 뇌졸중 이후 운동은 단일의 단체에 의해 이끌리지만 뇌졸중 서비스를 수행하는데 포함되는 모든 조직과 전문가 집단들의 최적의 수행을 위하여 뇌졸중 이후 운동 서비스의 계획에 이들이 포함되어야 한다. 그러므로 서비스는 모든 이러한 다른 주주들의 관점(예. 의학적 지식, 지역사회 서비스 참여뿐만 아니라 수행의 경험)에서 이득이 된다. 그림 13.1은 공동 위원회의 가능한 회원을 나타낸다. 그림은 중앙의 원에 '중심'이나 최소 회원을 다른 전문가를 나타내는 큰 타원형은 이상적으로 뇌졸중 생존자와 보호자를 포함한 의사, 물리치료사, 뇌졸중 전문가, 실무 간호사, 작업 치료사, 언어 치료사, 보조기 기사, 발 전문의(podiatrist), 운동 전문가, 건강, 여가와 자원봉사로 하는 부분의 서비스 관리자, 사회 서비스, 이송 제공자와 서비스 사용자의 모든 국소적인 이해당사자들을 포함한다.

지역 뇌졸중 네트워크의 개입(Involvement of the regional stroke networks)

심장 재활 서비스와 낙상 예방 서비스들은 이미 영국에서 국가적 건강 서비스의 부분으로서 통합되고 12장에서 토의되었던 뇌졸중 이후 운동을 위한 서비스 발달을 위한 견본을 제공할 수 있다. 이러한 서비스들은 입원 환자 관리에서 시작하여 지역사회에서 운동 교실들을 유지하는 것으로 끝나는 통합된 관리 경로의 부분이다. 이러한 이유로 우리의 지침은 스코틀랜

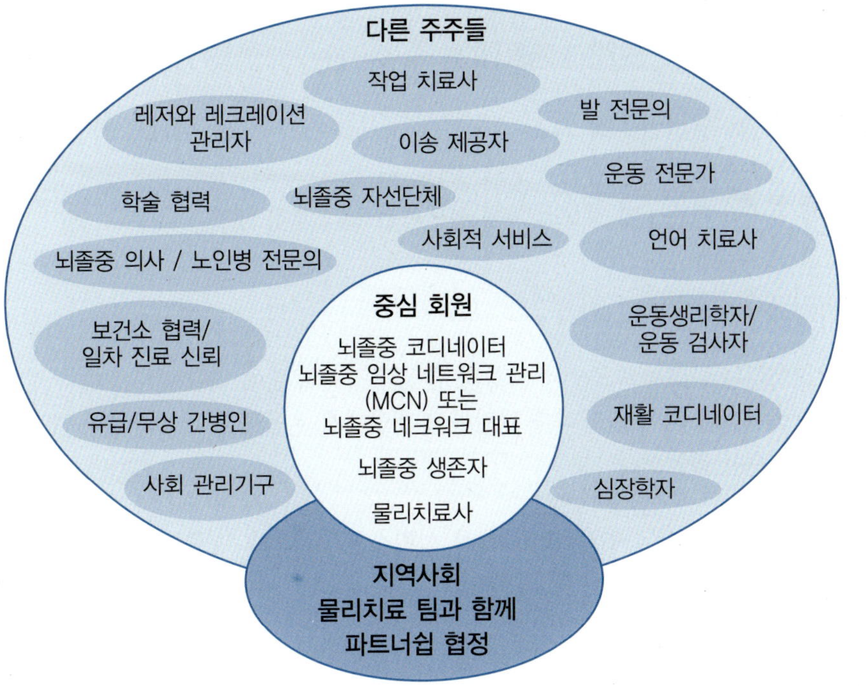

그림 13.1 뇌졸중 이후 운동 서비스의 관리/공동 위원회의 회원을 보여주는 그림.

드의 Stroke Managed Clinical Networks와 영국의 Stroke Care Network나 나른 나라의 동등한 단체들이 서비스가 통합되어지고 환자 경로의 나머지와 함께 조직화되는 것을 확인하기 위한 뇌졸중 이후 새로운 운동 서비스들을 계획하는 공동 위원회의 부분이 되기를 권고한다.

파트너쉽 협정 / Partnership agreement

지역 물리치료 팀의 중요성 / Importance of local physiotherapy teams

존재하는 뇌졸중 이후 운동 서비스들은 그들의 서비스가 되는 지역 물리치료 팀과 양적 관계가 얼마나 중요한지 보고한다. 뇌졸중 이후 많은 운동 서비스들은 보통 지역 운동전문가에게 훈련을 제공받은 지역 물리치료를 통해 시작된다. 능력에 기초한 훈련은 운동 전문가가 국가적으로 인정받은 훈련이 가능하기 전에 뇌졸중 생존자들을 위한 운동 세션들을 수행하는 것을 할 수 있게 했다. 존재하는 많은 서비스들은 특수한 뇌졸중 환자의 지역 물리치료사로부터 받는 계속 진행되는 조언과 지지가 그들의 서비스에서 중요하다. 물리치료사들은 또한 뇌졸중 이후 운동 서비스로 뇌졸중 생존자들을 의뢰하는 것도 중요하다.

서비스 제공자와 지역 물리치료사 사이의 연결을 공식화하기 위한 요구 / Need to formalise links between service provider and local physiotherapists

이러한 이유로 우리는 뇌졸중 이후 새로운 운동 서비스의 개념에서 파트너쉽 협정(조합 계약)은 여가 서비스나 자선 봉사든 서비스 제공자와 지역 물리치료 팀 사이에서 발달되어야 한다.

협정의 내용 / Content of the agreement

파트너쉽 협정의 구조는 다음을 포함한다:

- 동의된 기준과 관련된 수행 지표
- 모든 동업자들을 위한 역할과 책임을 기술
- 어떻게 동의된 기준들이 기록될 지를 설명하는 질적 보장 체계

특별히 이 협정은 다음을 포함한다:

- 계속 진행되는 물리치료 조언과 노동자 발전과 직원 훈련에 의한 서비스의 투입
- 어떻게 동반질환 의학적 상태를 관리하고 개인에게 운동을 맞추는지에 대해 물리치료사로부터 특수한 조언 제공

이 협정은 공동 위원회에 부가적인 것으로 서비스의 안팎으로 경로들을 발전시키고 감독하기 위한 전반적인 방향을 제공한다.

장소 / Location

연구 문헌에서 장소로 이송수단의 부족은 운동 참여의 장벽의 이유로서 예를 들었다(Rimmer 등. 2008). 그러므로, 우리는 뇌졸중 이후 새로운 운동 서비스를 계획할 때 이송수단과 접근성이 중요한 고려사항이라는 것을 언급한다. 서비스는 대중적인 이동수단과 좋게 연결이 되어있는 접근 가능한 장소들로 제공되어야 한다.

이탈리아의 엠폴리에서 시행되는 뇌졸중 생존자를 위한 적응적 신체 활동 프로그램의 토의에서 Stuart 등(2008, 2009)은 프로그램의 주요한 자질들 중 하나는 넓은 지리적인 확산이라고 말하였다. 이는 프로그램은 지역 가까운 문화센터에서 운영되고 그래서 참가자들은 세션에 참가하기 위해 멀리 이동을 하지 않아야 한다. 뇌졸중 이후 운동 그룹이 지역사회에 고도로 침투된다면, 이상적인 상황이 될 것이다.

인력공급 계획 / WORKFORCE PLANNING

뇌졸중 이후 운동 서비스 코디네이터 / Exercise after Stroke service coordinator

존재하는 서비스들은 우리에게 얼마나 잠재적인 의뢰자와 참여자에게 서비스를 공개하고 촉진하는 것이 서비스의 효과적인 운영을 위해 얼마나 중요한지 말해준다. 지역사회를 기초로한 건강 계획은 자금이 영고성쇠를 거듭하는 것처럼 오고가는 경향이 있다. 일반의와 다른 지역사회 건강관리 전문가는 일정한 변화의 모습에서 그들의 지역에서 가능한 서비스를 최신으로 유지할 필요가 있다. 서비스 코디네이터 없이 존재하는 뇌졸중 이후 운동 서비스는 직원에게 일반 의사 진료를 받기 위해 방문하는 시간을 찾는 것처럼 어렵다고 말한다. 이러한 이유로 우리는 이러한 작업을 수행하기 위해 헌신하는 서비스 코디네이터가 확인되어야 한다고 권고했다. 이는 정규직 자리가 필요하지는 않지만 책임감이 있어야 한다. 그러나, 명백하게

사람이 지정된 사람이 요구되고 계약의 요점이 되고 서비스를 위한 핵심이 되는 인물이며 옹호자로 활동해야 한다. 예를 들면 스코틀랜드에서 확인된 여러 서비스들에서 신체적 활동 발달 담당자나 지역사회 건강 발달 담당자와 같은 직업 제목과 함께 고위의 운동 전문가는 넓은 소관 이내에서 뇌졸중 이후 운동 코디네이터의 역할을 담당한다.

연구 문헌에서 뇌졸중 생존자들은 운동을 하는 곳을 알지 못해 운동 참여의 장벽으로 보고하였다(Rimmer 등. 2008). 뇌졸중 생존자와 함께 일하는 운동 전문가는 훈련, 지식과 이러한 개인과 함께 일하는 능숙함 등을 충분히 가지고 있는지 불분명하다고 물리치료사가 보고하였다(Wiles 등. 2008). 뇌졸중 이후 운동 서비스 코디네이터의 역할은 서비스 포함 기준과 명백하게 쓰여진 자료, 개인적 방문과 잠재적 의뢰인의 제시, 예를 들면, 주간 실행이나 관리 모임 등을 통한 서비스의 내용을 아는지 의뢰인들을 확인하는 것이다. 근거 중심을 강조하여 운동 직원의 자질, 지역 물리치료 팀과 닫히고 계속 진행중인 관계, 질적 보장과 평가 기전은 효과적인 것으로 보인다.

운동 전문가 수 / Exercise professional numbers

뇌졸중 이후 새로운 운동 서비스를 발달시킬 때 공동 위원회는 얼마나 많은 훈련된 운동 전문가가 서비스에서 요구될지를 추정할 필요가 있을 것이다.

운동 세션은 비록 이는 어느 정도 혼합된 경우와 정기적으로 운동하는 참여시간의 기간에 따라서 의존되지만 초기에는 각 운동 전문가당 최대 8명의 뇌졸중 생존자들을 갖는다. 비율은 서비스의 포함과 세외 기준을 참고하여 공동 위원회의 회원에 동의를 얻는다.

의뢰 과정 / REFERRAL PROCESSES

존재하는 뇌졸중 이후 운동 서비스의 조사에서 이전 장에서 설명했던 것처럼 운용중인 의뢰 기전의 범위가 있다는 것을 알았다. 9장에서 우리는 왜 뇌졸중 생존자들이 건강관리 전문가에 의해 정식으로 의뢰되는 이유에 대해 토의하였다. 주요 이유는 안전성이다: 적절히 보장된 건강 전문가는 뇌졸중 생존자가 운동을 위한 절대적인 금기증이 없는지 그리고 어떠한 투약의 결과와 상대적인 금기증의 관리에 대한 조언이 있는지 결정하기 위한 검사가 필요하다. 예를 들면, 운동 전문가는 뇌졸중 생존자가 운동에 대한 반응에 영향을 미치는 것과 개연성이 있는 어떠한 약물을 투여하는지에 대해 알 필요가 있다.

중요한 것은 운동 전문가는 또한 뇌졸중 생존자의 기능적 상태를 평가하도록 하여 운동 전문가는 위험요소를 최소화하고 이익을 최적화하도록 운동 프로그램을 맞출 수 있어야 할 필요가 있다. 예를 들면, 운동 전문가는 뇌졸중 생존자가 쥐는 힘의 손실이 있는지 알 필요가 있는데 이는 탄력성의 치료 밴드를 사용하는 운동에 영향을 미칠 것이다. 마지막으로 영국의 보건부(2001), '운동 의뢰 체계를 위한 품질 보증 체제'는 건강관리 전문가로부터 의뢰가 요구되어 진다고 명백히 말하고 있다. 만약 운동 전문가가 전문가 과실의 비용을 직면한다면 이는 평가되어진 관리의 표준에 대한 기준과 관련이 있다.

위에서 열거한 이유를 위해 우리는 9장에서 자세히 제시하고 그림 9.1에서 보여진 탄탄한 의뢰 체계를 언급한다.

운동 전문가는 위험요소 평가와 관리 과정에서 자신들의 책임을 갖고 이는 9장에서 설명하였다. 영국에서 위험요소 평가와 관리 전략들을 포함한 위험요소 계층화의 과정으로 구성된 운동 의뢰를 위한 표준과 관련하여 협의는 현재 진행중이다. 우리의 권고는 이 책이 출판되었을 때 갱신될 필요가 있을 것 같은 확률은 크다.

운동 전문가 자격 / EXERCISE PROFESSIONAL COMPETENCIES

운동을 목표로 설정한 프로그램을 통하여 공중 보건을 증진시키기 위한 운동 전문가들의 잠재력은 넓게 인정받고 있다. 이는 건강과 피트니스 부분의 직업화의 증진을 이끌고 있다. 영국에서 운동 전문가를 위해 가능한 자격의 범위가 있다. SkillActive는 자격을 보장하기 위한 국가 작업 표준으로 설정한 능동적 여가생활, 학습과 웰빙을 위한 부분 기술 의회로 모든 제공자를 걸쳐 비교할 만하다. 더욱이, 운동 전문가의 명부(2010)는 독립적인 공적 명부로 동의된 국가 작업 글상자준에 맞는 회원의 자격을 보장하고 행동의 전문 코드를 따르며 공중 책임 보험을 갖고 지속적인 전문성 발달 프로그램에 헌신적이여야 한다.

영국에서 뇌졸중 전문가들과 일하는 운동 전문가들은 개인과 그룹에게 운동 프로그램의 설계, 적응, 맞춤, 진전, 의사소통 및 평가에 있어서 유능하기 위한 적절한 훈련을 받아야 한다. 이는 자격을 국가적으로 인정하고 신임하는 것이다. 영국에서 운동 전문가 자격들은 SkillActive 국가 작업 글상자준 단위 D516(2010 a, b)과 완전히 연관시켰다. 이는 강사의 보험의 확인을 위해 요구된다는 것을 주목해야 한다.

서비스 내용 / SERVICE CONTENT

증거에 기초 / Evidence-based

운동 프로그램은 증거에 기초해야 한다. 4장과 5장에서 토의된 것처럼 뇌졸중 생존자를 위한 기능적 결과를 증진시키는 가장 강한 증거들은 심혈관계 걷기 훈련의 중요한 부분을 담고 있다(Brazzelli 등. 2011, Saunders 등. 2009, Wevers 등. 2009).

그룹 구성방식 / Group format

6장에서 설명한 것처럼 뇌졸중이후 운동에서 질적 연구의 참여자들은 동료군의 사회적인 면으로부터 이익을 얻었다고 보고되었다(Carin-Levy 등. 2009, Reed 등. 2010, Sharma 등. 2011).

그룹 운동은 English 등(2007)의 연구에서 나타낸 것처럼 개인 운동보다 비용적인 면에서 더욱 효과적이다. 더 많은 정보가 van de Port 등(2009)에 의한 지속적인 시도들의 완성을 위해 이용할 수 있을 것이다.

우리는 뇌졸중 이후 운동 서비스들이 실행 가능한 어느 곳에든지 그룹 운동 부분으로 수행되기 위한 우리의 지침들을 추천한다.

진행중인 서비스 / Ongoing services

스코틀랜드 정부의 신체 활동 전략(2003)에서는 삶의 후반기의 사람들은 '그들이 선택하기만 하면 지역사회에서 능동적으로 머물기를 보조하고 장려해야 한다' 고 언급한다. 운동에 평생 참여도 여러 의학적 지침들에서 또한 추천한다. 예를 들면, Scottish Intercollegiate Guidelines Network Guideline 108(2008). 신체 활동의 평생 참여의 격려는 특히 뇌졸중 생존자에게 중요한데, 증거들에서 피트니스 훈련 후에 심혈관계 훈련 효과의 낮은 유지를 보이는 것 때문이다(예. Mead 등. 2007).

몇몇 뇌졸중 생존자들은 자신의 운동에 의해 피트니스를 유지하거나 주류의 운동을 공급받기 위해 움직일 수 있지만 반면, 다른 사람들은 뇌졸중 이후 운동 서비스에 참여하는 것이 필요하여 계속한다. 그러므로, 뇌졸중 이후 운동 서비스들은 가능하면 어느곳이든지 더욱 장기간의 능동적인 생활방식을 증진시키기 위하여 지속되어지고 시간에 제한적이지 않아야 한다.

자금 / FUNDING

12장에서 설명한 것처럼 어떠한 특수한 서비스 모델을 추천하기 위해 현재 다양한 뇌졸중 이후 운동 모델의 비용 효율적인 증거가 충분하지 않다. 이상적으로 뇌졸중 이후 운동 서비스들의 건강 경제학적 분석은 서비스 설계의 선택을 인도하기 위한 필수적인 정보를 제공하기 위하여 가까운 미래에 수행되야 한다.

지역사회 기초한 운동 세션의 진전을 보인 영국 국가 보건 서비스에 의해 제공된 서비스인 현재 진행하고 있는 심장 재활과 낙상 예방 서비스로부터의 경험은 환자의 결과를 증진시키는데 비용 효율적이었다. Jolliffe와 동료들이 2000년에 수행한 논평은 심장 재활의 비용 효율적인 운동 세션의 공헌을 지지한다.

뇌졸중 이후 새로운 운동의 지금을 위한 제안은 두 가지 핵심 요소들을 기반으로 개연성이 있다:

1. 신체 피트니스와 기능을 증진시키는 운동과 피트니스 훈련의 효율성의 증거, 예를 들면, Cochrane 체계적 검토에 의해 볼 수 있다(Brazzelli 등. 2011). 뇌졸중 이후 운동 서비스들은 또한 아마 병원 재입원과 이차적인 예방을 통해 뇌졸중 생존자들의 동반질환율과 사망률을 줄임으로서 장기간의 돈을 절약할 것 같다. 그러나, 이는 현재 뇌졸중 이후 운동의 보건 경제학에 증거가 부족하고 더 많은 연구들이 요구되는 것처럼 더욱 잠정적인 주장이다.
2. 정책 수행과 의학적 지침(예를 들면, Royal College of Physicians 2008, 스코틀랜드 정부 2009)은 뇌졸중 생존자가 운동에 접근하도록 추천되고 위에서 언급된 것처럼 증거에 기초해야 한다.

뇌졸중 이후 새로운 운동 서비스를 위한 자금 획득을 위한 엄밀한 기전들은 지역의 내용과 환경들에 의존될 것이고, 그러므로 일반적으로 설명할 수 없다.

요점 / SUMMARY POINTS

- 뇌졸중 이후 새로운 운동 서비스를 발달시키기 위한 최상의 실행에 지침을 주고 영국을 거슬러 특수한 지역에서 실행을 표준화시키기 위하여 뇌졸중 이후 운동에 대한 우리의 다양한 이론의 전문가들은 뇌졸중 이후 운동을 위한 최상의 실행 지침들을 발전시키고 있다. 여기에 관련 있는 것은:
- 서비스 통치와 관리
- 인력공급 계획
- 의뢰 과정
- 운동 전문가 자격
- 서비스 내용, 형식과 수행
- 이는 단지 위에서 주어진 지침의 몇몇 핵심요소들의 요약이다; 독자들에게 전문을 위해 www.exerciseafterstroke.org.uk를 언급한다.

참고문헌 / References

Best, C.S., van Wijck, F., Dennis, J., et al., 2010a. Models of service delivery for Exercise after Stroke. Cerebrovasc. Dis. 29, S2.

Best, C., van Wijck, F., Dinan-Young, S., et al., 2010b. Best practice guidance for the development of Exercise after Stroke services in community settings. Edinburgh University, Edinburgh. Available online at: http://www.exerciseafterstroke.org.uk/ (accessed 08.09.2011).

Best, C., van Wijck, F., Dennis, J., et al., 2011. A survey of community exercise programmes for stroke survivors in Scotland. Health & Social Care in the Community. Available at: http://onlinelibrary.wiley.com/doi/10.1111/j.1365-2524.2011.01043.x/abstract.

Brazzelli, M., Saunders, D.H., Greig, C.A., et al., 2011. Physical fitness training for stroke patients. Cochrane Database Syst. Rev 11, CD003316.

Carin-Levy, G., Kendall, M., Young, A., et al., 2009. The psychosocial effects of exercise and relaxation classes for persons surviving a stroke. Can. J. Occup. Ther. 76, 73–76.

Department of Health, 2001. National quality assurance framework for exercise referral systems. Department of Health, London.

English, C.K., Hillier, S.L., Stiller, K.R., Warden-Flood, A., 2007. Circuit class therapy versus individual physiotherapy sessions during inpatient stroke rehabilitation: A controlled trial. Archiv. Phys. Med. Rehab. 88, 955–963.

English, C., Hillier, S.L., 2010. Circuit class therapy for improving mobility after stroke. Cochrane Database Syst. Rev. 7, Art. no.: CD007513. doi:10.1002/14651858.CD007513.pub2.

Gordon, N.F., Gulanick, M., Costa, F., et al., 2004. Physical activity and exercise recommendations for stroke survivors: An American Heart Association Scientific Statement from the Council on Clinical Cardiology, Subcommittee on Exercise, Cardiac Rehabilitation, and Prevention; the Council on Cardiovascular Nursing; the Council on Nutrition, Physical Activity, and Metabolism; and the Stroke Council. Circulation 109, 2031–2041.

Ivey, F.M., Womack, C.J., Kulaputana, O., et al., 2003. A single bout of walking exercise enhances endogenous fibrinolysis in stroke patients. Med. Sci. Sports Exerc. 35, 193–198.

Jolliffe, J., Taylor, R., Ebrahim, S., 2000. A report on the clinical and cost effectiveness of physiotherapy in cardiac rehabilitation. National Service Framework Coronary Heart Disease Evidence-based briefing paper. Chartered Institute of

Physiotherapy, London. Available online at: http://www.csp.org.uk/uploads/documents/ebb_cr.pdf (accessed 14.02.2010).
Mead, G.E., van Wijck, F., 2011. Exercise after stroke-time to translate evidence into practice. J. R. Coll. Physicians Edinb. 41, 98–99.
Mead, G., Greig, C.A., Cunningham, I., et al., 2007. STroke: A Randomised Trial of Exercise or Relaxation (STARTER). J. Am. Geriatr. Soc. 55, 892–899.
Morley, W., Jackson, K., Mead, G.E., 2005. Post-stroke fatigue: an important yet neglected symptom. Age Ageing 34, 313.
Reed, M., Harrington, R., Duggan, A., et al., 2010. Meeting stroke survivors' perceived needs: a qualitative study of a community-based exercise and education scheme. Clin. Rehabil. 24, 16–25.
Register of Exercise Professionals (REPs), 2010. Entry qualifications framework. Register of Exercise Professionals, Croydon. Available online at: http://www.exerciseregister.org/REPsQualsFramework2010.html (accessed 09.09.2011).
Rimmer, J.H., Wang, E., Smith, D., 2008. Barriers associated with exercise and community access for individuals with stroke. J. Rehabil. Res. Dev. 45, 315–322.
Royal College of Physicians, 2008. Intercollegiate Stroke Working Party. National Clinical Guideline for Stroke, third ed. Royal College of Physicians, London. Available online at: http://www.rcplondon.ac.uk/pubs/books/stroke/stroke_guidelines_2ed.pdf (accessed 08.09.2011).
Saunders, D.H., Greig, C.A., Mead, G.E., et al., 2009. Physical fitness training for stroke patients. Cochrane Database Syst. Rev. 4, CD003316. doi:10.1002/14651858.
Scottish Government, 2003. Let's make Scotland more active: a strategy for physical activity. Scottish Government, Edinburgh. Retrieved from: http://www.scotland.gov.uk/Publications/2003/02/16324/17895 (accessed 23/1/12).
Scottish Government, 2009. Better heart disease and stroke care action plan. The Scottish Government, Edinburgh. Available online at: http://www.scotland.gov.uk/Publications/2009/06/29102453/11 (accessed 08.09.2011).
Scottish Intercollegiate Guidelines Network, 2008. Guideline 108: Management of patients with stroke or TIA: assessment, investigation, immediate management and secondary prevention: a national clinical guideline. Scottish Intercollegiate Guidelines Network (SIGN), Edinburgh. Available online at: http://www.sign.ac.uk/guidelines/fulltext/108/index.html (accessed 08.09.2011).
Scottish Intercollegiate Guidelines Network, 2010. Guideline 118: Management of patients with stroke: rehabilitation, prevention and management of complications, and discharge planning: a national clinical guideline. Scottish Intercollegiate Guidelines Network (SIGN), Edinburgh. Available online at: http://www.sign.ac.uk/guidelines/fulltext/118/index.html (accessed 08.09.2011).
Sharma, H., Bulley, C., van Wijck, F., 2011. Experiences of an exercise referral scheme from the perspective of people with chronic stroke: a qualitative study. Physiotherapy. doi:org/10.1016/j.physio.2011.05.004.
SkillsActive, 2010a. D516.1: design and agree a physical activity programme with patients/clients after stroke. Level 4 national occupational standards for physical activity after stroke. SkillsActive, London. Available online at: http://www.skillsactive.com/training/standards/level_4/physical_activity_and_health (accessed 09.09.2011).
SkillsActive, 2010b. D516.2: deliver, review and adapt a physical activity programme with patient/clients after stroke. Level 4 national occupational standards for physical activity after stroke. SkillsActive, London. Available online at: http://www.skillsactive.com/training/standards/level_4/physical_activity_and_health (accessed 09.09.2011).
Stuart, M., Chard, S., Roettger, S., 2008. Exercise for chronic stroke survivors: a policy perspective. J. Rehabil. Res. Dev. 45, 329–336.
Stuart, M., Benvenuti, F., Macko, R., et al., 2009. Community-based adaptive physical activity program for chronic stroke: feasibility, safety, and efficacy of the Empoli model. Neurorehabil. Neural Repair 23, 726–734.
van de Port, I., Wevers, L., Roelse, H., et al., 2009. Cost-effectiveness of a structured progressive task-oriented circuit class training programme to enhance walking competency after stroke: the protocol of the FIT-Stroke trial. BMC Neurol. 9, 43.
Wevers, L., van De Port, I., Vermue, M., et al., 2009. Effects of task-oriented circuit class training on walking competency

after stroke a systematic review. Stroke 40, 2450–2459.

Wiles, R., Demain, S., Robison, J., et al., 2008. Exercise on prescription schemes for stroke patients post-discharge from physiotherapy. Disabil. Rehabil. 30, 1966–1975.

결론

Conclusions

이 책은 뇌졸중 이후 주로 심각하게 감소된 신체 피트니스와 뇌졸중 이후 운동과 피트니스 훈련에 초점을 맞추고 있다. 이 책의 첫 번째 부분은 뇌졸중의 효과들, 어떻게 뇌졸중이 치료되고, 일상생활에서 방해를 할 수 있는 뇌졸중의 장기간 결과에 대해 설명했다. 몇몇 뇌졸중 생존자들은 좋은 회복을 만들 수 있는 반면 다른 사람들은 삶이 다시는 절대 전과 같아지지 않을 수 있다. John Brown은 뇌졸중 이후 자신의 회복 여정을 설명하였다 – 그가 쓴 상당수는 다른 뇌졸중 생존자들로 가득하고 그들의 관리를 포함했다. John은 운동 훈련이 뇌졸중 이후 계속 진행되는 회복과 일반적 뇌졸중 이후 장기간 관리가 종료될 때 어떻게 공헌하는지 명확히 표현하여 이 책에서 John의 공헌도는 특별하다.

대부분의 뇌졸중 생존자들은 다양한 이론의 건강 전문가들의 팀에 의해 수행되는 병원 관리를 필요로 할 것이다. 급성 뇌졸중 관리는 잠재적으로 몇 년 전부터 증진되었고, 현재 관심은 어떻게 뇌졸중의 장기간 영향을 감소시키고 삶의 질을 증진시키는지에 대한 것으로 방향이 돌아가고 있다. 주로 뇌졸중에 앞서거나 뒤따라오는 무활동은 유산소 피트니스, 근력과 일률과 근지구력에 엄청난 영향을 줄 수 있다는 인식이 증가되고 있다. 이 책은 신체적 피트니스가 뇌졸중 이후 손상되는 경향이 있고 이 영향은 기능, 일상생활 활동과 독립성에 영향을 준다는 내용을 강조하고 있다. 이러한 증거는 명백히 뇌졸중 이후 회복을 촉진시키는 것을 나타내고 집중은 뇌졸중 생존자의 여정을 통해 신체적 피트니스의 낮은 수준에 두어야만 한다.

현재 적어도 보행 가능한 뇌졸중 생존자들을 위한 신체적 기능의 증진을 이끄는 유산소 훈련이 포함된 뇌졸중 이후 신체적 피트니스 훈련을 나타낸 것을 기초로 한 강한 증거들이 있다. 지역사회를 기초로 하는 운동 그룹과 함께 뇌졸중 생존자의 경험들에 대한 연구도 또한 신체적 정신적 웰빙과 자신감으로 인하여 이득을 얻을 수 있다고 제시했다. 비록 'FITT' 이론들(빈도, 강도, 시간/기간과 운동의 형태)에 대해 견고한 추천을 하기에 현재 자료들이 부족하고 훈련이 장애에 미치는 영향을 알기 위해 요구되는 추후 연구가 요구되지만, 피트니스 훈련이 뇌졸중 생존자들의 재활로 병합되기 위한 충분한 증거들은 있다. 이 책은 어떻게 뇌졸중 생존자들이 병원에서 퇴원한 이후에 증거를 기초로 한 운동과 피트니스 훈련으로 수행되기 위한 방법에 초점을 두고 있다.

우리는 안전성의 중요성을 강조하고, 뇌졸중 생존자들이 운동의 의뢰되기 위한 언급들을 자세히 설명했다. 운동 전에 빈틈없고 자세한 위험요소 평가는 필수적이다. 의뢰한 건강 관리 전문가와 운동과 피트니스 훈련을 수행하는 전문가 사이에 의사소통은 안전성과 뇌졸중 이후 운동과 피트니스 훈련으로 아주 매끄러운 전환을 위한 필수조건이다. 그 이후 우리는 뇌졸중 생존자를 위한 운동 프로그램의 설계과정으로 가서 일반적으로 뇌졸중 생존자들에게 운동 프로그램의 이론들과 변수들을 맞춰야 할 필요가 있고 개인의 목표와 뇌졸중 이후 특수한 문제들의 무리들, 가능하면 동반질환과 함께 고려하여 개인에게 훈련을 맞추도록 강조하였다. 뇌졸중 생존자에게 운동을 적응하고 맞춤하는데 포함되는 전문가 기술들과 자격들은 뇌졸중과 그것의 의학적 그리고 재활 중재(약물과 가능한 부작용을 포함)와 동반질환까지 광대하게 존재하는 지식들을 요구한다. 운동의 설계와 수행 순환은 관련성의 중요성과 과학적으로 건강함이 강조된 결과 측정에 의해 완료된다.

우리는 이 책을 통하여 우리의 시야는 뇌졸중 이후 더 많은 사람들을 신체적으로 능동적이게 될 수 있다는 것을 가능하다고 강조하고 있다. 이는 운동 전문가들이 완전히 개인 뇌졸중 생존자에 신체 활동 프로그램에 참여하는 것을 요구한다. 언어 손상이 있는 사람들과 함께 치료 할 때 주로 중요한 의사소통 기술들은 개인이 이루고 싶어하는 것, 그들을 동기부여 하는 것, 신체적으로 능동적이게 되기 위한 장애물들 보기 위한 것으로 작용한다. 동기부여 면담은 목표 설정이 더욱 특수한 목표를 확인하기 위해 사용하는 동안 개인에게 그들의 운동 행동 변화에 대한 결정을 할 수 있게 한다. 궁극적인 목표는 뇌졸중 생존자들이 안전하고 그들의 개인적 필요와 목표와 맞춘 방법으로 더욱 신체적으로 능동적인 생활방식을 즐기도록 하는 것이다.

우리는 어떻게 현재 최상의 실행 지침에 의한 정보에 따른 뇌졸중 이후 새로운 지역사회에 기초한 운동 서비스를 발달시키고 설정하는지에 대한 언급과 함께 이 책을 결론지었다. 우리는 팀워크의 중요성, 건전한 의뢰 체계, 운동 전문가 훈련과 자격, 증거에 기초하고 환자 중심의 실행을 강조하였다.

뇌졸중 이후 운동은 뇌졸중 이후 운동의 통로를 발달시키기 위해서 여가 서비스와 연결하여 더욱더 추구하는 뇌졸중 서비스와 함께 급속하게 확장되고 있는 주제 영역이다. 뇌졸중 이후 운동은 또한 추후 연구뿐만 아니라, 실행과 교육의 발달을 위해 흥미 진진한 영역이다.

이 책은 이 영역에서 더 발전을 위한 디딤돌로 생각된다. 새로운 연구들이 출현하고 뇌졸중 이후 운동과 피트니스 훈련에 수행과 참여와 함께 경험이 축적되었을 때 재검토될 필요가 있을 것이다. 그 동안에 우리는 뇌졸중 생존자의 삶의 질에 실제 공헌을 만드는 잠재력을 가진 뇌졸중 이후 운동과 피트니스 훈련에 확신을 갖는다.

용어해설

GLOSSARY

Chest Heart & Stroke Scotland의 뇌졸중과 관련된 용어에 기초하여 이 용어를 사용할 수 있게 해준 것에 대해 깊은 감사를 드린다.

강제-유도 움직임 치료 – 좋은 쪽 팔의 사용을 막고, 손상 측 팔을 강제적으로 하루에 일정시간 동안 활동에 참여하도록 하는 뇌졸중 치료법(예를 들면, 팔에 장갑을 끼도록 함)

강직 – 뇌졸중 환자와 치료사 모두에서 느끼는 비정상적 근육 활동의 운동 손상 특성으로 근육을 수동적으로 신장할 때 움직임에 대한 저항감이 증가함(즉, "뻣뻣함")

경련 – 빠른 신장에 의해 유발되고 지속되는 근육의 불수의적, 율동적 수축

경색 – 혈액과 산소의 부족으로 인한 조직 손상 영역

경축 – 짧은 불수의적 근육 수축으로 통증을 발생시키기도 하며 운동선수의 쥐남 비슷함

경피적 내시경 위루술(PEG) – 위의 영양분을 공급하기 위해 위벽에 튜브 삽입

경피 전기 신경 자극(TENS) – 특정 신경을 선택적으로 자극하는데 사용하는 치료적 중재 도구로 주로 피부에 부착한 전극을 통해 통증 감소를 위해 사용

계통성 약 – 중추신경계 전체에 영향을 주는 약(예, 바크로펜 경구약), 특정 위치에 작용하는 국소제와 비교됨(예, 보툴리늄 독소)

고유수용감각 – 공간에서 신체의 움직임과 위치 인식을 제공하는 감각 기능. 근육, 힘줄과 관절 주머니에 있는 특별한 수용기에 의해서 전달되며, 중추신경계로 움직임과 자세에 대한 정보 신호를 보냄

고혈압 – 높은 혈압. 고혈압으로 진단하는 일반적인 역치는 수축기 혈압이 140 mmHg 이상이며 이완기 혈압이 80 mmHg 이상 (때로는 '높은' 혈압의 정의가 변화가 있을 수 있음)

과긴장 – 근긴장도는 근육 또는 근육군의 뻣뻣함을 반영함. 과긴장은 비정상적으로 높은 긴장도; 저긴장은 비정상적으로 낮은 긴장도

과혈당증 – 정상적인 혈당 수준이 올라가 있는 상태. 과혈당증의 역치 기준은 7 mmol/L

구음장애 – 말하는데 사용하는 근육의 협응성 부족 또는 약화로 인한 의사소통의 어려움

구축 – 영구적인 관절 가동범위의 소실을 동반한 관절의 고정된 기형

국소제 – 특정 위치만 영향을 주는 약물(예, 보툴리늄 신경독소를 강직이 있는 특정 근육에 주사). 중추신경계 전체에 영향을 주는 계통제와 비교 됨(예, 바크로판 경구약)

기능적 전기 자극(FES) – 전기 자극 참조

기억상실증 – 기억의 소실

난독증 – 읽고 쓰고 언어와 관련된 숙련성의 어려움

난원공개존(PFO) – 뇌졸중의 위험요소로 알려진 것으로 심장의 왼쪽과 오른쪽 사이의 구멍

뇌 발작 – 뇌졸중 또는 일시적 허혈성 발작과 같은 갑작스런 증상의 발현을 강조하기 위하여 사용하는 용어

뇌수종 – 뇌의 액체가 발생되는 것. 과도한 액체는 뇌의 압력을 발생시키며 손상의 원인이 됨

뇌졸중 – 뇌의 혈액을 공급하는 부분의 분열된 상태로 뇌세포 주위의 손상

뇌줄기 – 삶의 기본적 기능을 조절하는 뇌의 바닥 부분

뇌출혈 – 뇌에서 발생하는 출혈을 의미하는 의학 용어

뇌파(EEG) – 뇌의 전기적 활동의 기록

다경색 치매(MID) – 뇌의 여러 경색으로 인한 치매로 일반적으로 시간이 지나면서 발생

다변량 상관성 – 이변량 상관성과 비교할 수 있으며, 2개 이상의 변수 사이에서 상관성의 통계학적 표현

동기강화 상담 – 개인의 행동을 변화시키기 위해 동기를 강화하고 격려하기 위해 개인 중심 형태의 협력적 상담

동맥경화증 – 동맥 안의 죽종으로 인하여 동맥벽이 딱딱해지고 좁아지는 과정

동맥류 – 혈관벽이 부어오르며 출혈과 뇌졸중의 원인이 되는 것

동맥 연축 – 뇌졸중의 원인이 될 수 있는 불규칙한 심장의 리듬

동반질환 – 중요한 질환에 추가로 하나 또는 그 이상의 의학적 진단 상황이 존재하는 것 (예를 들면, 뇌졸중 환자가 당뇨병을 가지고 있는 것을 동반질환)

동정맥 기형(AVM) – 출혈의 위험을 가지고 있는 뇌의 동맥과 정맥의 비정상적인 구조

동측 반맹증 – 양쪽 눈에서 같은쪽 영역(동측)이 보이지 않는 상황

뒤순환증후군(POCS) – 의학적 분류; 뇌의 뒤쪽, 뇌줄기 또는 소뇌에서의 뇌졸중

마비 – 신체 부분의 완전한 움직임 소실

목동맥 내막절제술 – 목동맥의 막힘을 해결하기 위한 외과적 절차

목 동맥 – 뇌의 혈액을 공급해주는 목 양쪽의 위치한 혈관

목동맥 도플러 – 목에 위치한 동맥의 막힘 또는 좁아진 것을 확인하기 위해 사용하는 초음파

목표 설정 – 뇌졸중 환자와 보건 전문가, 운동 전문가 또는 치료팀 사이에서 확인하고 동의하며 목적을 설정하는 과정으로 일정 기간 동안 집중적으로 노력할 수 있음.

무시 – 편측, 반대측 무시, 시공간적 무시 또는 편측 무시, 편측 부주의 등으로 알려져 있는 것으로 자극의 지각 또는 손상측의 움직임을 집중하지 못함

민감도 – 반응도로 알려져 있으며, 특정도구가 변화의 수준을 감지할 수 있는 것

반구 – 뇌의 왼쪽 또는 오른쪽을 의미하는 의학 용어

반맹증 – 양쪽 눈에 침범한 시야의 반이 안보이는 것

발등굽힘근 – 발등 굽힘근은 발목와 발 앞쪽을 들고 펴는 근육

발목-발 보조기(AFO) – 발과 발목과 다리 아래쪽 일부를 덮는 부목과 같은 것으로 발목관절의 외적 지지를 제공함

발음 기능장애 – 말할 때 원하는 음량 조절의 어려움

복시 – 이중 시야

부분적 앞순환 증후군(PACS) – 의학적 분류; 뇌의 앞쪽 뇌졸중

불행성 기능 – 실행 기능장애 참조

색전증 – 혈액덩어리 또는 주로 공기방울로 혈관의 막힘

손상 – 신체 기능 또는 구조의 문제점(예, 강직, 약화)

스타틴 – 콜레스테롤을 낮추는 전반적인 약의 이름

스트레스성 실금 – 기침 또는 재채기 동안 소변의 유출

시각적 부주의 – 무시 참조

시간적 배뇨조절 – 방광의 상태를 인식하지 못하는 뇌졸중 환자에게 특정한 시간에 화장실에 가게 함

시상 – 감각을 담당하는 뇌의 일부분

신경가소성 – 신경계통의 변화 적응 능력, 예를 들면, 신경세포간의 새로운 연결이 형성되거나 운동, 학습, 새로운 언어 또는 악기 연주와 같은 반응에 따른 신경 과정의 속도가 빠르게 되는 것

신뢰도 – 다시 생산하여 측정하는 양, 즉 각각의 측정마다 같은 결과를 제공하는 것

실금 – 방광 또는 장 조절의 소실

실서증 – 쓰거나 그리는 것의 어려움

실어증/언어 기능장애 – 언어 사용의 어려움

실인증 – 감각을 이용한 정보 사용으로 물체 인지의 어려움. 예를 들면, 만지고, 보고, 듣고, 냄새와 맛

실조증 – 협응 소실. 실조성 걸음은 협응되지 않은 걷기의 형태 ("비틀걸음")

실행 기능장애 – 불실행 기능 또는 불실행 증후군으로 알려저 있으며, 행동의 관찰, 조직화와 계획등 전반적인 문제를 동반 함

실행 기능장애 – 실행증 참조

실행증/실행 기능장애 – 협응성 기능적 활동의 어려움

아스피린 – 항혈소판제의 하나로서 허혈성 뇌졸중 환자의 진행되는 뇌졸중을 예방하기 위해 자주 사용함

아탈구 – 관절의 부분적 탈구로 뇌졸중 후의 어깨 관절에서 일반적으로 볼 수 있음

안구진탕증 – 불수의적인 눈의 빠른 움직임으로 일반적으로 뇌졸중 뒤순환증후군(POCS)에서 발생

어깨-손 증후군 – 뇌졸중 후에 발생하는 손상측 팔의 통증, 부종과 피부 색의 변화를 반하는 복합 증상

어지러움 – 매스꺼움 또는 현기증, 회전의 원인이 되는 움직임 시 비정상적인 감각

언어 기능장애 – 실어증 참조

연하 기능장애 – 연하불능 참조

연하불능/연하 기능장애 – 삼킴의 어려움

연합 반응 – 근육의 과활동 반응 형태로 일시적으로 발생하며 과도한 노력의 결과로 발생(예를 들면, 뇌졸중 환자가 걸을 때 발생하는 어깨, 팔꿈치와 손목의 굽힘)

열공성 뇌졸중 증후군(LACS) – 의학적 분류; 뇌경색 또는 뇌출혈이 작고 깊은 곳의 발생으로 인한 뇌졸중

이변량 상관성 – 두 개의 변수 사이의 상관성을 통계적으로 표현. 다변량 상관성과 비교함.

이완성 – 낮은 근긴장도로 비정상적으로 낮은 수준의 근육 활동을 동반하며, 뇌가 "쇼크" 상태의 뇌졸중 급성기일 때 자주 볼수 있다. 일부 경우에서는 이완성이 급성기가 지나도 지속됨.

이중 과제 – 서로다른 정해진 2가지 과제를 동시에 수행(예, 말하며 걷기)

이질통 – 열감각의 이상, 예를 들면, 차가운 물체와 같은 통증이 없는 정상적인 자극에도 통증을 경험함

인두 – 입과 코의 공간 뒤의 목의 일부분. 소화와 호흡계통의 일부분으로 말하는데 중요한 역할을 함

일시적 허혈 발작(TIA) – 작은 뇌졸중의 의학적 분류; 증상은 24시간 이하로 지속

임상적 최소 중요 차이점(MCID) – 예후 측정에서의 차이점으로 개인을 포함시킬 때 의미 있는지를 고려할 때 사용

입각기 – 걷기(걸음)와 관련된 것으로 걸음 주기에서 발이 땅에 닿고 있는 시기–반대는 유각기로 발이 땅에 떨어져 있는 상태

입체감각실인 – 만지는 것만으로 물체의 인지가 어려움(즉, 눈을 감은 상태)

자기 효능감 – 특정한 목표에 도달하기 위해 정해진 동작과 조직화할 수 있는 개인의 신뢰 능력

잡음 – 청진기 검사 시 목 동맥의 막힘으로 발생되는 소음

저혈당증 – 낮은 혈당 수준. 진단을 위한 기준은 서로다른 사람과 환경에 따라 다양함; 일반적으로 4 mmol/L 이하

전기적 자극 / 기능적 전기 자극 – 전기적 전류를 근육을 자극하여 수축하기 위한 치료적 방법. FES는 기능적 움직임을 유도할 목적으로 근육 자극을 사용(예를 들면, 물체를 잡고 뺀기 위해 손가락을 펴거나 걷기 동안 뒤꿈치 닿기를 도우기 위해 발을 들어 올림)

전체적 앞쪽 순환 증후군(TACS) – 의학적 분류; 뇌의 앞쪽 전체적인 뇌졸중

점액낭염 – 정상적으로 신체의 연부조직의 다양한 층(예를 들면, 근육과 힘줄), 또는 뼈과 연부조직에서 발견할 수 있으며, 이러한 여러 층 사이에서 마찰력을 줄여주는 기능을 하는 작은 액체 주머니의 염증

족하수 – 족하수는 걷기 동안 뒤꿈치 닿기 부족을 관찰할 수 있다. 일부의 경우에서는 발가락이 땅에 끌리는 것을 보이며, 넘어짐 위험이 증가된다. 신경학적 질환(예, 뇌졸중)의 결과에서 많이 볼수 있으며, 발목과 발 앞쪽을 들기 근육의 약화가 원인이 된다(즉, 발등 굽힘근).

주시 마비 – 눈 주위 근육 약화로 인하여 눈 움직임 조절의 어려움

죽종 – 동맥의 쌓이는 지질 침착으로 혈류를 방해하고 혈액응고 발달하게 함

지주막하 출혈 (SAH) – 뇌의 표면위로 혈관의 혈액 유출로 드물지 않은 뇌졸중의 원인

진통제 – 통증을 줄이기 위한 약물

참여 제약 – 삶의 상황(예, 뇌졸중 후 직장 복귀 시 장벽)에서의 문제점

출혈 – 찢어진 혈관으로부터의 출혈

코위관 (NG) – 위에 영양분을 제공해주기 위한 콧구멍을 통해 넣는 얇은 튜브

콜레스테롤 – 동맥에서 지질층 형성을 하는 지방

타당도 – 목적하는 것이 무엇인지를 측정하는 것

틱소트로피 – 조직 또는 물질의 뻣뻣함(예, 근육 조직)을 가르키는 것으로. 틱소트로피는 온도와 움직임에 의해 영향받으므로 부드럽고, 반복적인 움직임은 근육의 뻣뻣함을 줄여줌

편마비 – 편부전마비 참조

편부전마비/편마비 – 신체 한쪽의 움직임 소실 또는 약화(부분적 마비)

폄 근육 – 관절의 폄을 하는 근육(예, 무릎 폄근은 무릎을 펴도록 함)

항응고제 – 정상적인 혈액 응고를 억제하도록 혈액을 변화시키는 약물

항혈소판제 – 혈소판(혈액 세포의 하나로 혈액의 응고를 돕는 것)의 '붙임성'을 줄여주는 혈액 변화 약물

혈압 (BP) – 동맥안에서의 압력 측정

혈전용해술 – 뇌졸중의 원인이 되는 혈액 덩어리를 용해시키기 위해 사용되는 '덩어리 부수는' 약

혈전증 – 혈액 덩어리로 인해 혈관을 막게 하는 의학 용어

혈종 – 혈액 덩어리

활동 제한 – 정해진 활동의 어려움(예를 들면, 물건을 잡거나 걷기)

흡인 – 허파의 기도로 외부 물질 또는 분비물이 들어갈 때 발생하는 문제

찾아보기

INDEX